CANNABIS MEDICINAL

Dr. Mario Grieco

CANNABIS MEDICINAL

baseado em fatos

Ilustrações Rodrigo Furtado

AGIR

© Copyright 2021 by Mario Grieco

Direitos de edição da obra em língua portuguesa no Brasil adquiridos pela Agir, selo da EDITORA NOVA FRONTEIRA PARTICIPAÇÕES S.A. Todos os direitos reservados. Nenhuma parte desta obra pode ser apropriada e estocada em sistema de banco de dados ou processo similar, em qualquer forma ou meio, seja eletrônico, de fotocópia, gravação etc., sem a permissão do detentor do copirraite.

EDITORA NOVA FRONTEIRA PARTICIPAÇÕES S.A.
Rua Candelária, 60 — 7º andar — Centro — 20091-020
Rio de Janeiro — RJ — Brasil
Tel.: (21) 3882-8200

Dados Internacionais de Catalogação na Publicação (CIP)

G848c	Grieco, Mario
	Cannabis medicinal: baseado em fatos / Mario Grieco. - Rio de Janeiro : Agir, 2021.
	400 p. ; 15,5 x 23 cm
	ISBN: 978-65-5837-066-6
	1. Saúde – cannabis. I. Título.
	CDD: 613.835
	CDU: 615.2

André Queiroz – CRB-4/2242

Dedico este livro àqueles que muito
me ensinaram: meus pacientes.

Sumário

Prefácio	13
Introdução	14
Uma breve história sobre a *Cannabis*	16
Proibição e preconceito	28
A extraordinária planta *Cannabis*	35
Cannabis sativa	39
Cannabis indica	40
Cannabis sativa versus *Cannabis indica*	41
Cannabis ruderalis	43
As vantagens do cânhamo	46
Início das pesquisas	48
Canabinoides	50
Fitocanabinoides ou exocanabinoides	51
Tetra-hidrocanabinol (THC)	54
Teor de THC em diferentes produtos	58
Canabidiol (CBD)	59
CBD como modulador alostérico negativo	61
Como CBD e THC coexistem	66
Ácido tetra-hidrocanabinólico (THCA)	66
Ácido canabidiólico (CBDA)	67
Canabinol (CBN)	68
Canabigerol (CBG)	69
Canabicromeno (CBC)	70
Tetra-hidrocanabivarina (THCV)	71
Canabidivarina (CBDV)	72
Outros fitocanabinoides menores	73
Terpenos – aromaterapia da *Cannabis*	74
Mirceno	76
Limoneno	76
Pineno	77
Cariofileno	77
Linalol	78
Fitol	78

Nerolidol	78
Terpinoleno	78
Carleno	78
Geraniol	79
Humoleno	79
Terpineol	79
Valenceno	79
Canabinoides sintéticos	79
Sistema nervoso central (SNC)	81
Sistema endocanabinoide (SEC)	84
Hydra	85
Sistema Endocanabinoide	88
Modulação do sistema endocanabinoide pelos canabinoides	103
Síndrome da deficiência clínica de endocanabinoide	108
Hiperatividade do sistema endocanabinoide	109
Terapia de reposição canabinoide	110
Efeito *entourage* ou efeito comitiva	112
Farmacologia	113
Vias de administração	115
Fumo ou *vaping*	115
Comestíveis	115
Tintura ou óleo	116
Aplicação tópica ou transdérmica	116
Nasal	118
Oftalmológico	118
Inalação	119
Bucal/sublingual	119
Intravenoso	119
Vaginal	119
Retal	119
Tópico	120
Oral	120
Posologia	120
Medicamentos farmacêuticos à base de canabinoides	126
Mevatyl ® / Sativex ® (nabiximol)	126
Canabidiol Prati-donaduzzi®	127

Epidiolex® (canabidiol)	127
Marinol® (dronabinol)	128
Cesamet® (nabilona)	128
Monitoramento	129
Estratégia terapêutica	131
Dispensários de *Cannabis*	132
Cannabis recreativa *versus Cannabis* medicinal	135
Eventos adversos	135
Gestação	140
Atividade locomotora	141
Frequência cardíaca	141
Diminuição da temperatura e aumento do apetite	141
Humor	142
Aparelho respiratório	142
Infecções	142
Lesão cerebral	143
Insanidade	144
Grupos de risco	145
Eventos terapêuticos	145
Dependência	147
Canabinoides sintéticos	148
Estudos de segurança	148
Overdose	150
Interação medicamentosa	151
Monitoramento do paciente	152
Indicações da *Cannabis* medicinal no Brasil	152
Indicações da *Cannabis* medicinal nos Estados Unidos	153
Efeito placebo – efeito nocebo	154
Estilo de vida canábico	163
Potencial terapêutico da *Cannabis* medicinal	163
Epilepsia	166
Esclerose múltipla (EM)	179
Dor crônica	187
Ansiedade	206
Transtorno do espectro autista	217
Câncer	227

Glioma	236
Doença de Alzheimer	244
Esclerose lateral amiotrófica (ELA)	251
Anorexia nervosa – caquexia	257
Fibromialgia	263
HIV/Aids	269
Doença de Parkinson	273
Depressão	282
Enxaqueca	284
Doença de Huntington	291
Hepatite C	298
Náuseas e vômitos	301
Doença de Crohn	304
Transtorno de estresse pós-traumático (TEPT)	308
Artrite reumatoide	311
Anemia falciforme	315
Lesão da medula espinhal	316
Acidente vascular cerebral (AVC)	319
Obesidade	322
Esquizofrenia	326
Síndrome de Tourette	330
Doença pulmonar	332
Opioides	335
Cannabis medicinal e saúde feminina	338
Viciados em drogas perigosas	340
Álcool	340
Heroína	341
Crack	341
Metanfetaminas	341
Cocaína	342
Cigarro – tabaco	342
Ecstasy	342
Anfetamina	342
Cannabis	343
Benzodiazepínicos	343
Outras drogas	343

Alcoolismo	347
Glaucoma	349
Enfermidades dermatológicas	353
Acne e seborreia	357
Diabetes	360
Transtorno bipolar	365
Distúrbios do sono	369
Endometriose	374
Tensão pré-menstrual (TPM)	379
Medicina personalizada	381
Observações e experiências clínicas com a *Cannabis* medicinal	384
Epílogo	394
Aviso legal	397
Créditos das fotos	398

Prefácio

"Quando o discípulo está pronto, o mestre aparece." – Proverbio zen

Em primeiro lugar, gostaria de dividir algo que ocorreu comigo na época em que eu trabalhava na Unidade de Terapia Intensiva (UTI), da Santa Casa de Misericórdia. Eu estava fazendo a visita diária aos pacientes internados e discutindo os casos com os colegas de plantão, quando me deparei com uma senhora de 60 anos, admitida em função de complicações de um câncer gástrico. Ela apresentava um quadro depressivo e reclamava que estava cansada de viver nessas condições. Era professora e relatava que a sua qualidade de vida havia se deteriorado muito com a doença, portanto, não via mais sentido em continuar tentando se curar. Seu quadro clínico era estável e seus exames, em geral, estavam dentro dos padrões de normalidade. Após a discussão do caso com a equipe, concluímos que ela poderia ter alta da UTI e continuar o tratamento na enfermaria. Ao ouvir isso, a paciente começou a gritar, pedindo ajuda e dizendo que morreria. Buscamos socorrê-la imediatamente e concentramos os nossos esforços em descobrir a causa do seu desespero. Ela não relatava dor em nenhuma parte do corpo, estava lúcida, seus reflexos eram normais, bem como sua pressão arterial e os batimentos cardíacos. Não encontramos nada que indicasse a mínima possibilidade de que seus temores se confirmassem, mas a paciente continuava afirmando que morreria, embora não conseguisse explicar o que estava sentindo. Continuávamos freneticamente procurando uma causa, alguma alteração, algo que nos ajudasse a descobrir o que estava acontecendo. Foi quando, subitamente, ela teve uma parada cardíaca. Ressuscitar uma pessoa é uma corrida contra o tempo, que inclui massagem cardíaca, eletrochoque e medicamentos para fazer com que o coração volte a bater. Iniciamos o processo de reanimação e fizemos tudo que foi possível, mas infelizmente não houve resposta e a paciente faleceu. O eletrocardiograma mostrava a dura realidade, uma linha reta, ausência total de batimentos cardíacos. Pacientes internados na UTI são casos graves, com complicações sérias e esse desfecho não é incomum. Contudo, nesse caso, nada justificava a morte dessa senhora. Ela estava internada na principal unidade do hospital, com vários médicos intensivistas ao seu redor e, mesmo assim, veio a falecer. A minha frustração e a de meus colegas foi imensa. Perdemos uma paciente diante de nossos olhos e nem sequer sabíamos a causa. Nunca me esqueci dessa dolorosa e chocante experiência. Não há nada pior que perder um paciente, principalmente nessas condições. Eu estava lá para salvá-la e não para vê-la morrer. Sentindo-me frustrado, fui rever seu prontuário em busca de alguma explicação. No entanto, não encontrei nada que justificasse aquela morte. Essa foi uma situação que me marcou profundamente, nunca esqueci esse episódio. Desde então, venho procurando uma justificativa para essa perda. Mal sabia eu que anos mais tarde encontraria uma explicação, baseada nas evidências científicas do Sistema Endocanabinoide e sua relação com a mente.

Introdução

"Os problemas do mundo não podem ser resolvidos por céticos ou cínicos cujos horizontes são limitados por realidades óbvias. Precisamos de homens e mulheres que consigam sonhar com coisas que nunca existiram." - John F. Kennedy

O objetivo principal deste livro é facilitar a compreensão da *Cannabis* medicinal, sua utilização como medicamento e suas inúmeras aplicações terapêuticas. Por se tratar de um assunto controverso, procurei me basear em evidências científicas, respaldadas por pesquisas clínicas que foram publicadas em revistas médicas conceituadas. O resultado de todas essas pesquisas não deixa margem a dúvidas, manipulações ou distorções. Além disso, como médico, sempre me interessei pelo assunto, pois há muito tempo venho acompanhando a descoberta e o desenvolvimento de medicamentos inovadores e a literatura médica especializada, bem como os benefícios inquestionáveis da *Cannabis* medicinal. Quando fui o diretor médico de uma associação de pacientes com epilepsia, acompanhei mais de quatrocentos casos tratados com ela e a maioria deles obteve resultados positivos. Na minha clínica particular temos mais de quinhentos pacientes usando a *Cannabis* medicinal. Sempre acompanho as mais recentes pesquisas e estudos científicos sobre esse tema e participo de vários cursos no Brasil, nos Estados Unidos e em outros países. Por tudo isso, atualmente estou totalmente convencido da sua eficácia terapêutica e do seu uso em inúmeras enfermidades, razão pela qual decidi escrever este livro. Quero ajudar a esclarecer, educar e demonstrar a importância do uso medicinal da *Cannabis*.

Não existe espaço para preconceito, *fake news* ou desinformações, pois trata-se de ciência. Além disso, sempre tive como missão melhorar a qualidade de vida dos meus pacientes e nada me deixa mais feliz que saber que a regulamentação da *Cannabis* medicinal no Brasil já está beneficiando milhares de pessoas e atingindo esse objetivo. Uma pesquisa realizada na Biblioteca Nacional de Ciências dos Estados Unidos, utilizando-se a palavra-chave *Cannabis*, mostrou que existem mais de 15 mil estudos, a maioria publicada nos últimos anos. Todas essas pesquisas comprovam seu valor terapêutico em várias enfermidades, como epilepsia, dor crônica, ansiedade, esclerose múltipla, câncer, doenças autoimunes, doenças neurológicas, entre outras. Além disso, agências regulatórias em todo o mundo têm aprovado seu uso. Desse modo, dizer que não existem trabalhos científicos ou evidências clínicas que comprovam sua eficácia demonstra falta de conhecimento sobre o assunto. Portanto, escrever este livro e poder dividir informações científicas importantes, muitas delas desconhecidas para muitos, tem sido um desafio enorme e ao mesmo tempo um grande estímulo. Procurei descrever fatos e relatos baseados na minha experiência, na de pesquisadores e de inúmeros médicos que já estão prescrevendo a *Cannabis* medicinal para seus pacientes. Não entrarei em detalhes sobre o uso da *Cannabis* recreativa, seu cultivo e comercialização, pois não é esse o objetivo deste livro.

Meu enfoque, repito, é voltado para o uso da *Cannabis* exclusivamente como medicamento. Também tentarei explicar de forma objetiva o mecanismo de ação da *Cannabis* medicinal e a importância do Sistema Endocanabinoide em nosso organismo, já que ela tem demonstrado sua eficácia no tratamento de inúmeras doenças degenerativas cerebrais, como demência, Parkinson, Alzheimer, epilepsia, esclerose múltipla, bem como na diminuição cognitiva normal decorrente do envelhecimento (Bonnet, 2015).

Independentemente da percepção e do ponto de vista de cada um, negar ou simplesmente desconsiderar a importância dessa extraordinária planta na vida das pessoas que necessitam dela e no sistema de saúde do país é simplesmente incompreensível e irracional. Os médicos devem ser informados, treinados e capacitados para utilizar essa importante opção terapêutica. Foram milhares de anos de experiência epigenética em que não apenas nós, humanos, alteramos o genoma da planta, mas ela também modificou o nosso. Mesmo que individualmente nunca a tenhamos utilizado, a *Cannabis* foi capaz de alterar o nosso genoma a partir do seu uso por gerações anteriores, seja como medicamento ou alimento, seja com o consumo recreativo. É fascinante essa capacidade de transformação.

A genética da planta evoluiu com a genética humana e nós somos bastante compatíveis com a *Cannabis* a ponto de produzi-la no nosso organismo. Será que a epigenética ou a evolução manipulou a humanidade com um sistema interno que faz as pessoas serem mais felizes e saudáveis? Seria isso possível? Cada vez mais, cientistas e pesquisadores estão chegando a essa conclusão, explicando o sistema endocanabinoide como um desenvolvimento evolucionário, que tem como objetivo nos ajudar, diminuindo a ansiedade, a dor, melhorando o humor, a qualidade de vida, enfim, tornando-nos pessoas melhores de corpo e alma.

Uma breve história sobre a *Cannabis*

"Não podemos mudar aquilo que não aceitamos." - Carl Jung

A *Cannabis* é popularmente conhecida no Brasil como maconha, embora existam vários outros nomes para ela, como erva, bhang, hemp, kaya, marijuana, skunk, haxixe, beck, ganja, paranga, diamba, juanita, cânhamo, grass, kif, dagga, dentre outros. Originária das regiões da Índia, Sibéria e Afeganistão, sua popularidade como remédio se espalhou rapidamente pela Ásia, Oriente Médio e costa oriental da África. A *Cannabis* chegou ao Brasil com os africanos escravizados na época do Brasil colônia. Elas foram, segundo evidências arqueológicas, uma das primeiras plantas cultivadas pela humanidade, havendo registros de seu plantio na China há mais de 8000 a.C. (Zuardi, 2006), e indícios de sua presença como fibra de cânhamo na Mesopotâmia, utilizada com fins comerciais, espirituais e medicinais (Escohotado, 2004).

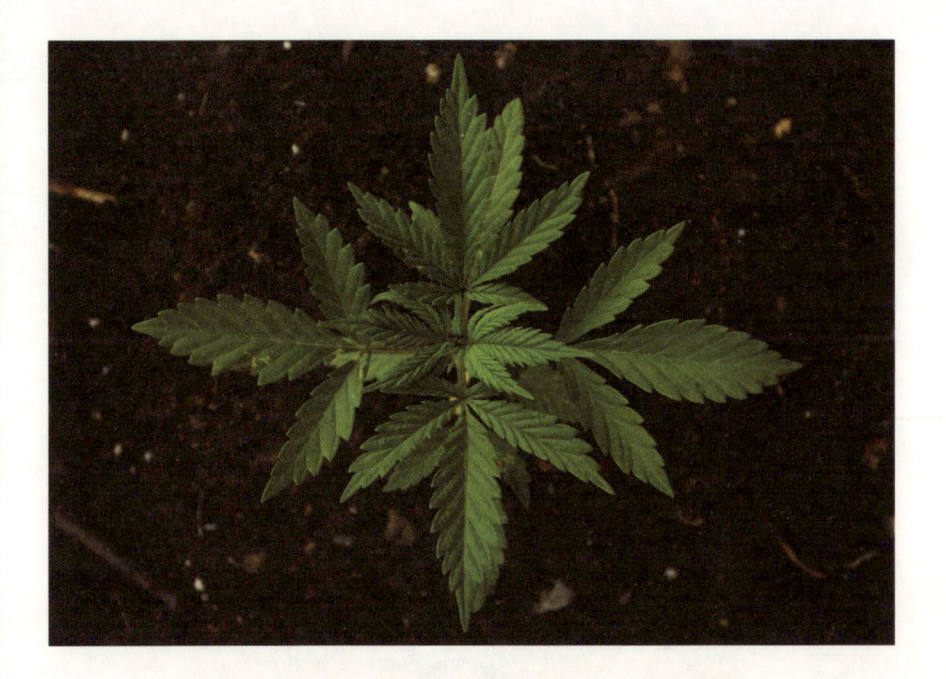

Um grupo de arqueólogos, liderado por Hongen Jiang, da Universidade da Academia Chinesa de Ciência, localizou quase dois quilos da planta *Cannabis*, que continuava intacta após milhares de anos. Conforme estudo publicado em 2008, no *Jornal de Botânica Experimental*, a *Cannabis* encontrada em uma sepultura de 2700 a.C. nas tumbas do deserto de Yanghai, foi considerada a mais antiga do mundo. Segundo os arqueólogos, a planta estava perto da cabeça de um indivíduo de aproximadamente 35 anos. Junto ao corpo, também se encontrou uma arpa e rédeas de cavalo, provavelmente para serem utilizados após a morte, conforme as crenças da época (marijuana-stash-found-shaman-grave-021722).

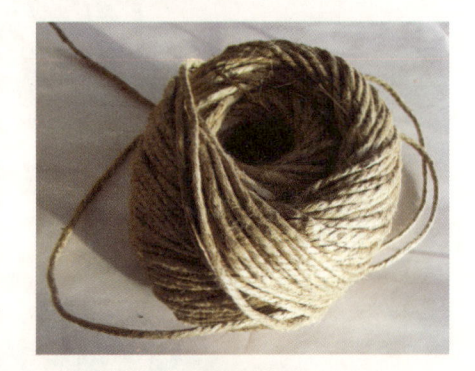

Cânhamo

Os primeiros registros sobre o uso da *Cannabis* com fins medicinais foram atribuídos ao imperador Shen Neng, da China, em 2737 a.C., que utilizava a planta para mais de cem enfermidades, como no tratamento de dores, epilepsia, artrite, malária, "memória fraca", dentre outros. Seus relatos orais sobre os benefícios terapêuticos da *Cannabis* foram mais tarde registrados no *Pen-Tsao*, uma das publicações mais antigas do mundo sobre o uso de diferentes ervas com fins medicinais (Zuardi, 2005). A *Cannabis* também foi descrita como uma fonte de felicidade no *Atharva Veda* (2000 a.C.), um compilado de textos religiosos hindus.

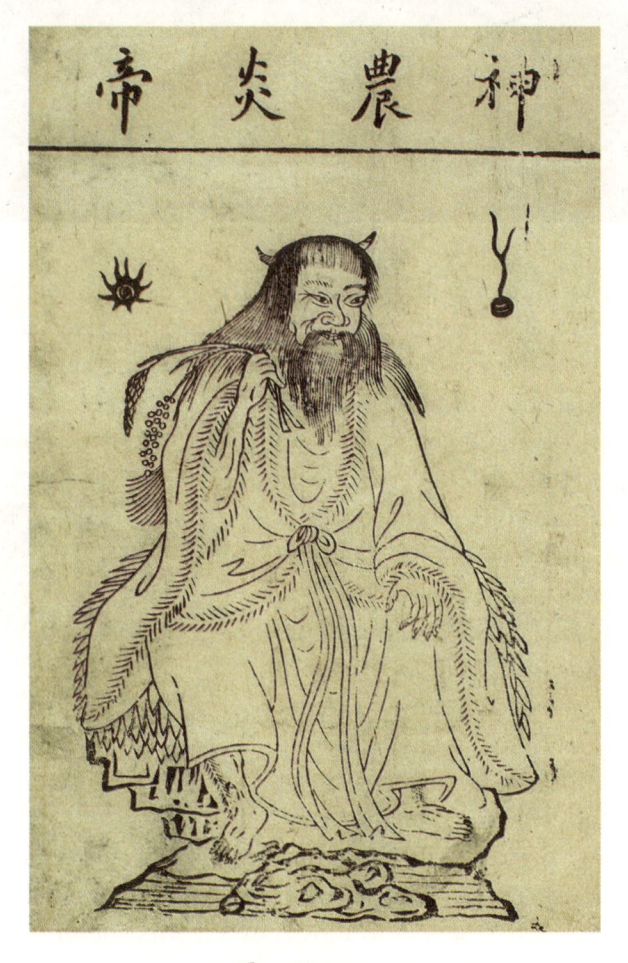

Shen Neng

Apesar da utilização da *Cannabis* em ritos religiosos, os indianos também souberam reconhecer as suas propriedades terapêuticas. Na Índia ancestral, em 1000 a.C., a *Cannabis* era utilizada como promotora da meditação e no tratamento de insônia, febre, tosse, inflamação e disenteria. Sushruta, um médico-cirurgião do século VI a.C., escreveu uma obra clássica da medicina indiana, o *Sushruta Samhita*, na qual menciona que a *Cannabis* estimula o apetite, a digestão e a libido, além de ser diurética e inibir a produção de muco nas vias respiratórias.

Atualmente, a *Cannabis* é utilizada na Índia pelos devotos do deus Shiva, que em sua crença é o responsável pela destruição e renovação do universo. Eles consideram a *Cannabis* um presente de Shiva para o homem.

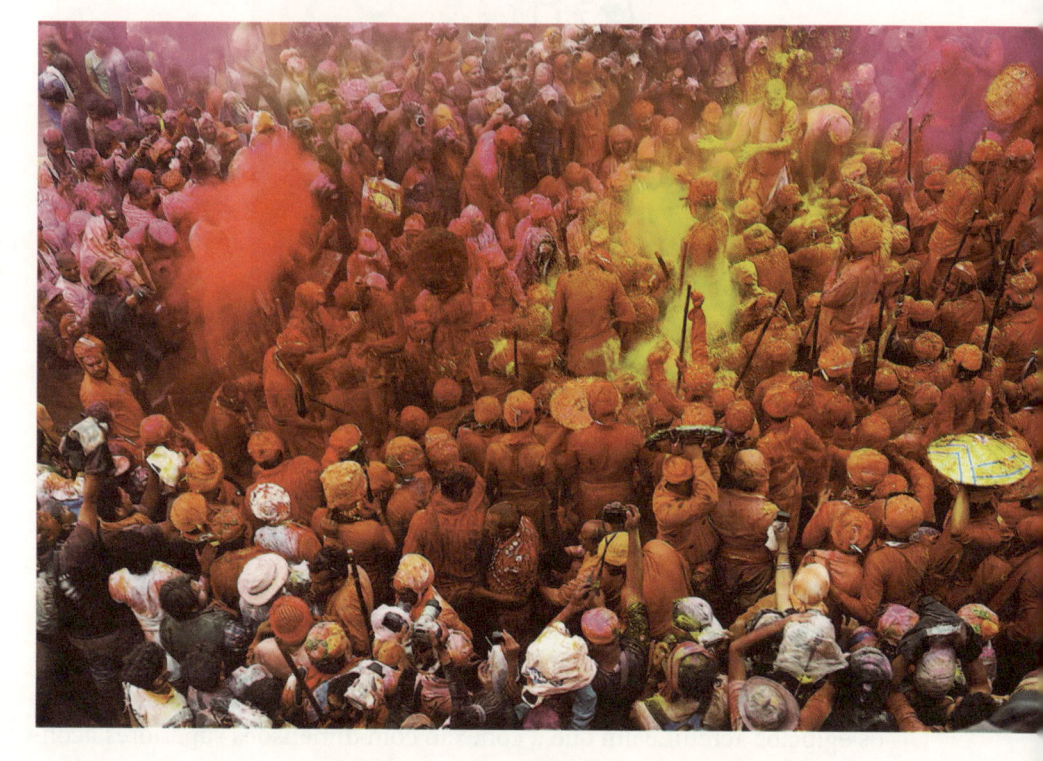

Guerra de cores na Índia

Todos os anos acontecem festividades na Índia como o Maha Shivaratri (grande noite de Shiva) e o festival de Holi (guerra de cores), em que os devotos consomem grande quantidade de uma bebida feita à base de leite e *Cannabis*, chamada Bhang, e bolinhos igualmente preparados com a planta, que são ingeridos em oferenda ao deus Shiva (Kalant, 2001).

Em 1.550 a.C., a *Cannabis* foi citada em papiros egípcios como benéfica para o tratamento da inflamação. Há, inclusive, menção à deusa egípcia Seshat, que era uma divindade protetora do conhecimento e representada com uma planta de *Cannabis* na cabeça.

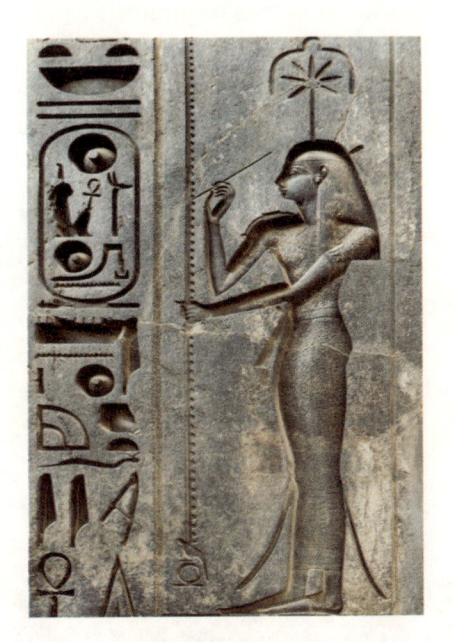

Deusa Seshat

Além dos fatos já mencionados, a *Cannabis* também era queimada como incenso sagrado. Os corpos eram ungidos com óleo retirado da planta, o santo óleo, semelhante ao usado por Moisés e outros profetas e reis judeus da antiguidade. O símbolo que representa a *Cannabis* está entre os hieróglifos mais antigos de que se tem conhecimento, isso porque os egípcios acreditavam que a conexão com dimensões superiores acontecia por meio dela, o que explica seu uso em ritos religiosos. Seus mistérios trazem à luz a verdadeira essência da flor mais amada no Egito antigo. Além disso, há relatos de que a *Cannabis* tenha sido utilizada na forma medicinal e recreativa pelos assírios por volta de 900 a.C.

O cirurgião chinês Hua Tuo foi o primeiro médico a utilizar a *Cannabis* como anestésico em cirurgias. O Atharva Veda, texto sagrado do hinduísmo, menciona o uso medicinal da *Cannabis* em 2.000 a.C. Em 50 d.C., o médico greco-romano Pedânio Dioscórides, considerado o fundador e pai da farmacologia, publicou sua obra *De matéria médica*, com mais de mil plantas descritas. Neste livro, a *Cannabis* foi classificada como eficaz no tratamento de epilepsia, dores e processos inflamatórios. Desde o início do século I até o século XVIII, sua obra foi a principal fonte de informação sobre drogas medicinais. Conta uma história árabe que um importante líder e comandante do exército sofria de epilepsia. Seu médico iniciou um tratamento com *Cannabis* obtendo melhora imediata. No entanto, para que o efeito perdurasse, ele teve que tomá-la pelo resto da vida. Os assírios utilizavam a *Cannabis* no tratamento de diversas doenças, em cultos religiosos e para se energizarem. Já os egípcios a consumiam como remédio, alucinógeno e alimento.

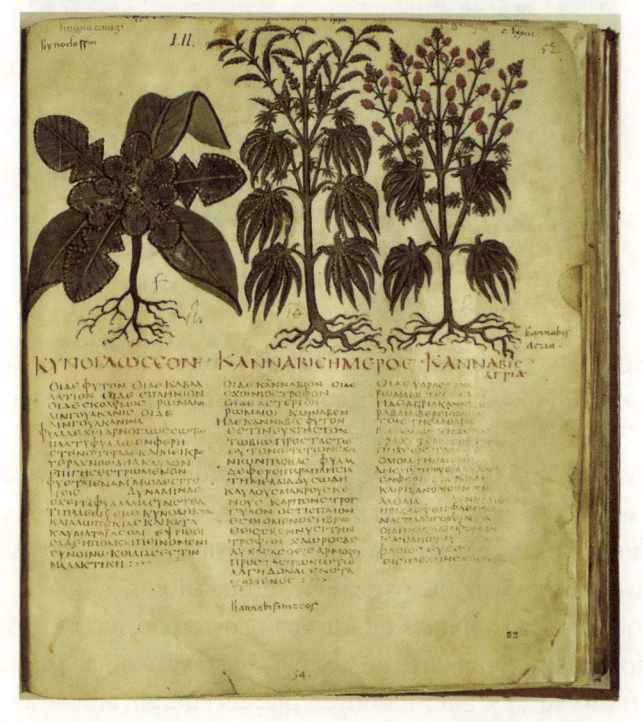

Uso medicinal da *Cannabis* na antiguidade

Na China, a *Cannabis* sempre foi utilizada, principalmente o cânhamo (uma de suas variedades), como alimento, na fabricação de tecidos, cordas, roupas e como remédio. O corpo de uma princesa siberiana, encontrado preservado no gelo por pelo menos 2.500 anos, mostrou, por meio de ressonância magnética, um tumor de mama como a provável causa da morte. Junto a ela estava uma bolsa contendo folhas de *Cannabis*, provavelmente utilizadas no tratamento do seu câncer. Naquela época era comum colocar junto ao corpo o que poderia ser utilizado na viagem desta vida para uma outra. Os restos mortais da princesa atualmente encontram-se no Instituto de Arqueologia e Etnografia da Sibéria.

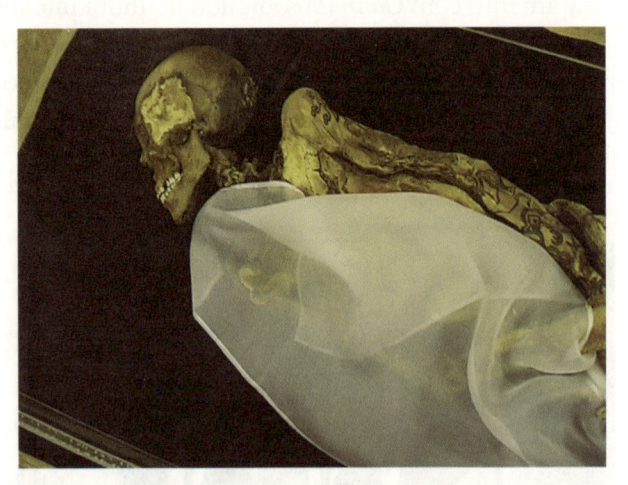

Restos mortais da princesa siberiana

Os gregos e os romanos (200 a.C.) não conheciam a atividade psicoativa da *Cannabis*, mas a utilizavam como anti-inflamatório no alívio de dor de dente, dores articulares e de processos inflamatórios.

No Brasil, a *Cannabis* chegou em 1549, trazida pelos escravizados. Chamada de fumo d'Angola (Leicena, 1939), passou a ser cultivada por eles e pelos índios. A rainha Carlota Joaquina, esposa do rei D. João VI, de Portugal, tomava chá de *Cannabis* para alívio de suas dores.

A introdução da *Cannabis* na Europa ocorreu no século XVIII, após a invasão do General Bonaparte no Egito. Ele estava acompanhado por dois médicos franceses, De Sacy e Rouyer, que receberam amostras da planta e as levaram consigo.

Na primeira metade do século XIX, a *Cannabis* tornou-se popular na Europa. Na ocasião, foram criados clubes para a sua utilização recreativa, tais como o Le Club des Hachichins, constituído por escritores e importantes nomes da época.

Jacques-Joseph Moreau, apelidado de "Moreau de Tours", era um psiquiatra francês e membro do Club des Hachichins. Considerado o pai da psiquiatria experimental, estudou em si mesmo os efeitos da *Cannabis*, concluindo que ela atua no cérebro originando estados de insanidade mental, como descreve no polêmico livro *O haxixe e a alienação mental* (Rincon, 2013).

Vale lembrar que, naquela época, os princípios ativos da *Cannabis* eram consumidos na sua totalidade, com suas centenas de substâncias e, por isso, é bem provável que os efeitos psicoativos tenham sido determinantes na descrição de "alienação mental". Seja como for, Moreau de Tours pode ser considerado um dos introdutores da *Cannabis* na medicina ocidental.

Assim, a literatura francesa ligou-se intimamente ao imaginário do haxixe, extraído das flores da planta *Cannabis sativa*, escrevendo-se textos nos quais se relatavam os seus efeitos no comportamento humano (Bollota, 2005).

O médico irlandês William Brooke O'Shaughnessy, quando esteve sediado na Índia (em 1830), foi procurado por uma mãe desesperada, pois sua filha estava tendo convulsões praticamente contínuas. Após utilizar tudo que tinha disponível, sem sucesso, o médico lhe deu algumas gotas de extrato de *Cannabis* e as crises epilépticas cessaram rapidamente. Esse caso foi publicado por O'Shaughnessy em 1839, em uma importante revista médica da época, a *Provincial Medical Journal*. O artigo, intitulado "Sobre a preparação de Indian Hemp ou Gunjah (Cânhamo)", concluiu que a *Cannabis* é um eficaz anticonvulsivante. Vale dizer que um dos primeiros relatos de caso de uso da *Cannabis* no tratamento da epilepsia foi feito bem antes, em 1464, por Ibn al-Badri, que a descreveu como um tratamento eficaz no controle das crises epilépticas. O'Shaughnessy foi um dos introdutores da *Cannabis* na medicina ocidental. Ela passou a ser utilizada no tratamento da raiva, epilepsia, delirium e tétano. Em 1850, a *Cannabis* foi incluída na farmacopeia norte-americana no tratamento de alcoolismo, cólera, gota, nevralgia, tifo e várias outras enfermidades.

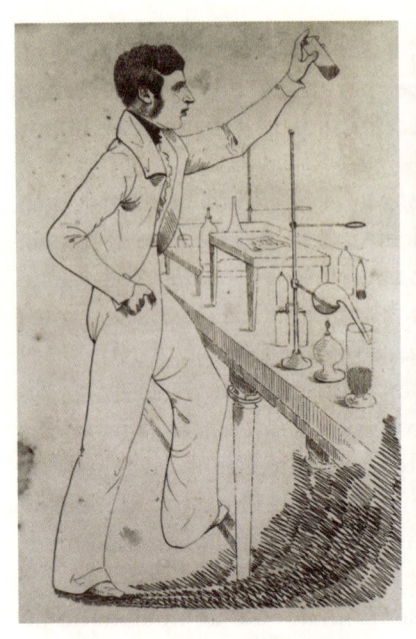

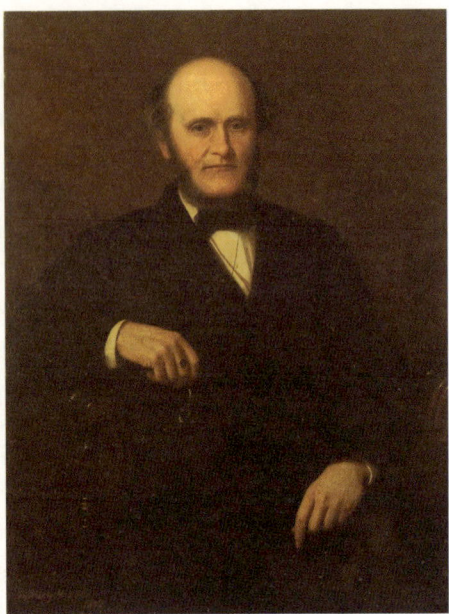

William Brooke O'Shaughnessy **John Russell**

Em 1859, o médico John Russell Reynolds escreveu: "Acredito na eficácia da *Cannabis*, não só no alívio de dores, mas também em outras doenças, pois provavelmente existem muito mais usos em medicina."

O Dr. Edward Birch, em 1889, publicou na prestigiada revista médica *The Lancet* que a *Cannabis* reduzia o desejo ao ópio e agia como um antiemético. Em 1890, a *Cannabis* era muito utilizada e considerada segura.

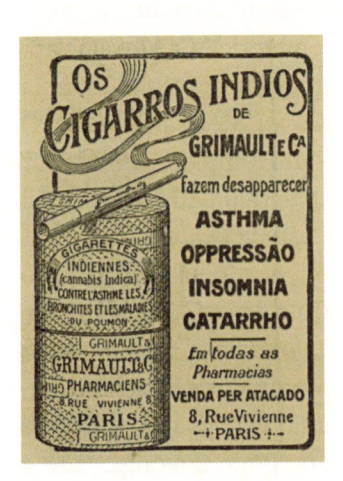

Em relação ao uso recreativo, a prática de fumar *Cannabis*, nos Estados Unidos, teve início no sul do país em 1910, onde chegava por meio da importação. As farmácias norte-americanas vendiam remédios à base da planta. Os *cigarettes indiennes* contendo *Cannabis*, fabricados e vendidos em todo o mundo, eram utilizados no tratamento de asma, catarro, insônia e várias outras enfermidades.

Cigarettes indiennes

Por conta de tudo que estava acontecendo nessa época, a *Cannabis* chegou a viver um *boom* medicinal, sendo utilizada, inclusive, para tratar as fortes crises de enxaqueca da Rainha Victória, da Inglaterra.

Entre os anos de 1870 a 1880, os principais usuários de ópio e morfina nos Estados Unidos eram mulheres pertencentes à alta sociedade. Não existia nenhuma lei criminal proibindo o uso dessas drogas. E a razão para tal era muito simples: as principais consumidoras eram mulheres brancas, de meia-idade e casadas com homens brancos.

Até a década de 1930, portanto, nos Estados Unidos, a asma, a dor e o estresse eram tratados com chás e outros derivados de *Cannabis*, comercializados por grandes laboratórios, como Parke Davis, Lilly e Squibb, conforme afirma o bioquímico John Morgan, da Universidade de Nova York.

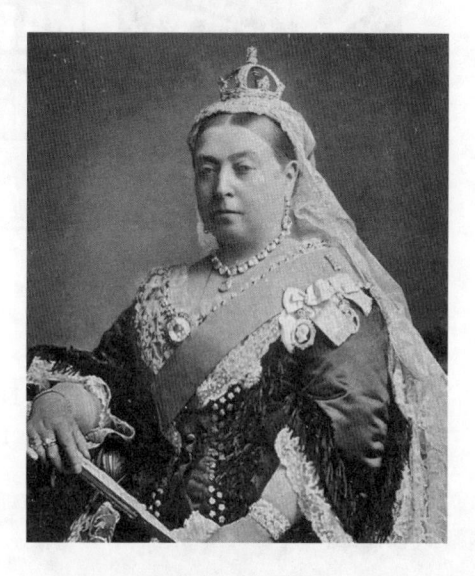

Rainha Victória

Vale reforçar que a *Cannabis* constou nas edições da Farmacopeia Americana (*United States Pharmacopeia*) no período de 1850 a 1937. Seu uso era legalizado e também registrado nas Farmacopeias Inglesa, Portuguesa e Indiana (Robinson, 1999).

Em 1910, no entanto, com a migração em massa para os EUA de indivíduos fugidos da Revolução Mexicana, a imprensa começou a descrever a *Cannabis* como perigosa, dizendo que seus consumidores se tornavam "fortes e agressivos". A partir dessa descrição começaram a emergir as primeiras campanhas antidrogas, alertando os consumidores sobre o perigo da utilização da *Cannabis*.

Em 1929, durante a depressão econômica, o preconceito se acirrou e, nesse mesmo ano, o Brasil taxou a *Cannabis* como droga proibida, aumentando ainda mais o preconceito contra os negros, supostamente seus únicos consumidores. Na Inglaterra ocorreu o mesmo em relação aos indianos e aos árabes. Esses países, a exemplo dos EUA, associavam o consumo da *Cannabis* pelos negros e imigrantes a algo perigoso para a sociedade.

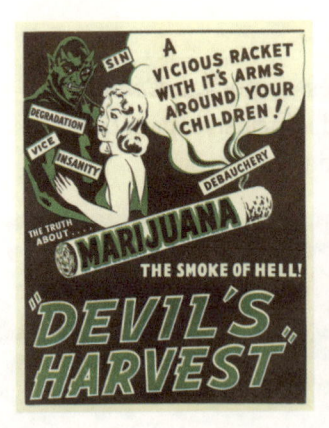

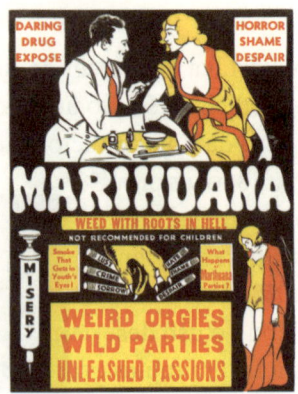

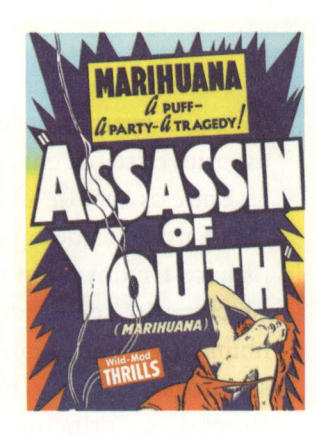

Slogans de campanhas antidrogas

Por isso, quem fosse pego com *Cannabis*, não importando a quantidade, era preso ou deportado. Na realidade, o uso da planta era apenas um pretexto, já que as verdadeiras razões eram discriminatórias.

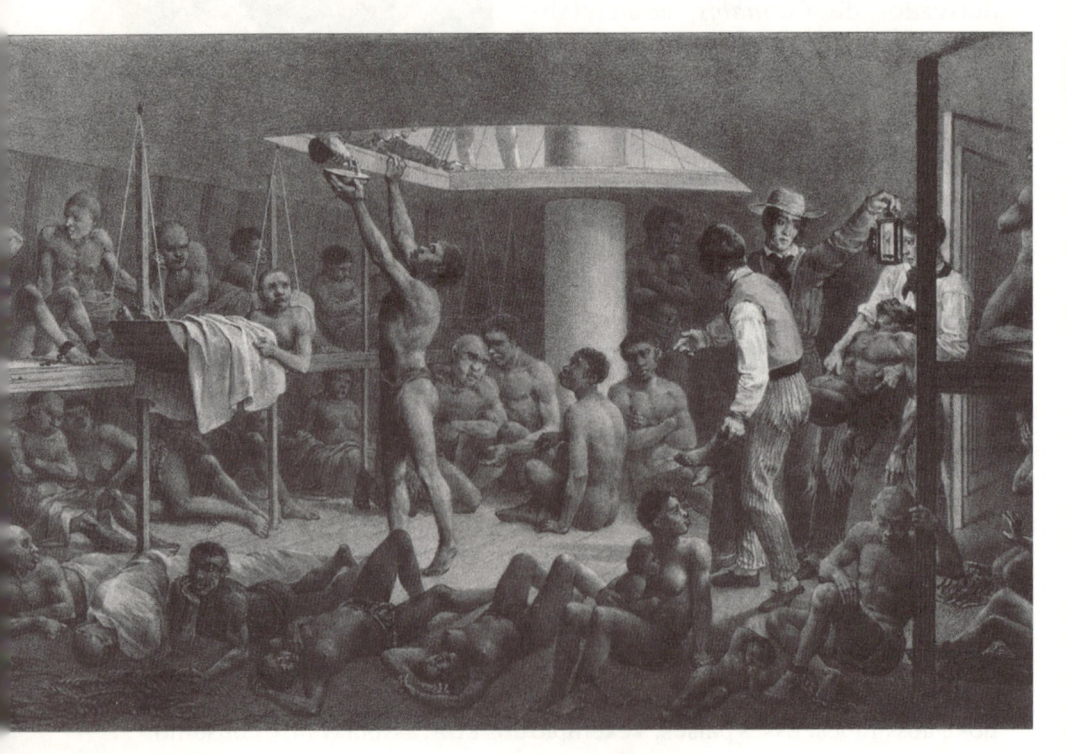

Navio negreiro

No início do século XX, a *Cannabis* era popularmente consumida por árabes, chineses, mexicanos e afrodescendentes, minorias socialmente discriminadas na época no chamado primeiro mundo ou mesmo em países como o Brasil. Resultado: a *Cannabis* passou a ser vista pela elite como uma droga que deveria ser combatida.

Esse movimento foi estimulado pela indústria concorrente do algodão, uma vez que a *Cannabis* era utilizada na confecção de tecidos, cordas, roupas e papel. Por outro lado, o "prazer" proporcionado por seu consumo recreativo e ritualístico, além de ser concorrente da poderosa indústria do álcool e do cigarro, sofreu também com o preconceito religioso, moralista e social.

A partir de 1934, difundiu-se a nível mundial a tese de que o consumo da *Cannabis* era um mal. Nesse mesmo período, o crescimento da indústria de petróleo produziu o nylon, uma fibra sintética que competia com a fibra natural proveniente da *Cannabis*. Esse conjunto de fatores fez com que ela fosse proibida na América do Norte. O filme *Reefer Madness* (A loucura da maconha), lançado na época, retratou de forma exagerada os seus efeitos nas pessoas, alegando que os homens "morriam" em decorrência do seu uso e as mulheres, endoidecidas, choravam por ela. O filme mostrava também que o "doce" comprimido da *Cannabis* fazia vítimas fatais, causava insanidade, abandono, degradação e pecado.

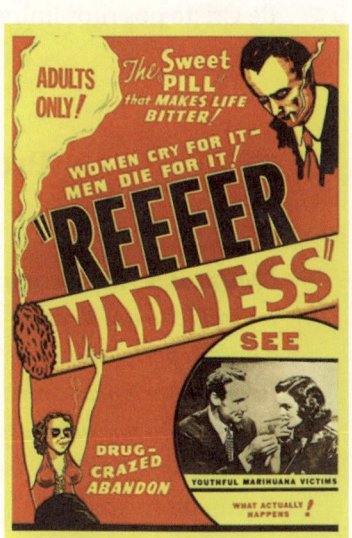

Cartaz de divulgação do filme *Reefer Madness*

É difícil acreditar que há quase 80 anos uma comissão de especialistas, formada por cientistas, médicos, advogados e juristas, sem conhecimento científico sobre a *Cannabis*, decidiu que álcool e tabaco eram menos perigosos que ela e, portanto, teriam o seu consumo legalizado, ao passo que a *Cannabis* se tornou ilegal.

Em 1930 ela se difundiu no meio artístico e foi associada ao universo do jazz, então predominantemente negro. Nessa mesma época, 29 estados norte-americanos criminalizam a planta. Em 1937, o Congresso dos EUA aprovou a *Marijuana Tax Act*, lei que proibia o uso da *Cannabis* em solo norte-americano e, em 1938, proibiu também o seu plantio, cultura, colheita e comercialização.

A decisão de quais drogas seriam legalizadas ou não nada teve a ver com o risco causado pela sua utilização, mas sim com quem as consumia. Vivemos atualmente o mito de que essas leis foram fundadas na justiça e na proteção da saúde pública, enquanto, na verdade, foram baseadas na ignorância e no preconceito. A questão religiosa foi determinante, pois o cristianismo estabelece uma ordem baseada na divinização de uma única droga psicoativa, o álcool, considerando seu uso recreativo legítimo e também aprovando-o de forma ritualística, tendo o vinho como o sangue de Cristo nos ritos litúrgicos.

Proibição e preconceito

"Nossa experiência com a proibição das drogas é uma repetição da nossa experiência com a proibição das bebidas alcoólicas." – Milton Friedman (vencedor do prêmio Nobel em Ciências Econômicas, 1976)

Harry J. Anslinger, comissário do serviço de narcóticos dos EUA, relatou que a marijuana era a droga que mais causava violência na história da humanidade, embora não tenha apresentado dados que comprovassem esse fato. Somado a isso, a partir de 1900, alguns estados dos EUA passaram a considerar o álcool pecaminoso. Essa tese minoritária foi ganhando força e influência nos estados norte-americanos até aprovarem, em 1919, a Lei seca, que proibiu totalmente, por quase 14 anos, a produção e o comércio de qualquer bebida alcoólica, inclusive a cerveja. A Lei seca foi o primeiro grande exemplo de uma lei proibicionista de fato. Foi a busca radical para exterminar o álcool da face da Terra. Foi um paradigma, embora depois tenha sido revogada na década de 1930. Mesmo assim, foi um modelo de proibição. Com a liberação do álcool, todo aparato criado para proibi-lo foi transferido para a *Cannabis* e outras drogas que atualmente são consideradas ilegais. Esse posicionamento que ficou marcado pelo puritanismo, ou seja, uma busca obcecada pelo controle das fontes de prazer da humanidade, acabou se tornando a posição dominante no século XX, a partir da influência norte-americana.

Sendo assim, em 1925, a Convenção de Genebra incluiu a *Cannabis* como droga perigosa e ilícita. Pernambuco Filho, médico brasileiro, associou o uso da *Cannabis* ao danoso uso do ópio, mas veio a se arrepender mais tarde, pois nunca conseguiu comprovar a sua tese. Anos depois, em 1968, em um contexto histórico pós-guerra do Vietnã, Richard Nixon foi eleito com uma plataforma de impor a lei, promovendo guerra contra as drogas. O motivo tinha muito pouco a ver com as drogas e muito mais com o fato de se reeleger presidente. Os protestos dos hippies contra a guerra passaram a ser considerados pelo governo norte-americano um símbolo da sua cultura pró-drogas, e descrevia os pacifistas como "drogados" que, portanto, deveriam ser presos (Gieringer, 2011).

Na convenção sobre substâncias psicotrópicas promovida pelas Nações Unidas, em 1971, a *Cannabis* converteu-se na primeira droga ilícita em termos de repreensão (Nações Unidas, 1971). Apesar da convenção, as medidas adotadas na Europa foram controversas e antagônicas. Se por um lado havia países que consideravam a *Cannabis* uma droga perigosa e, consequentemente, a proibiam e a criminalizavam, outros países caracterizavam-na como uma droga leve, sem efeitos colaterais importantes e reconheciam sua eficácia medicinal, autorizando o seu uso. Em 1971, Robert Randall entrou para a história por causa de um cigarro de *Cannabis* que imediatamente fez a sua visão voltar. Randall tinha glaucoma e a *Cannabis* fez sua musculatura ocular relaxar, aliviando a pressão ocular e permitindo que enxergasse novamente. Anos mais tarde, ele conquistaria o direito na justiça de ter acesso à *Cannabis* medicinal.

Mesmo assim, no final dos anos 1970, Ronald Reagan ampliou a guerra contra as drogas, invadindo os países produtores que exportavam a *Cannabis*. Em sua campanha para reeleição, afirmou: "O dano cerebral permanente é um dos resultados inevitáveis do uso da *Cannabis*". A fim de corroborar seu ponto, Regan encomendou uma pesquisa para avaliar o perigo que a *Cannabis* representava para a sociedade. Essa ficou conhecida como "Comissão Schafer", presidida pelo Governador Raymond Schafer, da Pensilvânia. Apesar de todos os esforços, nada foi encontrado e a recomendação foi que a posse e distribuição da *Cannabis* fosse descriminalizada (Drug Policy Alliance, 2016). Não satisfeito com os resultados dessa pesquisa, Regan encomendou outro estudo, "supostamente científico", desta vez desenvolvido na Universidade de Tulaine, com a equipe do Dr. Robert Heath, em 1974. Nessa pesquisa, três macacos *Rhesus* foram utilizados como cobaias do experimento. O plano era expor cada um deles a uma quantidade de fumaça equivalente a 30 cigarros de *Cannabis* por dia, durante 12 meses, e avaliar os efeitos no cérebro. Após 90 dias do início da pesquisa, os macacos morreram. Ao compararem os cérebros após a morte dos macacos expostos a *Cannabis* com os de macacos sadios e que não passaram por inalação forçada da *Cannabis*, observou-se a morte da maioria das células cerebrais. Com esse resultado, Regan criou um verdadeiro alarde, dizendo que "o dano cerebral permanente e morte cerebral são os resultados inevitáveis do uso da *Cannabis*".

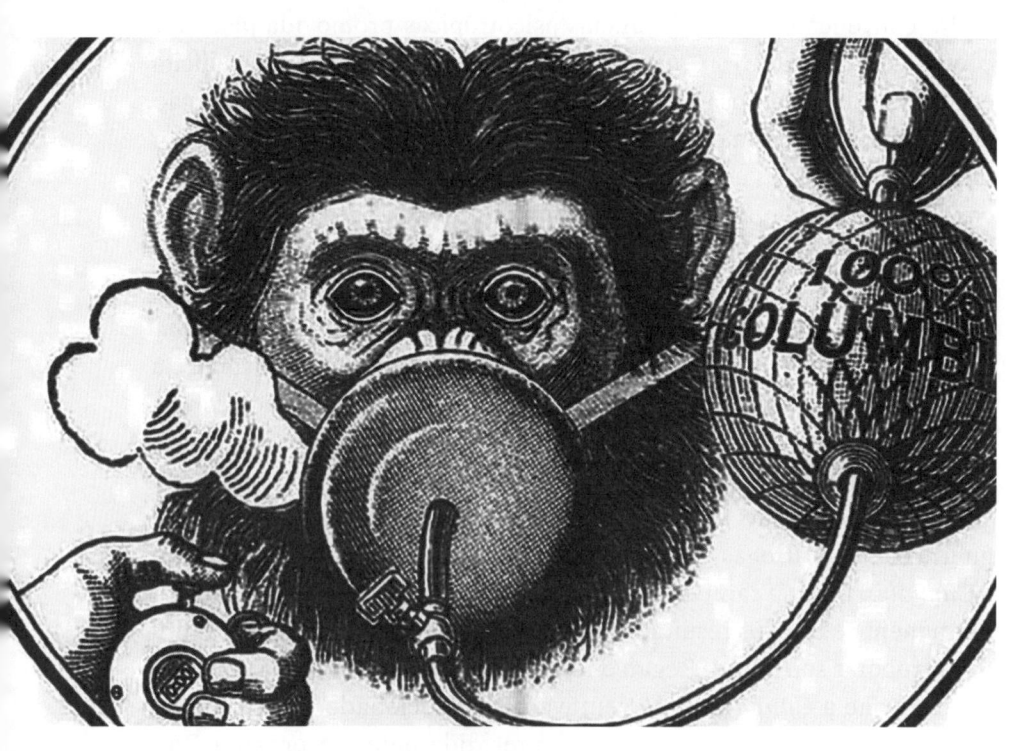

Macaco sendo exposto à *Cannabis* em alusão à pesquisa encomendada pelo então presidente dos EUA Ronald Regan

Uma avaliação independente conduzida por especialistas (Herrer, 1985) chegou à conclusão de que a causa do dano cerebral nos macacos não foi a *Cannabis*, mas, sim, a intoxicação por monóxido de carbono presente na fumaça. O gás carbônico é extremamente tóxico e em altas doses é fatal (Carbon Monoxide Monography, 2012); (Gordon, 2013). Portanto, a *causa mortis* foi hipóxia e isquemia em decorrência da falta de oxigênio no cérebro dos macacos. Para que o estudo encomendado por Regan tivesse sido considerado sério e com rigor científico, deveria haver dois grupos de macacos (um ativo e outro de controle), em que ambos seriam submetidos à intervenção. Em um dos grupos (ativo) os macacos inalariam a fumaça com *Cannabis* e no outro inalaria a fumaça sem a Cannabis (grupo controle). Se isso fosse feito, provavelmente se observaria o mesmo efeito em ambos os grupos: lesão cerebral causada pela fumaça. Após esse experimento, vários outros estudos foram feitos e nenhum deles apresentou evidências de alterações nos cérebros de macacos em decorrência do uso da *Cannabis*. Esse estudo foi considerado uma grande fraude científica, talvez a maior de todos os tempos. No entanto, mesmo não sendo válido, ele se tornou um marco, já que até hoje as pessoas se lembram do seu resultado e associam o uso da *Cannabis* à morte das células cerebrais (Burgierman, 2002). Esse é um exemplo de como a ciência pode ser distorcida para contar algo que "interessa" a alguém. Regan afirmou, portanto, a necessidade de se combater as drogas internamente nos EUA, como fazia Nixon, e também externamente ou seja, nos países produtores. Com isso criou-se o intervencionismo, no qual os Estados Unidos podiam invadir países na América Latina e montar suas bases, como ocorreu na Nicarágua. A questão das drogas abriu as portas para intervenções mascaradas de cooperações. Quando uma droga é proibida e se torna ilegal do dia para a noite, são produzidos milhares de "criminosos" que antes não existiam, que são os usuários, os traficantes e os intermediários.

Como se viu, inúmeras comissões governamentais foram criadas ao longo dos anos com o objetivo principal de investigar os efeitos deletérios da *Cannabis*. Por incrível que pareça, nenhuma delas foi instituída para analisar os seus efeitos benéficos ou medicinais. Seja como for, em 1894, a Comissão Inglesa da Índia de drogas do cânhamo (*Cannabis ruderalis*) concluiu que o seu uso moderado não causava nenhum efeito demoníaco, como era descrito na época. Em 1925, o Comitê que investigava o uso da *Cannabis* pelos soldados norte-americanos no Canal do Panamá constatou que seus efeitos negativos foram aparentemente exagerados. Em 1944, o prefeito de Nova York, La Guardia, encomendou a uma equipe formada por médicos especialistas uma pesquisa com a *Cannabis*. Eles concluíram que os efeitos psicológicos, sociológicos e adversos atribuídos a ela foram negativamente exagerados e que o uso da maconha não era a porta de entrada para o uso de morfina, cocaína ou heroína, mas sim o álcool e o tabaco.

Apesar de proibida, a *Cannabis* continuou sendo cultivada, selecionada e aperfeiçoada, geração após geração, produzindo uma grande variedade de espécies. O objetivo principal era atender às necessidades humanas. Atualmente, existe *Cannabis* para alívio da dor, para ajudar a dormir, acordar, estudar, concentrar-se, ficar alegre, relaxar, energizar-se e socializar. Ela foi utilizada inicialmente de uma forma empírica, sem realmente se entender seu funcionamento. Por outro lado, o uso curativo, religioso e recreativo comprovava a sua eficácia, fazendo com que as pessoas a consumissem pelo seu efeito eufórico, sedativo, analgésico e relaxante. E foi justamente por causa da sua ação psicoativa que vários países proibiram o seu uso e, ao mesmo tempo, médicos e cientistas foram impedidos de estudar seus efeitos terapêuticos nas diversas doenças. Isso retardou em muitos anos a comprovação científica da sua eficácia. Sem as pesquisas, criaram-se vários mitos e *fake news* que aos poucos vêm sendo desmistificados (Vergara, 2017).

Em resposta ao aumento do uso da *Cannabis* nos anos 1960 e 1970, os governos dos Estados Unidos, Canadá, Inglaterra, Austrália e Holanda designaram especialistas para formarem comissões e avaliar o perigo do uso da *Cannabis* em indivíduos e para a sociedade. Em 1969, o relatório "The British Wooten" concordou com os relatórios da Comissão Inglesa do cânhamo da Índia e da comissão de La Guardia, deixando claro que a *Cannabis* não era uma droga perigosa.

Em 1970, a comissão The Canadian Le Dain reportou que a *Cannabis* não causa dependência física e que não foram observados efeitos adversos importantes. Em 1972, a US American National Commission mostrou que havia poucas evidências capazes de comprovar prejuízos físico e mental com o uso experimental e intermitente de extratos de *Cannabis*. Ainda em 1972, a Dutch Baam Commission relatou que a *Cannabis* não causa dependência física. Cinco anos mais tarde, o relatório da Commission of the Australian Government demonstrou que a toxicidade aguda da planta é baixa comparada com outras drogas. Em 1982, o relatório da Academia Nacional de Ciências dos EUA apontou que nos últimos 40 anos a *Cannabis* foi acusada de causar uma série de efeitos antissociais como crimes, violência, dependência à heroína e inibição da vontade de trabalhar nos jovens. Não houve comprovação científica em nenhuma dessas alegações. O relatório da Comissão do Governo Holandês, de 1995, afirmou que ela não causa dependência física nem toxicidade.

Voltando um pouco no tempo, o ressurgimento da *Cannabis* medicinal ocorreu lá pelos anos 1960, quando cientistas de vanguarda, como o professor Raphael Mechoulam, isolaram e sintetizaram o canabidiol (CBD; em 1963) e o tetra-hidrocanabinol (THC; 1964). No Brasil, em 1970, o professor Elisaldo Carlini, da Universidade Federal de São Paulo (Unifesp), descobriu a relação entre o canabidiol e a redução das convulsões. No mesmo ano, o pesquisador Lumir Andrey Hanus identificou os endocanabinoides produzidos pelo organismo, a anandamida e o 2-AG. Quando, em 1996, a Califórnia se tornou o primeiro estado norte-americano a legalizar o uso medicinal da *Cannabis*, ela ganhou força.

Em 2003 a *Cannabis* foi patenteada pelos Estados Unidos como antioxidante e neuroprotetora (patente: US 6630507 B1). A visão desse país em relação à *Cannabis* passa a mudar completamente, com uma onda de legalizações em 35 estados norte-americanos, bem como no Uruguai, em 2013, Canadá, em 2018, e em inúmeros outros países do mundo. O Dr. Sanjay Gupta mostrou a importância do canabidiol quando, em 2013, em rede nacional de televisão nos EUA, apresentou o caso de Charlotte Figi, menina norte-americana de cinco anos, portadora de Síndrome de Dravet (epilepsia extremamente grave). Nenhum dos tratamentos convencionais conseguiu controlar suas crises convulsivas, tendo ela utilizado mais de centenas de fármacos semanalmente. Até que seus pais ouviram a história de sucesso de um menino com epilepsia fazendo uso de óleo rico em CBD, produzido a partir de uma cepa de *Cannabis sativa*. Felizmente, Charlotte e sua família viviam no Colorado, um estado onde a *Cannabis* medicinal é legalizada. Eles compraram óleo em um dispensário (farmácia especializada em *Cannabis* medicinal) e, a partir do início de seu uso, as crises epilépticas reduziram significativamente. O produtor da *Cannabis* medicinal é agora chamado de Charlotte Web em homenagem a essa garota.

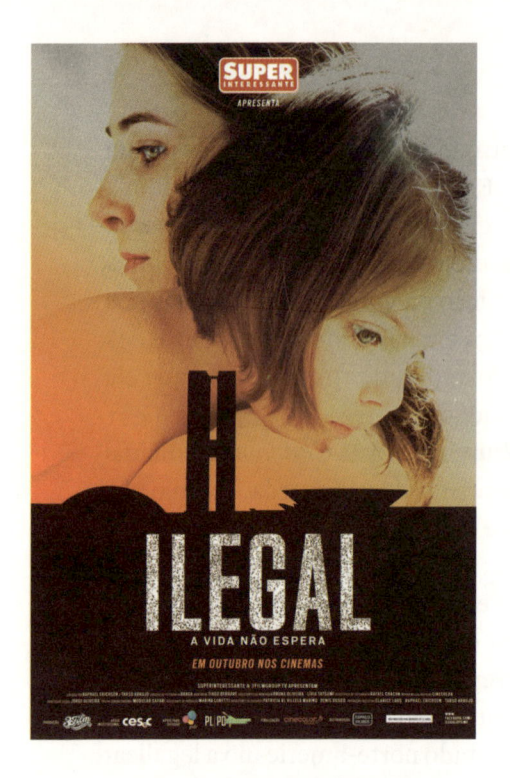

Divulgação do documentário *Ilegal*

Dois anos mais tarde, Anny Fisher, uma menina brasileira de cinco anos portadora da CDKL5 (uma forma grave de epilepsia), também obteve sucesso no controle das crises com óleo rico em canabidiol. Anny foi a primeira paciente brasileira a conseguir o direito de importação autorizado pelo órgão regulador brasileiro (Anvisa) e tem seu caso apresentado no documentário chamado *Ilegal: a vida não espera*, que se tornou uma das melhores ferramentas de defesa do uso da *Cannabis* medicinal.

Esse documentário ganhou prêmios no Brasil e projeção internacional. As mães de crianças epilépticas que participaram dele recebem o prêmio Poder Awards em reconhecimento à sua luta em favor da *Cannabis* medicinal. Em 2014, o Conselho Federal de Medicina (CFM) liberou a prescrição de canabidiol para crianças e adolescentes com epilepsia. Em 2015, a Anvisa retirou oficialmente o canabidiol da lista de substâncias proibidas, legalizando seu uso para fins terapêuticos e, em 2017, aprovou o registro da primeira medicação a base de *Cannabis*, o Mevatyl®, usado no tratamento da espasticidade em esclerose múltipla. Nessa mesma época, em outubro de 2016, o instituto Gallup dos Estados Unidos publicou que a maioria dos norte-americanos eram favoráveis à legalização da *Cannabis* medicinal. O grande interesse se deve principalmente pelo seu uso em uma variedade de condições médicas, principalmente quando não se tem a resposta desejada com as drogas farmacêuticas. Além de ser seguro, até hoje não houve uma única morte por overdose, visto que sua dose letal é 1.000 vezes maior que a utilizada no tratamento de enfermidades. Ademais, o custo de tratamento é muito menor, bem como os efeitos adversos, quando comparado com os medicamentos tradicionais (Sidney, 2003; Clark, 2011).

A extraordinária planta *Cannabis*

"Há quem passe por uma floresta e só veja lenha para a sua fogueira." - Tolstói

A *Cannabis* é uma planta extremamente versátil: de suas flores se faz medicamentos, de suas sementes se faz alimentos e de suas fibras, por serem muitíssimo resistentes, os velames e cordames de navios. Talvez nem existissem as grandes navegações sem ela, pois todas as velas e cordas da esquadra de Cabral e Colombo foram feitas com ela. Toda a revolução editorial de Johannes Gutenberg, o inventor da imprensa, foi feita com a *Cannabis*, servindo de fibra para o papel. A revolução da pintura, na época dos grandes pintores, também foi o resultado da sua utilização na produção de tintas, bem como das telas. Seu óleo também era usado na iluminação das vias públicas. Foi consumida por nomes como Shakespeare, para obter inspiração; Rainha Victória, para alívio das enxaquecas e dores menstruais; e Abraham Lincoln, como relaxante.

Cannabis é o termo científico ou botânico para a planta conhecida popularmente como maconha, erva, ganja ou cânhamo. O termo maconha medicinal deve ser evitado, o correto é *Cannabis* medicinal, haja vista que os medicamentos utilizados são provenientes de variedades, como: *Cannabis sativa*, *Cannabis indica* e *Cannabis ruderalis* (cânhamo). Os principais compostos ativos utilizados medicinalmente são o tetra-hidrocanabinol (THC) e o canabidiol (CBD), embora haja mais de mil componentes químicos na *Cannabis*. A porcentagem desses fitocanabinoides nas flores é de 10% a 12%, 1% a 2% nas folhas, 0,1% a 0,3% nos ramos, e 0,03% nas raízes. Portanto, é nas flores da planta fêmea que se concentra a maior porcentagem de fitocanabinoides.

Nem todas as plantas de *Cannabis* são iguais, elas variam na estrutura, nos componentes canabinoides (compostos ativos), no conteúdo de terpenos (compostos aromáticos), de flavonoides (sabor), bem como nas condições necessárias para um ótimo crescimento. A *Cannabis* pertence à família das canabiáceas (Honorio & Silva, 2006) e possui variedades distintas. Alguns autores a classificam como um único gênero monotípico, a *Cannabis sativa*, enquanto outros argumentam que é composta pelas três variedades antes citadas. A maioria das espécies pode ser agrupada em uma dessas classificações e cada uma pode ser diferenciada por características físicas, pelo efeito que causam e pelo seu sabor e aroma. Suas folhas são finamente recortadas em segmentos lineares e em suas flores se encontram os tricomas, que segregam nas plantas femininas uma resina lipídica que possui inúmeros fitocanabinoides, componentes químicos bem documentados.

A *Cannabis* produz uma verdadeira constelação de compostos químicos farmacologicamente importantes. Já foram identificados 1.495 compostos ativos presentes na *Cannabis*, dos quais existem 177 canabinoides, 110 terpenos, 121 terpenoides, 19 flavonoides, 49 flavonoides glicosados, 46 polifenóis, 91 esteroides e 882 ainda não estudados. Os compostos principais e mais utilizados são o tetra-hidrocanabinol (THC) e o canabidiol (CBD) (Hanus, 2020).

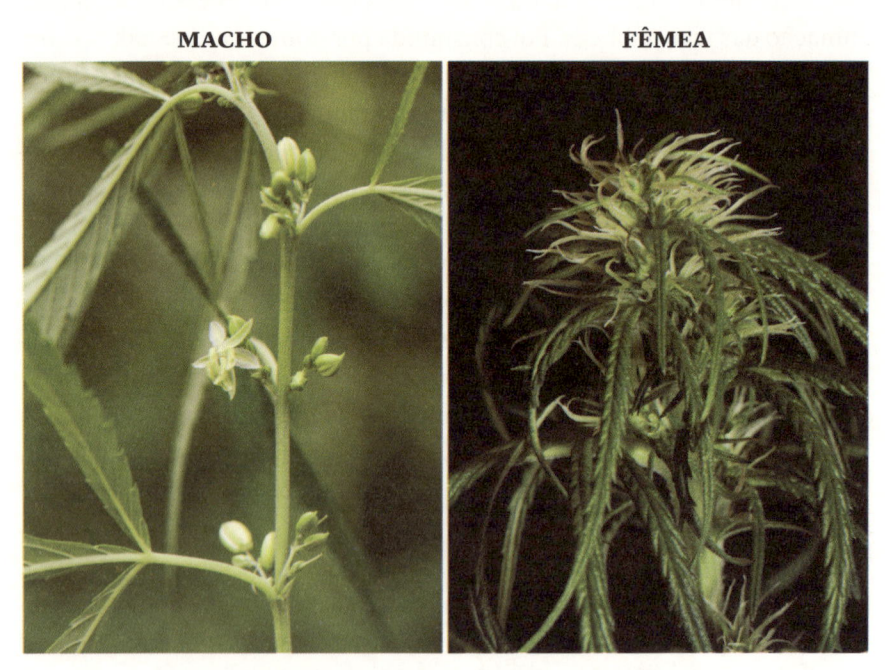

Espécies de *Cannabis* nas versões macho e fêmea

A *Cannabis* é uma planta dioica, ou seja, possui a forma masculina e feminina. A forma feminina é, como já se disse, a que tem maior abundância de canabinoides exógenos ou fitocanabinoides. THC e CBD são compostos ativos encontrados principalmente nas flores da planta fêmea da *Cannabis*, que interagem com os receptores canabinoides existentes no organismo humano, produzindo efeitos diversos. Quando a planta masculina é separada da feminina durante a floração, impede-se a polinização e a formação de sementes. Isso estimula a formação de fitocanabinoides concentrados nos tricomas, que se formam principalmente nas flores e em menor concentração nas folhas mais próximas a elas.

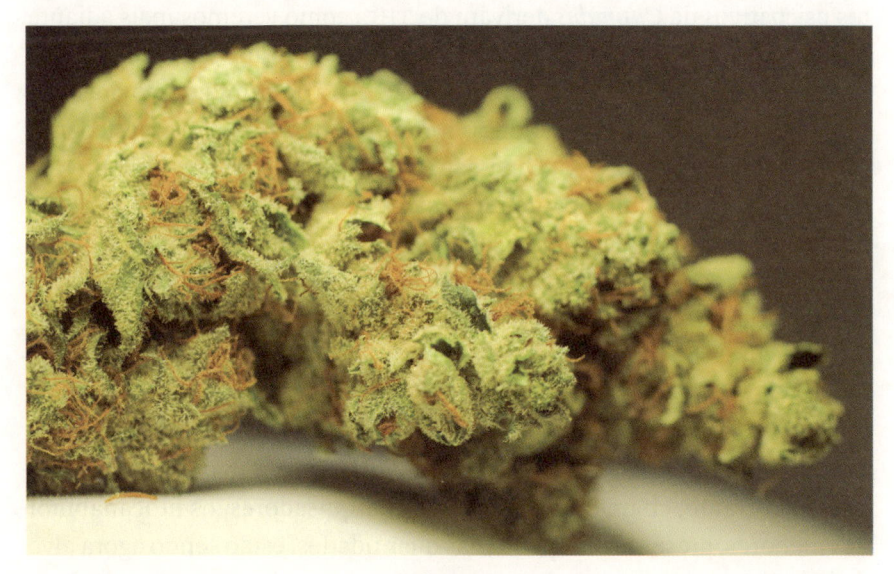

Tricomas

Os tricomas são apêndices epidérmicos encontrados nas flores da *Cannabis*, nos quais se armazenam os componentes químicos produzidos pela planta. São eles que dão a elas um brilho radiante, semelhante a pequenos cristais. A maior concentração de tricomas se encontra nas flores da planta fêmea, que atravessam os estágios de crescimento como a maioria das plantas que floresce. Existem o estágio germinativo, o estágio vegetativo e o de floração. Além disso, o cultivo pode ser feito também a partir dos clones de plantas, levando a uma maior quantidade de componentes fitocanabinoides. De 50 a 100 gerações podem ser clonadas até que uma planta cresça da semente. As sementes levam de 7 a 10 dias para germinar, processo que é determinado pela formação de raízes. Quando surgem as flores, é necessário colhê-las, desidratá-las e utilizá-las.

Algumas variedades da *Cannabis* são usadas recreativamente em função do seu efeito psicoativo, como por exemplo: uma euforia agradável, sensação de relaxamento, melhora do humor, acentuação de percepções sensoriais (cores mais brilhantes), risos imotivados, aumento do apetite e bem-estar geral. Algumas pessoas podem apresentar, no entanto, ansiedade, medo, desconfiança ou até ataques de pânico. Alucinações, delírios e perda do senso de identidade pessoal podem ocorrer. Geralmente, os efeitos psicoativos da *Cannabis* derivam do THC, como veremos mais adiante. O esforço que as pessoas fazem para cultivá-la, mesmo correndo o risco de serem presas, demonstra a crença nos efeitos da planta. Até o presente momento, inúmeros canabinoides já foram identificados com propriedades medicinais (Radwan, 2015). Uma das atividades mais impressionantes da *Cannabis* é a de simultaneamente relaxar e estimular o Sistema Nervoso Autônomo por meio da modulação das funções celulares, causando uma expansão do estado de consciência que abrange lógica, intuição, individualidade, reflexão, criatividade e exacerbação de sentimentos.

Para cumprir com a Convenção de Narcóticos da ONU, algumas variedades da *Cannabis* foram desenvolvidas a fim de produzir níveis mínimos (inferiores a 0,3%) de canabinoides psicoativos como o THC. Embora os fitocanabinoides (THC e CBD) sejam encontrados em maiores concentrações e, portanto, chamem a atenção dos pesquisadores, os fitocanabinoides menores, presentes em pequenas quantidades, estão sendo agora alvo de inúmeras pesquisas. Cada uma dessas substâncias mostrou atividade medicinal benéfica para os seres humanos.

Além dos canabinoides, a *Cannabis* contém compostos terpenoides, que conferem sabor, e os flavonoides, que são responsáveis pelo aroma. Todos esses componentes possuem atividade biológica, especialmente no contexto de exercer efeitos sinérgicos com os seus homólogos fitocanabinoides. Este conceito de múltiplos compostos ativos produzidos pela planta, interagindo entre eles e atuando em sincronia para engendrar ação terapêutica máxima, é conhecido na literatura médica como "efeito *entourage*" ou "efeito comitiva". Portanto, esses compostos interagem entre si produzindo um efeito terapêutico mais eficaz do que cada composto teria de maneira isolada. Isso explica a importância de usar a planta como um todo, ou seja, como um extrato orgânico, natural, *full spectrum*, e não como uma molécula única, sintética, produzida em laboratório.

Cannabis sativa

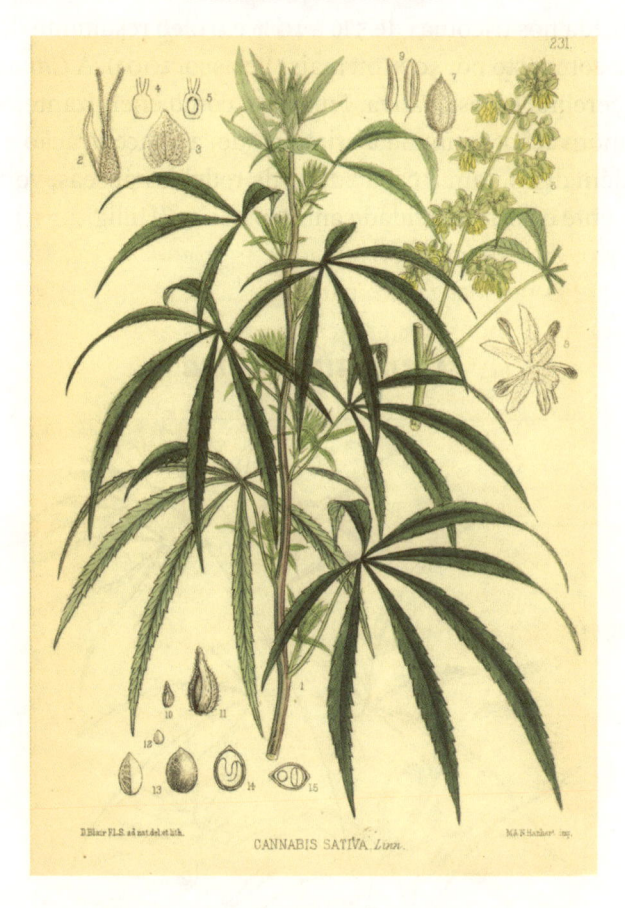

De acordo com estudos, a variedade *Cannabis sativa* surgiu na África e tornou-se prevalente nas Américas e no Brasil. Carolus Linnaeus descreveu a *Cannabis sativa* em 1753, chamando-a de *Cannabis sativa L*, sendo o L proveniente do seu sobrenome.

    Essa planta herbácea pertence à família das canabiáceas. Ela é amplamente cultivada em muitas partes do mundo, possui folhas grandes e é mais alta que as outras espécies, podendo atingir 6 metros. Seus botões de flor são pequenos (Hillig, 2007); (Karl, 2004). Ela cresce melhor em climas quentes e úmidos (Hillig, 2005). Sativa significa cultivada ou plantada. Seu principal princípio ativo é o Tetra-hidrocanabinol (THC). A concentração de THC varia de acordo com a sua localização na planta, ou seja, as folhas secas e os pequenos talos apresentam de 1% a 5% de THC, a resina produzida nos tricomas de 5% a 10% e o óleo resultante da extração da resina é composto por 50% ou mais (Velasco, 2003). A *Cannabis sativa* tem ação cerebral ou psicoativa. Funciona como energizante, melhora o ânimo, a motivação, estimula a criatividade, a concentração e a lucidez mental. Além disso, tem a capacidade de reduzir náuseas, vômitos, estimular o apetite e possui atividade antidepressiva (Hillig, 2005).

Cannabis indica

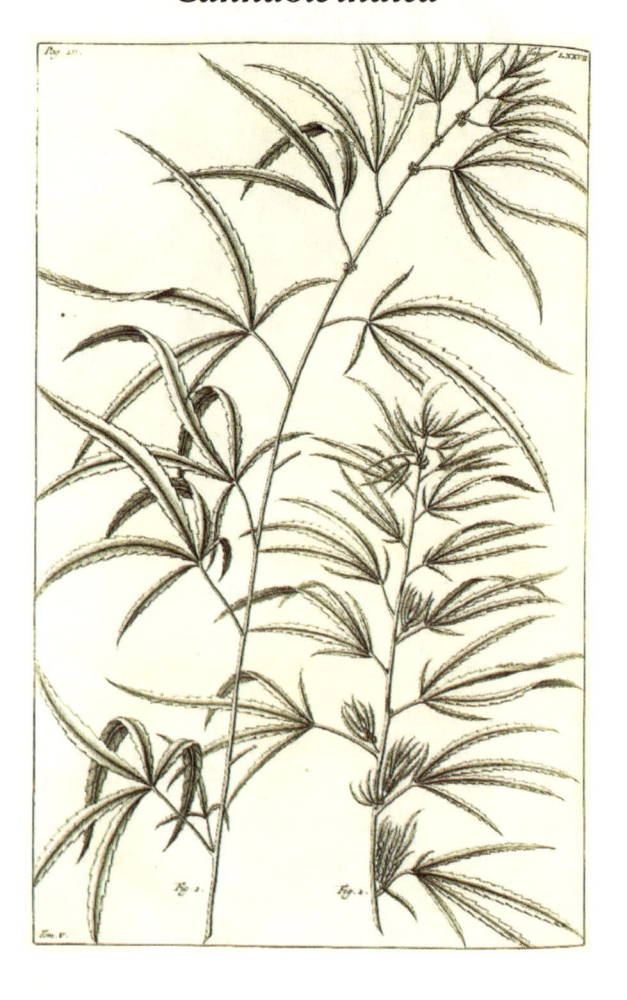

As espécies silvestres de *Cannabis indica* crescem no alto das montanhas do Nepal e são prevalentes na Europa. São plantas baixas, semelhantes a arbustos, e crescem no máximo 3 metros de altura, sendo bem menores que a *Cannabis sativa*. Possuem folhas grandes e botões de flor mais densos (Hillig, 2005). Florescem rapidamente e são sensíveis às alterações de luz, crescendo bem em climas secos. Podem ter tonalidades variáveis de vermelho e azul quando expostas ao frio (Anderson, 1980). Por possuírem maior concentração de CBD que as sativas, produzem um efeito sedativo. A *Cannabis indica* tem níveis menores de THC quando comparado com a *Cannabis sativa* (Karl, 2004). Um estudo realizado em 2005 mostrou que, em média, a concentração de THC da *Cannabis* mais popular da Holanda vem diminuindo gradativamente (Niesink, 2015).

Recentemente, tem se desenvolvido cruzamentos para obtenção de espécies de *Cannabis indica* com alta concentração de CBD de até 22:1, ou seja, com CBD dominante. O grande interesse medicinal pelo CBD está estimulando o cultivo com concentrações ainda maiores desta substância. Na Califórnia, cidades como Coachella e Desert Hot Springs foram reestruturadas para o cultivo específico de *Cannabis* medicinal. Embora seu uso recreativo tenha sido aprovado na Califórnia, em 2006, o foco continua sendo terapêutico, ou seja, em plantas com CBD dominante.

A demanda por *Cannabis* medicinal é tão grande que foram necessários milhares de hectares para supri-la na Califórnia, atualmente o maior produtor mundial. Esse crescente interesse acontece em função do conhecimento cada vez mais comprovado dos efeitos terapêuticos da *Cannabis*, que podem ser tão eficazes como muitos medicamentos de prescrição médica. Além disso, possuem a grande vantagem de ter mínimos efeitos colaterais e de permitir o acesso a um maior número de pessoas em razão ao seu baixo custo.

Cannabis sativa versus Cannabis indica

As duas principais variedades da *Cannabis* (*sativa* e *indica*) possuem propriedades distintas. Como regra geral, diz-se que a *Cannabis indica* tem um efeito mais corpóreo, causa relaxamento muscular, reduz a inflamação, induz o sono, é um eficaz paliativo da dor crônica, possui efeito sedativo, calmante e aumenta o apetite. Essa variedade incrementa ainda a produção de dopamina, um mediador químico indispensável para o funcionamento normal do cérebro, aliviando o estresse e a ansiedade. O seu uso em altas doses, principalmente recreativo, pode causar a sensação de se sentir "pesado", relaxado, como se o corpo estivesse preso ao sofá, daí o nome "Síndrome do sofá" (Schultes, 1974).

A ansiedade, a alucinação e os efeitos psicoativos do THC são reduzidos pela ação do CBD (Rosenthal, 2012) e isso faz com que espécies de CBD com altas concentrações sejam desejáveis, principalmente nos tratamentos de pacientes com enfermidades crônicas.

Já a *Cannabis sativa* é conhecida por ser mais energizante e psicoativa, causando euforia cerebral. Pequenas doses são suficientes para quem necessita de ânimo e de mais energia. Portanto, a *Cannabis indica* tem sido utilizada comumente para uso noturno, para melhorar a qualidade do sono, e a *Cannabis sativa* para uso diurno, dado seu efeito energético.

Porém, cada indivíduo pode responder de forma diferente e não previsível. Portanto, seu uso deve ser customizado, ou seja, individualizado com base na resposta que cada paciente apresenta. A combinação de fitocanabinoides melhora e aumenta a resposta do nosso sistema interno, ou seja, do sistema endocanabinoide, conforme veremos nos próximos capítulos.

Cannabis sativa	*Cannabis indica*
Estimulante, energizante	Sedativa, relaxante
Mental, emocional	Física, corporal
Extrovertido	Introvertido
Uso diurno	Uso noturno
Alerta	Sonolência
Útil em depressão	Útil em ansiedade
Alívio da dor	Alívio da dor
THC se liga à CB1 e CB2	CBD se liga à CB2

A *Cannabis sativa* vem sendo utilizada para quem quer se "energizar", evitar a depressão e se sentir bem. De acordo com uma pesquisa realizada pela empresa Leafly, usuários classificaram suas experiências entre uma cepa indica chamada "Bubla Kush" e uma cepa sativa, denominada "Sour Diesel". A indica causou relaxamento, sedação e sono, enquanto a sativa promoveu alegria, euforia e energia. Para fins medicinais, ambas espécies podem ser utilizadas.

Cannabis ruderalis

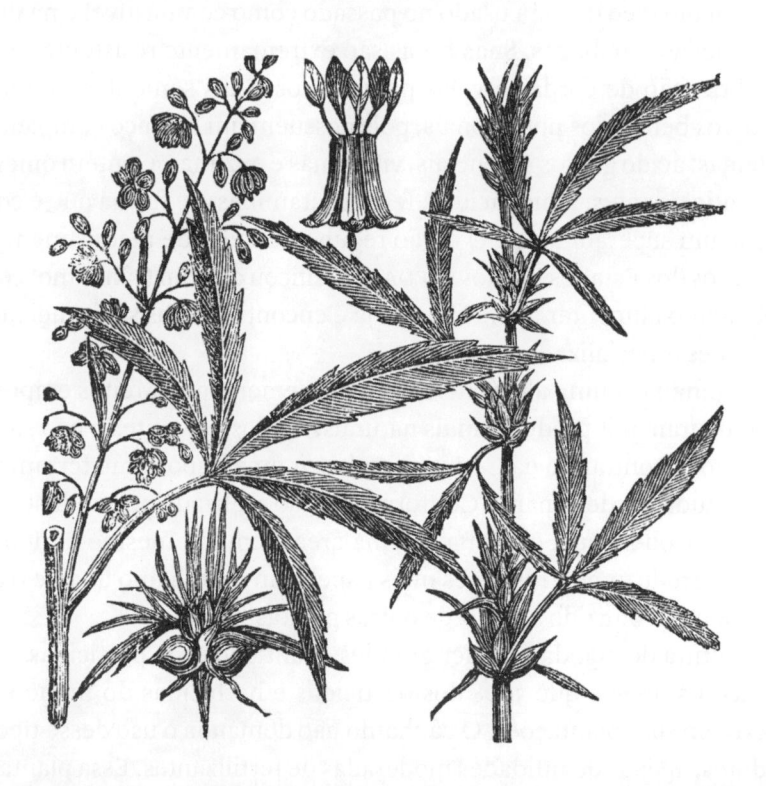

A *Cannabis ruderalis*, também denominada de cânhamo, é originária, principalmente, da Mongólia e do sul da Sibéria. São plantas baixas, atingindo uma altura máxima de um metro e meio, com pouca ramificação lateral, florescendo mais cedo que as espécies *indica* e *sativa*. Não crescem muito em altura e suportam climas mais rigorosos do que qualquer outra espécie. Crescem *in natura* nas regiões climáticas mais frias do mundo, como Rússia e China. A característica principal da variedade *ruderalis* é que produz flores de acordo com a sua idade e não em resposta à variação do fotoperíodo, como ocorre com a *sativa* e a *indica*. Além disso, possui autofloramento, ou seja, florescem sem serem estimuladas pela variação da luz, permitindo seu cultivo sem ser necessário se dedicar muito tempo e trabalho.

A *Cannabis ruderalis* foi cultivada para a produção de fibras desde 4000 a.C. Foi muito utilizada comercialmente na fabricação de linhas, cordas, papel, roupas e tintas (Meijer, 1999). Das sementes de cânhamo se extrai um óleo que era usado no passado como combustível e na iluminação das vias públicas. Suas fibras são extremamente resistentes, úteis na fabricação de cordas e velas para barcos. Suas sementes oferecem inúmeros benefícios nutricionais, pois possuem um balanço completo de proteínas, ácido graxos essenciais, vitaminas e enzimas. Contém ômega 3, 6, 9, antioxidantes, aminoácidos, ferro e vitaminas, de forma que é considerada um superalimento. O órgão regulamentador de medicamentos e alimentos dos Estados Unidos, o FDA, classificou o hemp (cânhamo) como suplemento alimentar. Inclusive, ele já é encontrado nos supermercados em seções especializadas.

O cânhamo é uma alternativa ecológica emergente. Muitas empresas que procuram por produtos mais naturais, menos poluentes e não sintéticos estão encontrando na *Cannabis ruderalis* uma importante ferramenta para a mudança de cenário. Conforme estudo realizado pela indústria de papel, provou-se que, em uma mesma área e em um mesmo período, é possível produzir até três vezes mais papel com o cânhamo do que o tipo atualmente produzido a partir de outras plantas.

A cultura do algodão requer grandes quantidades de pesticidas e herbicidas. Estima-se que 50% dos pesticidas e herbicidas do mundo são usados em suas plantações. O cânhamo não demanda o uso desse tipo de produtos, apenas quantidades moderadas de fertilizantes. Essa planta é o temor da indústria química e é por isso que não querem a liberação do seu plantio no Brasil. Além disso, a indústria de fraldas de plástico demonstrou interesse na produção de produtos mais ecológicos e degradáveis. No entanto, ela é impedida em função das leis contra a plantação do cânhamo.

A *Cannabis ruderalis* cultivada com objetivo industrial possui pequenas quantidades de canabinoides como o THC e CBD (Greg, 2005). Ernest Small e Arthur Cronquist estabeleceram que a concentração máxima de 0,3% de THC funcionaria como a demarcação legal para a definição de cânhamo, ou seja, aquela que contem até 0,3% de THC.

O cânhamo foi uma das principais plantações quando os ingleses se estabeleceram no Estados Unidos (em 1600). Em 1800, as farmácias norte-americanas o vendiam como medicamento. Os presidentes George Washington e Thomas Jefferson cultivavam o cânhamo em suas fazendas. O papel no qual foi assinada a Proclamação da Independência norte-americana era feito de cânhamo. Entretanto, em 1937, como já mencionamos, o Congresso dos EUA aprovou *The Marijuana Tax Act*, criminalizando e proibindo a *Cannabis*. Como o cânhamo é uma variedade da *Cannabis*, ainda que com uso diferente, acabou sendo agrupado na mesma lei e, portanto, proibido.

Harry J. Anslinger, chefe do serviço de narcóticos nos anos 1940, ficou conhecido por enfatizar a proibição do cânhamo no país por motivos econômicos, já que ele estava derrubando a indústria de papel, pois era uma matéria-prima mais barata. Sendo assim, Anslinger, movido por interesse próprio e de seus amigos de várias indústrias, como Hearst, Du Point, dentre outras, começou a sua longa cruzada contra o cânhamo.

De cinco em cinco anos o Congresso dos EUA revê suas diretrizes e aprova as leis que regem a agricultura no país. Ele determina, por exemplo, como e que tipo de alimento pode ser plantado. Em 2018, 867 bilhões de dólares foram aprovados para aprimorar a agricultura com programas de conservação, melhora dos nutrientes e seguro das colheitas. A legalização recente do cânhamo, pelo Congresso dos EUA, transformou totalmente a agricultura do país.

Atualmente o cânhamo voltou à tona, causando interesse dos agricultores em razão da sua reputação de planta sustentável e com várias utilizações. Portanto, a lei da agricultura aprovada (*Farm Bill*) estabeleceu o cânhamo como substância controlada nível 1 sob as leis federais norte-americanas. A *Farm Bill* amplia a definição do cânhamo, incluindo "qualquer parte da planta, extratos ou canabinoides, que não possuem mais do que 0,3% de THC" e confere aos estados a "autoridade regulatória primária" sobre a produção do cânhamo. Todos os cinquenta estados norte-americanos e o distrito de Columbia comercializam o cânhamo como suplemento alimentar e medicamento, prescindindo de receita médica.

As vantagens do cânhamo

O cânhamo cresce em climas variados, em diferentes tipos de solos e em pequenas áreas, diminuindo a necessidade de grandes propriedades agrícolas para o seu cultivo. Além disso, requer pouca água, cresce rápido e é naturalmente resistente a inúmeras pragas. O cânhamo tem sido utilizado como uma forma natural de "limpar" o solo poluído.

Industria têxtil: O cânhamo é resistente e durável. Tem sido utilizado na fabricação de tecidos, cordas, velas de barcos, tintas e óleo para iluminação. Necessita de metade da área de plantio e água quando comparado ao algodão.

Alimento: As sementes de cânhamo são altamente energéticas, têm um sabor e aroma acastanhado. Possuem alta concentração de ômega 3, 5, 7 e 9, além de terem muitas vitaminas e proteínas.

Papel: A polpa de cânhamo tem sido utilizada por milhares de anos e pode substituir a polpa de algodão, que é muito mais cara.

Fibra de vidro: Em 2018, o cânhamo foi utilizado na confecção de painéis de carro, spoiler e assentos. O Lotus Eco Elise, considerado o carro "verde", tinha seus painéis feito de fibra de *Cannabis*, que é mais resistente, econômica e fácil de manusear que a fibra de vidro.

Canabidiol: Apesar de o cânhamo ter uma quantidade inferior de CBD, se comparado às outras variedades, muitos produtores enxergam seu grande potencial como medicamento. Antes da legalização do cânhamo, o CBD extraído era ilegal. Atualmente isso não ocorre mais e o cânhamo poderá se tornar a principal fonte de CBD para uso medicinal.

Uso moderno do cânhamo

Sementes	Flores	Folhas/Caules
Óleo	Medicamentos	Papel
Alimentos	CBD	Tecidos
Comida animal	THC	Construção
Vitaminas	Outros canabinoides	Carros

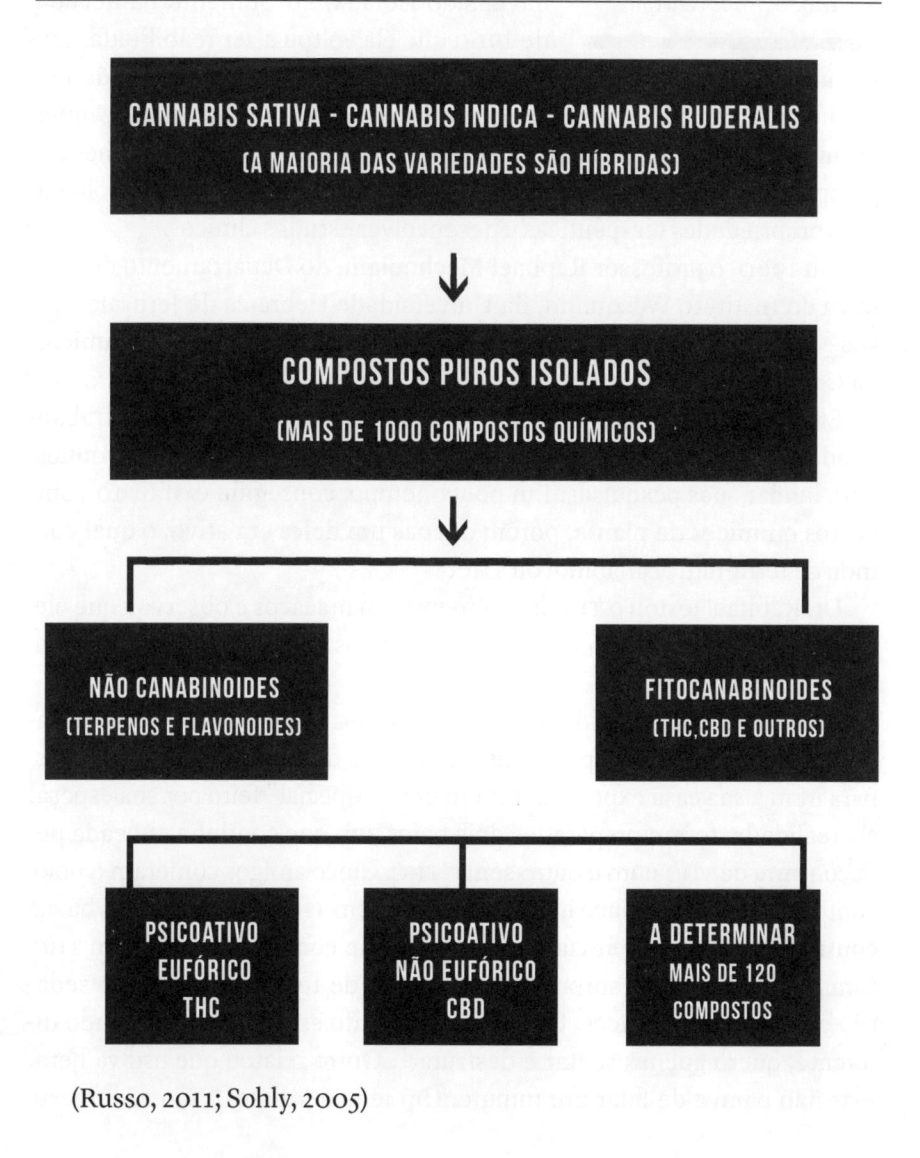

CANNABIS SATIVA - CANNABIS INDICA - CANNABIS RUDERALIS
(A MAIORIA DAS VARIEDADES SÃO HÍBRIDAS)

↓

COMPOSTOS PUROS ISOLADOS
(MAIS DE 1000 COMPOSTOS QUÍMICOS)

↓

- **NÃO CANABINOIDES** (TERPENOS E FLAVONOIDES)
- **FITOCANABINOIDES** (THC, CBD E OUTROS)
  - **PSICOATIVO EUFÓRICO** — THC
  - **PSICOATIVO NÃO EUFÓRICO** — CBD
  - **A DETERMINAR** — MAIS DE 120 COMPOSTOS

(Russo, 2011; Sohly, 2005)

Início das pesquisas

"O que conhecemos é uma gota, o que desconhecemos é um oceano." - Isaac Newton

No século XIX, a morfina já havia sido extraída do ópio, a cocaína das folhas da coca, mas, surpreendentemente, a *Cannabis* não havia sido isolada. Foi somente na década de 1960 que ela voltou a ser reabilitada, graças aos cientistas e médicos que se arriscaram a ser presos, estudando uma planta proibida. Até essa época, os componentes ativos da *Cannabis* nunca tinham sido isolados na sua forma pura. Se não se conhece o composto químico de uma planta, é impossível avaliar a sua farmacologia, suas propriedades terapêuticas e desenvolver estudos clínicos.

Em 1960, o professor Raphael Mechoulam, do Departamento de Química do Instituto Weizmann, da Universidade Hebraica de Jerusalém, e sua equipe, iniciam as pesquisas para tentar isolar os compostos químicos da *Cannabis*.

Ele sabia que a polícia de Israel havia apreendido *Cannabis* contrabandeada do Líbano. E foi justamente por meio dela que obteve cinco quilos para iniciar suas pesquisas. Em pouco tempo, conseguiu extrair 10 compostos químicos da planta, porém apenas um deles era ativo, o qual chamou de tetra-hidrocanabinol ou THC.

Dr. Raphael testou o THC inicialmente em macacos e observou que ele causava sedação. Esse composto que sedava os macacos sedaria também seres humanos?

Para confirmar a atividade sedativa do THC em humanos, o pesquisador resolveu fazer um experimento. Convidou dez amigos mais próximos para irem à sua casa experimentar um bolo "especial" feito por sua esposa. Na realidade, foram preparados dois bolos, um que continha em cada pedaço 10mg de THC puro e outro sem o THC. Cinco amigos comeram o bolo com THC e os outros cinco ingeriram o bolo sem THC. Nenhum deles havia consumido *Cannabis* previamente. Todos que comeram o bolo com THC foram afetados, mas, surpreendentemente, de forma diferente da sedação causada nos macacos. Um disse: "Me sinto estranho, num mundo diferente, quero apenas sentar e desfrutar". Outro relatou que estava bem, mas não parava de falar um minuto. Um terceiro disse: "Não aconteceu nada comigo", mas a cada 15-20 segundos caía na gargalhada sem motivo aparente.

Todos esses efeitos são atualmente muito bem conhecidos e sabe-se que as pessoas são afetadas diferentemente pela *Cannabis*. Uma das participantes do grupo que consumiu o bolo com *Cannabis* entrou em um estado de ansiedade. Ela dizia que a sua guarda psicológica estava desmoronando e, de repente, estava se abrindo com todo mundo, falando coisas pessoais e demonstrando intensa ansiedade.

Nesse experimento, no geral, a maior parte daqueles que comeram o bolo com THC relatou a sensação de relaxamento, felicidade, tranquilidade e bem-estar. Eles se relacionavam ativamente com todos e participavam ativamente das discussões, ao contrário do grupo que não tinha comido o bolo com THC.

Mesmo com toda a proibição nos EUA e na Europa, o professor Raphael Mechoulam e sua equipe de pesquisadores descobriram, sintetizaram e avaliaram clinicamente um dos principais componentes da *Cannabis*, o tetra-hidrocanabinol (THC). Posteriormente, descobriu-se um outro composto ativo, o canabidiol (CBD), com algumas propriedades semelhantes e outras antagônicas ao THC. Uma vez que os dois compostos foram isolados e purificados, o professor Mechoulam verificou que a administração do THC produzia efeitos psicoativos em humanos muito semelhante ao consumo da *Cannabis* como extrato orgânico (Gaoni, 1964). Atualmente sabemos que a *Cannabis* contém mais de 1.000 substâncias, a maioria delas com propriedades medicinais. Portanto, a planta que foi engendrada por milênios, possui inúmeras substâncias e, dependendo da sua composição, terá efeitos diferentes.

Já no Brasil, o professor Dr. Elisaldo Carlini, da Universidade Federal de São Paulo (Unifesp), maior autoridade brasileira em *Cannabis*, realizou o primeiro estudo mundial em epilepsia nos anos 1980. Graças ao professor Mechoulam, o Dr. Carlini conseguiu a *Cannabis* de Israel, enviada pelo correio, no meio de publicações científicas. Quinze pacientes epilépticos foram selecionados e divididos em dois grupos, um que recebeu placebo e outro a *Cannabis*. Foi um estudo duplo cego, portanto, nem os pacientes e nem os pesquisadores sabiam o que estava sendo dado. Dos oito indivíduos que receberam canabidiol, 300mg/dia, quatro apresentaram significativa melhora, um melhorou parcialmente e, dos três pacientes restantes, dois tiveram melhora subjetiva e um não melhorou (Carlini, 1980). Esse primeiro estudo em epilepsia foi publicado no respeitado periódico científico internacional *The Journal of Clinical Pharmacology*, em 1981. Comprovava-se, pela primeira vez, o efeito benéfico da *Cannabis* medicinal no controle das crises convulsivas. De lá para cá as pesquisas se intensificaram e atualmente é, sem dúvida, a fronteira mais estimulante e interessante da neurociência.

Canabinoides

"Canabinoides são novos agentes promissores no tratamento de doenças neurológicas."
- Giacoppo, 2014

Canabinoide é um termo genérico utilizado para descrever uma classe de composto químico, natural ou artificial, que ativa os receptores canabinoides presentes em nosso organismo e produzem ação farmacológica. São encontrados nas células que influenciam a liberação de neurotransmissores no cérebro. Existem três tipos principais de canabinoides: 1) os fitocanabinoides ou canabinoides exógenos, compostos produzidos fora do corpo humano e encontrados na planta *Cannabis*; 2) os endocanabinoides ou canabinoides endógenos, que são aqueles produzidos pelo corpo e encontrados principalmente no sistema nervoso e imunológico dos seres humanos; e, por fim, 3) os canabinoides sintéticos, fabricados artificialmente em laboratório. Este último grupo engloba uma variedade de classes químicas distintas: os canabinoides clássicos, estruturalmente relacionados aos fitocanabinoides; os canabinoides não clássicos, incluindo as quinolonas e arilsulfonamidas; e os eicosanoides, relacionados com os endocanabinoides (Lambert, 2005). Todos eles ativam os receptores canabinoides.

Tipos de canabinoides

TIPOS DE CANABINOIDES

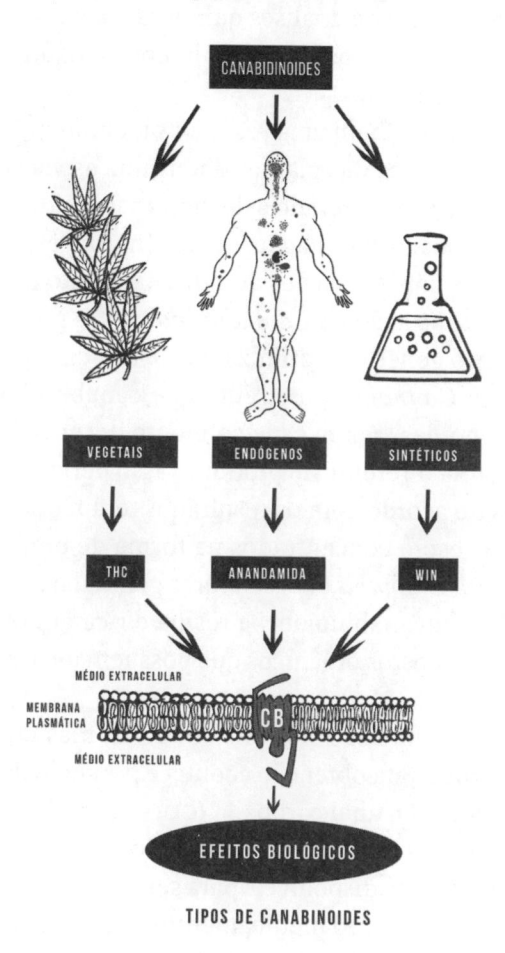

Fitocanabinoides ou exocanabinoides

Os fitocanabinoides ou exocanabinoides são uma classe de compostos químicos ativos produzidos pela planta *Cannabis*. Os fitocanabinoides, como o próprio nome sugere, originam-se de plantas (fito) e o seu sinônimo, exocanabinoide, significa produzido fora do corpo (exo). Os mais abundantes entre as espécies da *Cannabis* e os mais estudados do ponto de vista terapêutico são o THC e o CBD. Pesquisadores já identificaram mais de 100 fitocanabinoides ou canabinoides exógenos. O THC e o CBD se beneficiaram de décadas de análises químicas, ensaios pré-clínicos e clínicos e até o momento demonstraram ser importantes ativadores e moduladores do nosso organismo.

O THC e o CBD compartilham um precursor bioquímico em comum, o ácido olivetólico. A genética das plantas determina as vias bioquímicas seguidas e, portanto, a preponderância de um canabinoide sobre o outro se dá por meio de espécies e linhagens. De maneira geral, a *Cannabis sativa* produz maiores concentrações de THC, enquanto o CBD é encontrado em maior concentração na *Cannabis indica*. Os programas seletivos de melhoramento genético e otimização de crescimento, liderados pelos produtores de *Cannabis*, possibilita que canabinoides menores, terpenoides e flavonoides, sejam especialmente desenvolvidos, produzindo assim uma gama diferente de produtos. Isso permite aos médicos tomarem decisões de acordo com os resultados terapêuticos desejados. Os fitocanabinoides estão concentrados na forma de uma resina que é produzida pela planta *Cannabis* em estruturas glandulares chamadas de tricomas. Além dos fitocanabinoides, a resina é rica em terpenos, que são uma classe de compostos orgânicos que possuem um odor forte, protegendo as plantas.

Os fitocanabinoides não são solúveis em água, mas em lipídios, álcoois e outros solventes. Sua obtenção acontece por meio da descarboxilação, processo pelo qual o anel carboxila (COOH) é removido por meio do aquecimento em altas temperaturas, fazendo com que os fitocanabinoides fiquem rapidamente disponíveis para serem absorvidos e possam ser utilizados como tratamento medicamentoso. Cada um deles possui um efeito diferente, mas ainda não se sabe a atividade curativa de todos eles.

Outro fator importante, que relaciona os fitocanabinoides ao tratamento medicinal é que eles compartilham a classe com os endocanabinoides, como a anandamida e o 2-AG, que são produzidos internamente pelo nosso organismo e possuem mecanismo de ação semelhantes. Ou seja, agem nos receptores canabinoides localizados em células do corpo humano responsáveis por manter as funções do organismo em equilíbrio. Ao interagir com os receptores canabinoides, são capazes de alterar a liberação de neurotransmissores no cérebro, entre outras funções.

Mais importante ainda é a sinergia existente entre os vários fitocanabinoides e as suas propriedades únicas, que oferecem oportunidades de tratamento para muitas enfermidades. Um grande número de fitocanabinoides já foi identificado, mas muitos deles são produzidos em quantidades pequenas, o que dificulta seu estudo clínico e laboratorial completo (Cencione, 2010).

A investigação sobre as propriedades clínicas dos principais fitocanabinoides continua sendo o foco central de inúmeras pesquisas acadêmicas e industriais, mas, à medida que a genética da *Cannabis* e os estudos clínicos avançam, a elucidação da atividade biológica associada aos fitocanabinoides terá um foco ainda maior. Extrair e isolar os fitocanabinoides para pesquisas e experiências pré-clínicas e clínicas se torna uma barreira adicional para a exploração desses compostos, uma vez que a concentração é mínima. Sinais de atividade clínica associados aos principais fitocanabinoides, embora elucidados por meio de dados pré-clínicos, justificam o seu estudo continuado, juntamente com a sua produção direcionada e extração por empresas produtoras de *Cannabis*.

Os fitocanabinoides são de especial interesse na medicina, pois são conhecidos por atuar nos receptores canabinoides em todo o corpo, influenciando aspectos amplamente difundidos da fisiologia humana, incluindo respostas imunes, função cardiovascular, desenvolvimento e metabolismo. Existem dez vezes mais receptores canabinoides no corpo humano do que receptores para opiáceos (Iannotti, 2014). Além disso, são extremamente seguros, pois em testes padronizados e controlados não se encontrou uma dose letal. Não há relatos na literatura médica mundial de caso de morte por overdose, mas isso não significa que os fitocanabinoides sejam totalmente isentos de efeitos colaterais.

Ao contrário das drogas farmacêuticas, os fitocanabinoides são seguros e com poucos eventos adversos. Segundo o DEA (*Drug Enforcement Administration*), a *Cannabis* é mais segura que a Aspirina®. Deve-se levar em consideração que alguns efeitos são altamente subjetivos, por exemplo, gostar ou não de estar no estado de euforia ou "chapado". Alguns efeitos mais frequentes, como a atividade ansiolítica, podem ocorrer em vez de preveni-la. Os fitocanabinoides são metabolizados no fígado pelo citocromo P450, podendo ocorrer variações devido ao tipo de metabolizador geneticamente característico do paciente: metabolizador lento, intermediário ou rápido.

Tetra-hidrocanabinol (THC)

O tetra-hidrocanabinol, também conhecido como THC, é a principal substância psicoativa encontrada nas plantas do gênero *Cannabis*, como já vimos. Pode ser obtido por extração (a partir da planta) ou por síntese em laboratório. É um composto não cristalino, de elevada lipofilia, o que facilita a absorção pelo organismo (Netzahualcoyotzi, 2009). Atualmente, a quantidade de THC encontrada na *Cannabis* pode variar de acordo com o solo, clima, estação do ano e época de colheita.

Variações genéticas da *Cannabis* podem ter entre 7,5% a 24% de THC. Assim, sua potência pode variar muito, chegando até a 40%, sendo muito mais psicoativa e causando efeitos indesejáveis para quem procura o tratamento medicinal.

O THC é metabolizado no fígado gerando um metabólito potente. Além disso, ele é muito lipossolúvel, e fica armazenado no tecido adiposo, levando a um prolongamento do seu efeito no organismo. Muitas drogas penetram nas células gordurosas do corpo e são eliminadas rapidamente, mas a eliminação do THC nas células gordurosas é lenta (Agurell, 1986). Como resultado, traços de *Cannabis* podem ser encontrados no corpo por dias ou semanas após sua administração (Martin, 1986).

Entretanto, poucas horas após o uso da *Cannabis*, a quantidade de THC no cérebro diminui abaixo das concentrações necessárias para se detectar atividade psicoativa (Swatek, 1984). As células gordurosas nas quais o THC se liga não são afetadas pela sua presença, assim como o cérebro ou outros órgãos também não são (Siegel, 1989). A consequência mais importante dessa lenta eliminação é que a *Cannabis* pode ser detectada na urina, no sangue e nos tecidos por um período prolongado, mesmo após o término da sua atividade terapêutica (Hollister, 1986). O THC, quando utilizado, se liga aos receptores canabinoides CB1 e CB2 no cérebro e no corpo, agindo da mesma forma que os endocanabinoides produzidos naturalmente pelo nosso organismo (anandamida e 2-AG), causando efeitos terapêuticos (Lannotti, 2014).

O mecanismo de ação do THC é o de agonista parcial dos receptores CB1 e CB2 presentes no corpo. Ele possui uma afinidade dez vezes maior nos receptores CB1 que nos receptores CB2. Além disso, o THC produz efeitos psicoativos por meio da sua interação com os neurônios cerebrais. Esses neurônios são capazes de se comunicar por meio de neurotransmissores, que são substâncias que levam a mensagem aos receptores canabinoides.

O THC atua como antagonista de receptores 5-HT3, um subtipo de receptor de serotonina encontrado nas terminações nervosas do nervo vago e em certas áreas do cérebro, afetando a liberação de outros neurotransmissores, como o glutamato, a dopamina e o GABA. Ele possui ação ansiolítica e antidepressiva, inibe náuseas e vômitos. É agonista de receptores de glicina (aumenta a sensibilidade ao glutamato causando relaxamento muscular e alívio da dor) e também do receptor PPAR gamma, reduzindo o crescimento tumoral, causando vasodilatação, regulando a ação da insulina e agindo como anti-inflamatório. Além disso, possui outras propriedades, como ação anticancerígena, antioxidante, analgésica, entre várias outras.

Diferentemente do álcool, que é um veneno para o sistema nervoso central (SNC), o THC o protege e ajuda as células nervosas a resistirem às diferentes enfermidades degenerativas. Tentar evitar seu uso medicinal por causa do seu efeito eufórico seria remover uma importante ferramenta do arsenal terapêutico canábico.

O efeito eufórico do THC pode ser evitado por meio do monitoramento da dose. Seu uso reduz o estresse, a ansiedade e, se a pessoa não quer se sentir eufórica ou "high", basta simplesmente utilizá-lo antes de dormir. A combinação entre o THC com alto teor de CBD pode ser outra forma de limitar o efeito eufórico, pois o CBD diminui os efeitos psíquicos do THC.

Quando o THC se liga em um receptor CB1, cálcio é liberado pelo neurônio causando uma perda de função e, portanto, aumentando os níveis de dopamina. O THC possui propriedade analgésica, relaxante muscular, antiespasmódica e neuroprotetora (Wilson, 2012). É importante ressaltar que o THC é conhecido há muito tempo devido a sua potente propriedade anti-inflamatória, 20 vezes superior à ação da Aspirina® e o dobro da hidrocortisona (Lowin, 2015). O THC tem sido usado também no tratamento de náuseas e vômitos, causados pela quimioterapia, insônia, dor crônica, espasticidade muscular, tremores e broncoespasmo (Bonnett; Marchalant, 2015). Além disso, pesquisas recentes indicam que existem alguns casos — a ansiedade, por exemplo — em que o THC, em doses substancialmente mais baixas, é eficaz sem apresentar os efeitos psicoativos.

Observou-se, ainda, que o THC é capaz de diminuir a dor, desconectando sua sensação do impacto emocional para o paciente (Walter, 2016). Isso é muito importante, pois é a conexão emocional com a dor que leva à depressão e ansiedade, mantendo o aspecto crônico desses problemas. O THC também reduz os beta-amiloides, bloqueando a inflamação e prevenindo a morte celular, sendo útil no tratamento da Doença de Alzheimer.

Além disso, o THC também se mostrou eficaz na doença de Huntington, uma enfermidade degenerativa do cérebro. Considerando a sua ação no SNC e no sistema vascular, o THC tem sido utilizado ainda no tratamento do glaucoma e da espasticidade na esclerose múltipla.

Os efeitos causados pelo THC no organismo dependem da dose utilizada, sendo o bem-estar o mais comum deles. Os efeitos esperados incluem: leve estado de euforia; relaxamento; melhora da percepção para a música, o paladar e o sexo; prolongamento da percepção de tempo; risos imotivados; devaneios; e maior verborragia. Ele também estimula a criatividade e concentração, diminui a atividade motora, reduz a sensibilidade à dor, diminui a temperatura corporal e pode alterar o humor. Efeitos como vermelhidão nos olhos (hiperemia conjuntival), diminuição da produção de saliva (boca seca) e taquicardia (frequência cardíaca igual ou superior a 140 batimentos por minutos) igualmente podem ser observados. O THC tem efeito orexígeno, ou seja, aumenta o apetite (larica). Ele pode causar comprometimento cognitivo de curto prazo (diminuição da memória e concentração).

O THC converte células gordurosas brancas em células gordurosas marrom, consideradas saudáveis, pois é a gordura que evita o processo inflamatório (Kogan). Outros efeitos mais severos, porém raros, incluem ataques de pânico e alucinações, principalmente quando utilizado de forma recreativa e sem moderação. O THC tem propriedades medicinais importantes, no entanto, pode estar associado a efeitos psicoativos em doses mais altas.

THC	
Antiproliferativo	Neuroprotetor
Antioxidante	Analgésico
Antiespasmódico	Sonífero
Antiemético	Prazer
Antiepilético	Euforizante
Anticancerígeno	Ansiolítico
Anti-inflamatório	

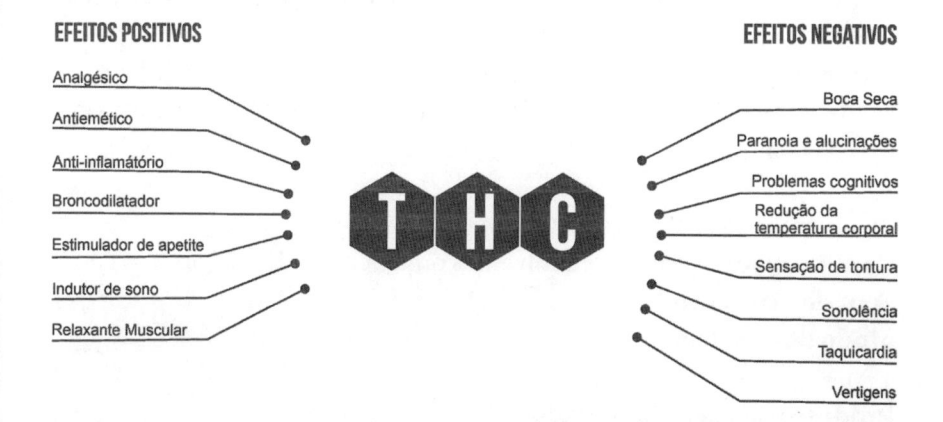

EFEITOS POSITIVOS
- Analgésico
- Antiemético
- Anti-inflamátorio
- Broncodilatador
- Estimulador de apetite
- Indutor de sono
- Relaxante Muscular

EFEITOS NEGATIVOS
- Boca Seca
- Paranoia e alucinações
- Problemas cognitivos
- Redução da temperatura corporal
- Sensação de tontura
- Sonolência
- Taquicardia
- Vertigens

Uma pesquisa feita em 2017, com 25 produtores licenciados pela Health Canada, avaliou 277 de seus produtos e constatou que os híbridos com

THC dominante (65%) foram os mais procurados, seguidos pelos híbridos com CBD dominante (24%). Surpreendentemente, 91% dos produtos híbridos dominantes com THC continham apenas vestígios de CBD, ou seja, menos que 1%, e os produtos híbridos dominantes com CBD continham mais de 15% de THC. Isso sugere que a maioria dos produtos disponíveis para os usuários de *Cannabis* recreativa contém níveis potentes de THC. Além disso, fica clara a ausência de produtos que fornecem os potenciais efeitos sinérgicos da coatividade de THC e CBD, reduzindo o risco de efeitos adversos (Pacher, Kunos, 1981).

A quantidade ideal de CBD necessária para exercer seu efeito protetor no THC, no entanto, ainda precisa ser determinada e mais pesquisas são necessárias. Há uma série de outras condições que demonstraram se beneficiar com o CBD, justamente por não causar efeitos psicoativos. O CBD representa uma escolha desejável para muitos indivíduos que procuram terapias canabinoides sem prejuízo do funcionamento social.

Teor de THC em diferentes produtos

Produto: Maconha (Brasil), *Marijuana*, *Grass* (EUA), *Kif* (Marrocos), *Dagga* (África).
Composição: Vegetal em sua totalidade. Teor de THC: 1% a 3%.
Modo de uso: Fumo por meio de cigarros. Cada um contém 0,5 a 1,0 gramas da planta.

Produto: *Hash oil* ou óleo de *Cannabis*.
Composição: Extraído com solventes orgânicos ou destilação.
Teor de THC: até 60%.
Modo de uso: Fumo.

Produto: Haxixe, *Charas* (Índia).
Composição: Reina seca da inflorescência.
Teor de THC: 1,4% a 18,8%.
Modo de uso: Fumo

Produto: *Sinsemilla, Seedless marijuana* (Califórnia, EUA).
Composição: Plantas femininas com flores que não tiveram polinização.
Teor de THC: 7,5% a 25%.
Modo de uso: Fumo.

Produto: Ganja (Índia).
Composição: Resina composta de flores e folhas.
Teor de THC: 3%.
Modo de uso: Adicionada a doces ou bebidas e também fumada.

Produto: *Bhang*.
Composição: Folhas secas e inflorescência de plantas sem cultivo.
Teor de THC: 3%.
Modo de uso: Bebida.

Produto: *Skunk*.
Composição: Cruzamento de *Cannabis sativa* com *indica*.
Teor de THC: 25% a 40%.
Modo de uso: Fumo.

Canabidiol (CBD)

O canabidiol, também conhecido como CBD, é um fitocanabinoide que, assim como o THC, liga-se aos receptores canabinoides espalhados pelo corpo humano, conhecidos como CB1 e CB2. Diferentemente do THC, o CBD não é psicoativo, ou seja, não afeta o estado mental de quem o consome. Ele não causa euforia e atenua alguns dos efeitos psicoativos do THC quando administrado em conjunto (Mechoulam, 2013).

Como já vimos, inúmeras pesquisas levaram à descoberta do canabidiol (CBD) pelo professor Raphael Mechoulam, em 1963, bem como a sua extração na forma pura. Esses trabalhos determinaram a estrutura do CBD e o desenvolvimento de alguns canabinoides sintéticos. Ele é o segundo fitocanabinoide mais abundante e mais comum. O CBD despertou grande interesse de pesquisadores pelo seu efeito medicinal, por não ter ação psicoativa e por seus mínimos efeitos colaterais, sendo seguro para uso como medicamento (Pertwe, 2010). Devido a sua ação antioxidante, age também como neuroprotetor. É antagonista dos receptores CB1, agonista inverso dos receptores CB2 e inibe a FAAH (amida hidrolase de ácido graxo), coibindo a hidrólise da anandamida.

O CBD atua também como antagonista de GPR55, receptor canabinoide acoplado à proteína G, que aumenta o cálcio intracelular, e como agonista 5HT1-A (receptor de serotonina), que modula a neurotransmissão inibitória, possuindo efeito ansiolítico. Ele ativa os receptores vaniloides TRPV1, aumentando o limiar de dor (possui efeito analgésico) (Pucci, 2011). O canabidiol também inibe o óxido nítrico sintetase endotelial e a interleucina 1 B (ação antiproliferativas e pró-apoptóticas, ou seja, pode causar a morte celular em tumores malignos) e a excitotoxicidade (processo patológico pelo qual células nervosas são danificadas). Além disso, existem evidências científicas de que o efeito analgésico do CBD em altas doses bloqueia o processo inflamatório no cérebro e no corpo (Ruhaak, 2011) e reduz parte do efeito eufórico causado pelo THC (Mechoulam, 2013). O CBD estimula a calcificação óssea. Ele também promove perda de peso e a saúde cardiovascular (Parray, 2016). Além disso, protege o coração da cardiomiopatia diabética, que é a morte do músculo cardíaco causado pelo efeito inflamatório do diabetes (Rajesh, 2010).

O CBD também reduz a disseminação do câncer por meio do seu efeito anti-inflamatório e habilidade de bloquear o tumor do seu suprimento sanguíneo. Ajuda diminuindo a náusea e inibe a psoríase, bem como vários tipos de câncer, como o glioma, uma neoplasia cerebral extremamente agressiva.

O CBD demostrou vários outros benefícios no tratamento de inúmeras doenças degenerativas cerebrais atuando em múltiplos alvos, como a esclerose múltipla, o Alzheimer, a demência, o Parkinson e a doença de Huntington. O CBD age no sistema endocanabinoide como anti-inflamatório, bem como aumentando os níveis locais de anandamida (Zurier, Burstein, 2016).

Uma grande vantagem da *Cannabis* medicinal é que o preparo com a planta total, ou seja, o extrato orgânico, não causa overdose. Isso ocorre pela falta de receptores canabinoides no bulbo cerebral, onde a respiração e o batimento cardíaco são controlados, ao contrário da cocaína e heroína e de inúmeras drogas farmacêuticas utilizadas atualmente, que possuem inúmeros receptores nessas áreas.

Existe uma interpretação errônea de que o uso da *Cannabis* medicinal deixará as pessoas eufóricas. Isso não é verdade e dependerá dos canabinoides que fazem parte da *Cannabis* medicinal em uso. De fato, a Organização Mundial de Saúde (OMS) chegou ao ponto de dizer que, até o momento, "não há evidências de uso recreativo de CBD ou problemas relacionados à saúde pública". Muitos consideram que o CBD derivado do cânhamo pode ser utilizado para qualquer situação, sem restrições. Ele possui a mesma molécula que o CBD em preparações medicinais de *Cannabis*, mas é derivado das sementes e não dos topos das flores (possui um nível de TCH inferior a 0,3%).

CBD como modulador alostérico negativo

O fato de o CBD afetar um grande número de receptores faz com que ele interaja com todo tipo de mensagens que o cérebro envia. Pesquisas recentes têm classificado o CBD como um modulador alostérico negativo dos receptores CB1. Isso significa que o CBD pode se ligar no mesmo receptor do THC, porém em um local diferente, fazendo com que a mensagem seja mais fraca.

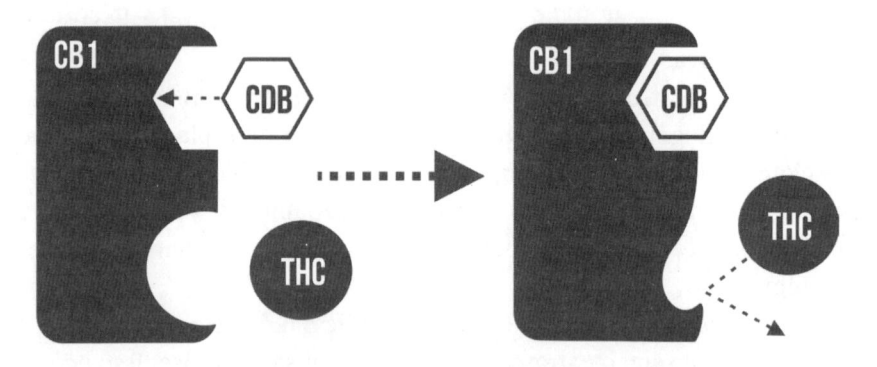

CBD como modulador alostérico negativo dos receptores CB1

O CBD, ao se acoplar no receptor CB-1, modifica a forma do receptor de THC fazendo com que ele não se encaixe. Por causa disso, o temperamento, a cognição e a percepção não são afetados e, portanto, não ocorre o efeito psicoativo, ou seja, o efeito "dopado" ou "chapado" do THC. O CBD previne a intoxicação pelo THC e interage com uma miríade de outros receptores no corpo, desbloqueando uma série de reações químicas que trazem alívio da dor, relaxamento, sono, calma, dentre outros. O CBD tem um mecanismo de ação diferente do THC, pois inibe a atividade enzimática que metaboliza a anandamida (McPartland, 2015).

Quando os dois canabinoides atuam no mesmo receptor, o efeito é muito menor que o do THC agindo isoladamente. Por isso, o CBD se tornou conhecido pela sua habilidade de agir contra o efeito do THC, diminuindo a sua psicoatividade. Os benefícios medicinais do CBD também vêm de sua ação nos outros receptores do cérebro, como, por exemplo, no receptor TRPV-1, que é um controlador do influxo de íons de Na^+ e Ca^{++}. Isso é importante principalmente nos neurônios sensoriais, por estar associado ao controle da dor e regulação térmica.

O CBD também é conhecido como receptor vaniloide, assim denominado por causa das favas de baunilha, que contêm um óleo essencial com propriedades analgésicas e antissépticas. Quando o CBD se liga a esse receptor, funciona como um regulador de dor, inflamação e temperatura corporal. Por isso, o CBD funciona no tratamento da dor neuropática. Esse canabinoide interage ainda com o receptor da serotonina, 5-HT1A, responsável pelo processo biológico da ansiedade, diminuindo a estimulação e resultando em ação antidepressiva. O GPR55 é outro receptor em que o CBD atua, encontrado principalmente no sistema nervoso central e sendo particularmente importante na modulação neuroimunológica.

O CBD age nos receptores cerebrais da adenosina, regulando as funções cardiovasculares (pressão arterial) e possui ação anti-inflamatória. A inflamação é um processo presente em várias doenças crônicas, desde o Alzheimer até o diabetes tipo 2. Uma das suas funções mais importantes é a sua potente ação anti-inflamatória. A liberação de dopamina e os seus efeitos são inibidos. Portanto, o CBD e o THC possuem algumas propriedades farmacológicas semelhantes e outras antagônicas.

Nos EUA, o governo patenteou o CBD como anti-inflamatório (U.S. Patent 6.630.507). Em 2010, uma série de estudos randomizados e comparados por placebo foi realizada na Universidade da Califórnia, no centro de pesquisas médicas de *Cannabis*, seguindo o padrão ouro do FDA em pesquisas clínicas. Os pesquisadores concluíram que a *Cannabis* medicinal deve ser o tratamento de primeira linha nos pacientes diagnosticados com neuropatias e outras doenças neurológicas debilitantes. Outro estudo, conduzido no mesmo centro, constatou que a *Cannabis* fumada era superior ao placebo em reduzir a espasticidade e dor em pacientes com esclerose múltipla, oferecendo benefícios que vão além dos fármacos comumente prescritos pelos médicos. Além disso, ao se tratar a espasticidade da esclerose múltipla, a proporção 1:1 de CBD e THC foi a que obteve melhor resposta, se comparada à utilização do THC puro ou o CBD puro. Outro estudo realizado em Israel, em 2015, mostrou que o CBD puro foi efetivo em aliviar a dor e a inflamação. O CBD enriquecido com o extrato da planta e com baixa concentração de THC, canabicromeno (CBC), canabigerol (CBG), canabinol (CBN) e canabidivarina (CBDV), aliviou a dor e elevou o efeito anti-inflamatório quando as doses foram aumentadas e foi superior ao CBD puro (Gallily, 2015). É importante ressaltar que medicamentos apenas com CBD não causam euforia, diferentemente dos produtos com THC.

Existem alimentos na natureza que contêm altas concentrações de canabinoides, como, por exemplo, o chocolate puro (Di Tomaso, 1996) e as trufas negras (Pacione, 2015). Considerando-se que o consumo dessas iguarias cria uma sensação de grande prazer, e uma vez que os canabinoides são também substâncias indutoras de prazer (Mahler, Smith, Berridge), poderíamos supor que o sistema endocanabinoide influenciaria no prazer de comer? (Rigamonti, 2015). Além disso, o CBD tem poucos efeitos colaterais, embora possam ocorrer com a substância isolada sinteticamente, ao contrário dos extratos da planta. Portanto, utilizar o CBD é uma das maneiras mais eficazes para manter o organismo funcionando de maneira otimizada.

O CBD exerce seus efeitos terapêuticos ao atingir uma ampla gama de receptores CB2 e de receptores não canabinoides (Mahler, Smith, Berridge, 2007). Os efeitos colaterais são praticamente inexistentes e pesquisas clínicas indicam sua ação anti-inflamatória sobre o sistema imune e anticonvulsivante (Carranza, 2009). Altas doses de CBD via oral (150 mg a 600 mg por dia) possuem efeito terapêutico em epilepsia, insônia, ansiedade e sedação (Borodovsky, 2016). Por possuir ação sedativa, o CBD tem sido objeto de inúmeras pesquisas científicas (Kogan, 2015) e em diversas enfermidades neurológicas.

Estudos clínicos mostraram que o CBD atua como um potente analgésico (Sancho, 2003), anticonvulsivante (Cabral, 2015); (Chiuchiu, 20015), antiemético (alívio da náusea) (Mahler, Smith, Berridge, 2007) e é capaz de eliminar linhas celulares específicas de câncer preservando as células sadias (Pertwee, Rossi, 2015). O CBD também demonstrou eficácia como um agente capaz de prevenir o acidente vascular cerebral (AVC) (Lowin, Straub), de atenuar a ansiedade e a depressão (Di Marzo, 2011) (Macarronne, 2016) e como antibiótico em populações bacterianas resistentes à meticilina, como o *Staphylococcus aureus* (Munro, 1993).

Existem evidências confirmadas dos benefícios do CBD obtidas por meio de estudos clínicos em pacientes que sofrem de epilepsias refratárias. Vários trabalhos demonstraram a eficácia do canabidiol (Epidiolex®), produzido pela empresa GW Pharmaceuticals, reduzindo significativamente a frequência de convulsões em crianças com epilepsia grave. O Epidiolex® foi recentemente aprovado pelo órgão norte-americano semelhante à Anvisa, FDA.

Vários ensaios clínicos foram realizados em humanos com o objetivo de investigar o papel dos fitocanabinoides no tratamento da dor severa em pacientes com câncer e que não respondem aos opioides. O CBD presente no nabiximol (Sativex®), da empresa britânica GW

Pharmaceuticals, mostrou-se eficaz em reduzir a dor dos pacientes em 30% em relação aos valores basais. A combinação THC-CBD pode representar uma verdadeira sinergia farmacológica, em que a combinação fornece um efeito terapêutico maior do que a soma dos efeitos individuais desses compostos (Duncan, 2008). Cientistas da Califórnia descobriram que o CBD utilizado junto ao THC possui um efeito antitumoral mais potente do que quando em monoterapia. Eles demonstraram ainda que o uso associado das duas moléculas funciona melhor no tratamento da dor neuropática.

CBD	
Analgésico	Antiemético
Antiespasmódico	Osteosíntese
Vaso relaxante	Neuroprotetor
Antibacteriano	Antiproliferativo
Antiepiléptico	Antioxidante
Antipsoríase	Anticâncer
Ansiolítico	Antipsicótico
Antidiarreico	Anti-inflamatório
Imunossupressor	Antidiabético
Anti-isquêmico	Perda de peso

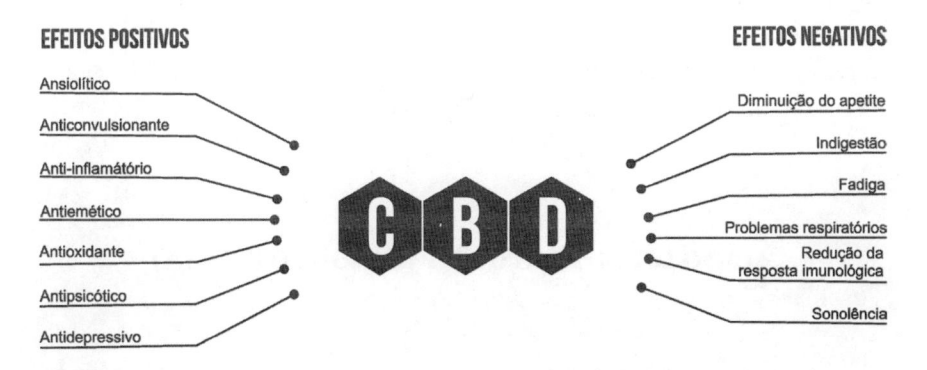

EFEITOS POSITIVOS
- Ansiolítico
- Anticonvulsionante
- Anti-inflamátório
- Antiemético
- Antioxidante
- Antipsicótico
- Antidepressivo

CBD

EFEITOS NEGATIVOS
- Diminuição do apetite
- Indigestão
- Fadiga
- Problemas respiratórios
- Redução da resposta imunológica
- Sonolência

Como CBD e THC coexistem

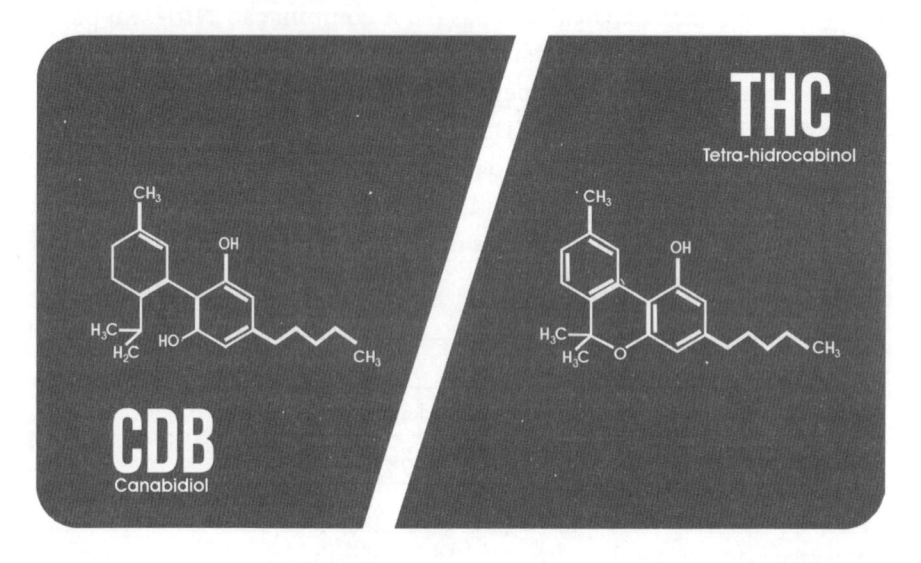

Muitos dos preconceitos em relação à *Cannabis* derivam dos efeitos psicoativos do THC, tendo em vista que, quando utilizado em altas doses por pessoas do grupo de risco, pode eventualmente causar um surto esquizofrênico. No entanto, já foi demonstrado que o CBD e o THC são diferentes. O THC comprovadamente tem propriedades psicoativas. À diferença dele, vale repetir, o CBD não possui efeito psicoativo, não causa euforia e é antipsicótico. Sendo assim, o CBD é conhecido por antagonizar o efeito psicoativo do THC. Ambos atuam no sistema endocanabinoide do corpo, porém, o CBD interage primariamente com o sistema imunológico e no processo inflamatório. Os dois compostos ativam receptores diferentes no cérebro e no sistema nervoso. Ambos necessitam ser descarboxilados da sua forma ácida, CBDA e THCA, para se tornarem CBD e THC e, assim, ativos.

Ácido tetra-hidrocanabinólico (THCA)

O ácido tetra-hidrocanabinólico (THCA) é um precursor do THC e pode ser encontrado na *Cannabis in natura*. É o seu fitocanabinoide mais abundante e não é psicoativo, ou seja, não afeta o estado mental de quem o consome. O THCA lentamente se converte em THC após a colheita e o processo de secagem das flores (oxidação). Quando é fumado, o calor acelera esta conversão, dando origem a um processo conhecido como descarboxilação. Não é à toa que a *Cannabis* é comumente consumida por meio do fumo ou da vaporização. Ambos os métodos resultam em um aumento na concentração de THC. A extração por congelamento é uma outra forma de se obter um produto final rico em THCA. Os benefícios fornecidos pelo THCA são mais acentuados quando consumido no seu estado bruto, como o suco de *Cannabis*. Ele pode ajudar a estimular o apetite em pacientes que sofrem de caquexia e anorexia nervosa. Pesquisas demonstraram que o THCA é um neuroprotetor potente, podendo ser utilizado em epilepsia, ajudando a diminuir a proliferação de células cancerosas (conforme observado em estudos *in vitro*), possui ação antiespasmódica, anti-inflamatória, antiemética, analgésica, neuroprotetora e causa euforia e bem-estar.

Ácido canabidiólico (CBDA)

Este ácido é encontrado apenas na *Cannabis in natura* que ainda não foi descarboxilada, ou seja, aquecida. O CBDA é um composto não psicoativo, precursor do CBD, e é o mais abundante em variedades, com alta concentração de canabidiol.

Parece funcionar de forma mais rápida e em dosagens menores. Quando ainda está nas primeiras fases de crescimento, a planta *Cannabis* produz uma espécie de fitocanabinoide mãe, o ácido canabigerólico (CBGA) e, a partir dele, surgem outros três ácidos: o THCA, ácido canabicromênico (CBCA) e o ácido canabidiólico (CBDA). Ao longo do desenvolvimento, esses ácidos se convertem em CBD, THC e canabicromeno (CBC). O CBDA tem chamado a atenção dos pesquisadores por seu potencial terapêutico, a começar pelos efeitos anti-inflamatórios. Em vez de se encaixar nos receptores endógenos da *Cannabis* (CB1 e CB2), esse ácido bloqueia a ação da enzima COX2, tendo uma ação melhor que o CBD e THC. Além disso, o CBDA é melhor absorvido por via oral comparado ao CBD (Pellesi, 2018). Embora ambos possuam ação anti-inflamatória, o CBDA atua inibindo a enzima COX-2 (Takeda, 2008), sendo então mais eficaz que o CBD em doses menores e, ao contrário do CBD, não diminui os efeitos do THC. Possui propriedades analgésicas, antiproliferativas, aniemética, antioxidantes, anticâncer e antibacterianas.

Recentemente, o professor Mechoulam, também conhecido como o "pai da pesquisa sobre a *Cannabis*", revelou sua mais recente descoberta, o éster metílico do ácido canabidiólico (EPM301), que permite estabilizar os ácidos por meio de um processo de esterificação, mantendo-os estáveis para utilização em larga escala.

Canabinol (CBN)

O canabinol (CBN) é um fitocanabinoide único, não sendo produzido por nenhum processo biológico que ocorra na planta. O CBN é um subproduto oxidante do tetra-hidrocanabinol (THC) e, por isso, é mais proeminente em amostras de *Cannabis* envelhecidas (Willibanks, 2016). Quando exposto a muita luminosidade ou calor, o THC sofre oxidação e modifica sua estrutura química em um processo longo e lento de degradação. O canabinol se liga aos receptores CB1 e CB2, embora com uma menor afinidade do que o CBD. Essa substância demonstrou possuir potentes efeitos de sedação quando combinado com o THC (Mechoulam, 2014). Estudos pré-clínicos com CBN também indicaram efeitos antibacteriano, anticonvulsivante, anti-inflamatório e de aumento do apetite (Lowin, 2015). Demonstrou-se que o CBN estimula o recrutamento de células-tronco mesenquimais dormentes na medula óssea, sugerindo um papel potencial na formação óssea (Russo, 2011). O CBN inibe a produção de queratinócitos, indicando seu potencial para tratar condições da pele, como a psoríase e a epidermólise bolhosa (Gao, 2010). Além disso, o CBN demonstrou ser um agente eficaz no câncer de mama (Izzo, 2016), sugerindo potenciais propriedades anticancerígenas, embora o teste tenha sido realizado com doses muito altas de CBN

(Brenneisen, 2007). De todos os fitocanabinoides conhecidos, o CBN é o que possui efeito sedativo mais potente, sendo ideal no tratamento de insônia e alívio da dor.

CBN
Analgésico
Anticâncer
Anti-inflamatório

Canabigerol (CBG)

O canabigerol (CBG) é um outro importante canabinoide, pois atua como a fundação de todos os outros canabinoides, como o CBD e o THC, que são produzidos por meio de processo enzimático. Normalmente, o CBG está presente em concentrações relativamente baixas, como um produto intermediário da *Cannabis*, mas o trabalho de cultivo produziu cepas de *Cannabis* sem enzimas, que expressam 100% de seu conteúdo de fitocanabinoide como canabigerol (Idris, 2009); (Aguado, 2006). O CBG não é prevalente na maioria das espécies de *Cannabis*, ocorrendo frequentemente em concentrações inferiores a 1%. Em algumas espécies, o CBG ocorre em proporções maiores, como em certas espécies de cânhamo. Ele possui grandes chances de se tornar abundante no futuro quando os cultivadores aumentarem sua produção. Embora não possua o efeito psicoativo do THC, é parte integrante do ciclo psicoativo.

O CBG ativa e dessensibiliza o receptor vaniloide TRPV1, sendo um agonista parcial dos receptores CB1 e CB2. Além disso, é um agonista dos receptores alfa 2 adrenérgicos e antagonista dos receptores 5HT1A. Ele pode ativar o TRPV1, o TRPV2, o potencial transitório do receptor anquirina1 (TRPA1) e antagonizar o membro 8 da subfamília M (melastatina) do canal catiônico potencial do receptor transitório TRPM8 (Navarro, 2008).

A combinação de canabigerol com canabidiol diminui a neuroinflamação, comum em indivíduos autistas, devido aos seus efeitos anti-inflamatórios, antioxidante e antiapoptótico (Mammana, 2019). Estudos pré-clínicos demonstraram que o CBG é um agente citotóxico efetivo em altas doses em linhas celulares específicas de câncer (Periera, 2010). Trata-se do canabinoide mais efetivo contra as células cancerígenas de mama. O CBG demonstrou eficácia pré-clínica como antidepressivo (Abbott, 2006), antifúngico (Begbie, 2004), analgésico (Haydon, 2006) e discreta ação anti-hipertensiva (Sild, 2011).

O CBG inibe a produção de queratinócitos, o que indica o seu potencial no tratamento de doenças da pele, como a psoríase e a epidermólise bolhosa (Gao, 2010). Além disso, o CBG inibe a recaptação de GABA com mais potência do que o THC ou CBD (Lourbopoulus, 2011), o que faz dele o candidato fitocanabinoide mais adequado para a utilização como terapia antiepiléptica, espasticidade, ansiedade, autismo e tensão muscular patológica, como na paralisia cerebral. Estudos recentes vêm demonstrando sua eficácia em distúrbios psiquiátricos, como o autismo (Schneider, 2005). Aliás, a utilização combinada de canabigerol (CBG) e canabidiol (CBD) nos transtornos do espectro autista (TEA) tem demonstrado excelentes resultados (Mammana, 2019). Quando administrado com o CBD, o CBG melhorou suas propriedades anti-inflamatórias. Os benefícios compartilhados pelo CBD e CBG são aprimorados quando combinados, tornando o composto geral mais eficaz (Mammana, 2019).

Canabicromeno (CBC)

O canabicromeno (CBC) é um fitocanabinoide frequentemente esquecido quando se discutem os benefícios da *Cannabis* medicinal. É encontrado em maiores quantidades em plantas jovens, pois sua produção ocorre no início do ciclo de vida da *Cannabis* e é subsequentemente convertido em outros componentes ativos (Kogan, 2015). Por meio do cultivo seletivo e técnicas inovadoras de extração, alguns grupos de pesquisadores relataram resinas de tricomas enriquecidas com CBC (Pertwee, 2016). Na limitada literatura pré-clínica existente, constatou-se que o CBC possui ação anti-inflamatória, proporciona o alívio da dor (Macarracone, 2014), diminui os sintomas depressivos (Karsak, 2007) e possui atividade terapêutica em acne.

Semelhante ao CBD, o CBC demonstrou reduzir a ação do THC em camundongos por meio da inibição da captação de anandamida (Macarronne, 2014); (Palazuelos, 2006). O CBD é capaz de reduzir a gliose (microangiopatia cerebral) e tem uma importância significativa nos efeitos da *Cannabis* no organismo. É o segundo fitocanabinoide mais prevalente em certas variedades de *Cannabis*. Assim como o CBD, este canabinoide não se liga aos receptores CB1 no cérebro. Isso significa que ele não produz efeito psicótico. Além disso, ele se liga a outros receptores e tem uma grande variedade de efeitos no corpo. Vale ressaltar também que o CBC demonstrou efeitos antibacteriano e antifúngico (Mahler, Smith, Berridge, 2007), bem como citotoxicidade direcionada em linhagens celulares de câncer (Pertwee, 2010). Ele se destaca por reduzir a ansiedade e o estresse.

Tetra-hidrocanabivarina (THCV)

A tetra-hidrocanabivarina (THCV) é um análogo molecular do THC que está presente em baixas concentrações em cepas de *Cannabis* e tende a aparecer em maior concentração nas plantas de *Cannabis* derivadas do sul da África (Rossi, 2015). Ao contrário do THC, atua como supressor do apetite e regula os níveis glicêmicos. Estudos pré-clínicos demonstraram que a THCV é um agente eficaz na redução de peso, diminuição da gordura corporal e diminuição das concentrações séricas de leptina combinadas com o aumento do gasto energético em testes com camundongos obesos (Bonnet, 2015), sugerindo seu potencial na perda de peso. Reduz a resistência insulínica e esteatose. A THCV demonstrou potente propriedade anticonvulsionante em roedores e potencial no tratamento da síndrome metabólica, ao exercer uma forte supressão da inflamação associada ao receptor CB2. Além disso, por possuir ação nos receptores CB1 e CB2, a

THCV demonstrou redução da dor em camundongos (Elmes, 2015) e da ação do THC em 75%, quando os dois foram administrados em combinação, ilustrando a sinergia canabinoide.

THCV
Diminui o apetite
Estimulante ósseo
Metabolismo de gordura
Reução do açúcar
Antiepiléptico

Canabidivarina (CBDV)

A canabidivarina (CBDV) é uma variante molecular do CBD que surgiu em plantas de *Cannabis* originárias da Índia, Paquistão e México, com cepas de alta concentração de canabidiol, tipicamente contendo níveis de CBDV superiores à média (Casgio, 2015).

A CBDV tem recebido atenção dos cientistas, que foram capazes de comprovar a sua ação anticonvulsivante (Mechoulam, 2014). Essa evidência foi demonstrada no cérebro de roedores, em que a CBDV deu origem a atividade anticonvulsivante similar aos anticonvulsivantes narcóticos, como o fenobarbital e felbamato (Macarronne, 2015).

Outros estudos pré-clínicos demonstraram que a CBDV e a THCV possuem ação antináusea (Kerbrat, 2016). Dados pré-clínicos motivaram a GW Pharmaceuticals a desenvolver uma medicação baseada na CBDV (GWP42006) para o tratamento da epilepsia em adultos e distúrbios de espectros de transtorno do autismo (Macarronne, 2015). Esses estudos se encontram atualmente em fase 2 de ensaio clínico.

Outros fitocanabinoides menores

Os outros fitocanabinoides são o canabiciclol (CBL), a canabivarina (CBV), a canabicromevarina (CBCV), a canabigerovarina (CBGV) e o canabigerol (CBGM). Todos esses canabinoides possuem ação medicamentosa e influenciam outros sistemas, como o sistema glutamato (relacionado à ansiedade, à dor, ao humor), sistema gama (relacionado à ansiedade, à diabetes, à perda de peso), sistema imune (relacionado à inflamação aguda e crônica), sistema de endorfinas (relacionado à analgesia, prazer) e o sistema vaniloide (relacionado à dor aguda e crônica).

Ação farmacológica dos fitocanabinoides

FITOCANABINOIDE	EFEITO FARMACOLÓGICO
TETRA-HIDROCANABINOL (THC)	Anticancerígeno, antiproliferativo, anti-inflamatório, antioxidante, analgésico, ansiolítico, antiepilético, antiemético (náuseas e vômitos), neuroprotetor, euforia, hedonístico, promove o sono.
CANABIDIOL (CBD)	Anticancerígeno, antiproliferativo, antiemético (náuseas e vômitos), anti-inflamatório, bactericida, antidiabético, antipsoriático, analgésico, estimulante ósseo, imunossupressor. Anti-isquêmico, antiespasmódico, vaso relaxante, neuroprotetor, antiepilético, antipsicótico, ansiolítico, transforma gordura branca em marrom, aumenta níveis de anandamida, aumenta ativação dos receptores CB1 e CB2.
TETRA-HIDROCANABIDIVARINA (THCV)	Diminui o apetite, estimulante ósseo, antiepilético.
CANABIGEROL (CBG)	Antiproliferativo, antibacteriano, antiglaucoma, anti-inflamatório, neuroprotetor, anticancerígeno, estimulante do apetite, antiespasmódico.
CANABICROMENO (CBC)	Anti-inflamatório, analgésico, estimulante ósseo, antimicrobiano, antiproliferativo, fungicida.

ÁCIDO CANABIDIOLICO (CBDA)	Anticancerígeno, antiproliferativo, antiemético, anti-inflamatório.
ÁCIDO TETRA-HIDROCANABINÓLICO (THCA)	Antiespasmódico, antiproliferativo, analgésico, euforia, bem-estar, antiemético, anti-inflamatório, neuroprotetor.
CANABIDIVARINA (CBDV)	Estimulante ósseo.
CANABINOL (CBN)	Analgésico, anti-inflamatório, anticancerígeno.

Terpenos – aromaterapia da *Cannabis*

Terpenos são hidrocarbonetos formados por moléculas de hidrogênio, carbono e compostos orgânicos. Estão presentes nas plantas medicinais, flores, frutas e vegetais. Os terpenos são compostos aromáticos, voláteis, produzidos pela planta canábica, que conferem a cada linhagem um aroma característico e, talvez, um perfil único de sensações e ações terapêuticas, que ditam o funcionamento da *Cannabis* no organismo humano.

Eles fazem parte natural da *Cannabis* e repelem insetos, predadores e atraem agentes polinizadores. Os terpenos produzem cores, cheiro e sabor. Em geral, os terpenos são considerados seguros para o consumo. Alguns são utilizados em perfumes e em produtos dermatológicos em função de suas propriedades antibacterianas. São produzidos por diversos tipos de plantas não canábicas e consumidas rotineiramente nos alimentos como componentes de sabor, fragrância de ervas, frutas e plantas. Os terpenos recebem a designação "Geralmente Reconhecido como Seguro" pelo FDA e por outras agências reguladoras do mundo.

Outra maneira bastante comum de interação humana com os terpenos se dá pela aromaterapia facilitada pelo óleo, que conta com um pequeno, mas crescente corpo de evidências, apoiando sua eficácia em várias áreas, incluindo a modulação dos sintomas da depressão, melhora do estado de alerta e do sono, alívio da dor e como agentes antibacterianos (Rock, 2013).

Assim como os canabinoides, os terpenos são produzidos pelos tricomas da *Cannabis* como uma resina viscosa e são conhecidos por se ligarem aos receptores endógenos, provocando uma série de efeitos biológicos. Embora os esforços formais para explorar adequadamente as propriedades dos terpenos da *Cannabis* e suas interações com os canabinoides estejam em seus estágios iniciais, o interesse por esses componentes químicos está crescendo entre pesquisadores. Sabe-se que alguns terpenos afetam o comportamento humano quando inalados do ar e incorporados na corrente sanguínea. É importante ressaltar que as interações de terpenos e fitocanabinoides têm demonstrado sinergia no tratamento de dor, inflamação, depressão, ansiedade, dependência química, epilepsia, câncer, infecções fúngicas e bacterianas (Syed, 2014).

Além disso, os terpenos foram relatados como antídotos eficazes para os efeitos psicóticos do THC. Podem atuar em conjunto com compostos que possuem atividades similares, como, por exemplo, o CBD. A sinergia canabinoide-terpenoide se apoia em dados clínicos e pré-clínicos, aumentando assim a probabilidade de que as plantas de *Cannabis* possam ser a fonte de uma extensa linha de produtos terapêuticos. Cada vez mais, as empresas produtoras de *Cannabis* descobrem propriedades químicas e biológicas presentes em seus produtos e estão informando o perfil terpeno ao lado do perfil canabinoide. Simultaneamente, existe um mercado específico para os terpenos, com preços altos para os individualizados e purificados. As oportunidades de mercado para os terpenos como fontes de sinergia farmacológica com canabinoides e outras drogas ou como extratos purificados são significativas e estão recebendo mais atenção e considerável foco industrial.

Embora os terpenos sejam há muito tempo apontados como atores-chave nos efeitos clínicos da *Cannabis* medicinal, eles raramente estão presentes em altas concentrações. A maioria dos terpenos é perdida por evaporação durante o processo de secagem da *Cannabis* (que pode durar mais de sete dias), pois eles são voláteis. No caso dos extratos de *Cannabis*, os terpenos remanescentes após a secagem são frequentemente perdidos durante o processo de extração, a menos que o protocolo tenha sido projetado especificamente para capturá-los. Portanto, se as empresas de *Cannabis* pretendem capitalizar o conjunto completo de compostos biologicamente ativos disponíveis nas plantas de *Cannabis*, elas devem orientar seus processos de produção com uma compreensão diferenciada da química dos canabinoides e dos terpenos. Reconhecer a importância que os terpenos desempenham na prática clínica será cada vez mais relevante, uma vez que o conhecimento em torno de suas atividades não será mais restrito a pesquisadores e cientistas, mas permeará a literatura acadêmica, industrial e leiga nos meses e anos por vir.

Os avanços nas tecnologias de processamento da *Cannabis* e os métodos individualizados de extração permitirão uma maior elucidação dos efeitos biológicos dos terpenos. As empresas que buscam estratégias focadas em explorar oportunidades com terpenos para melhorar o perfil clínico dos canabinoides têm o potencial de desbloquear ricos *pipelines* clínicos. Existem vários tipos de terpenos que influenciam todas as espécies de *Cannabis* em diferentes níveis. São eles: mirceno, limoneno, pineno, cariofileno, linalol, fitol, nerolidol, terpinoleno, carleno, geraniol, humoleno, terpineol e valenceno.

Mirceno

Além da *Cannabis*, o mirceno pode ser encontrado na manga, manjericão, lúpulo, tomilho, folhas de louro e citronela. Possui aroma de menta, almiscarado e de frutas tropicais. Tem efeito psicoativo, antisséptico, antibacteriano, antifúngico e aumenta a absorção transdêrmica. Também reduz a inflamação via PGE-2 (Lorenzetti, 1991) e é um analgésico antagonizado pela naloxona (Rao, 1990). O mirceno é sedativo, relaxante muscular e hipnótico (Vale, 2002). Ele bloqueia a carcinogênese hepática por aflatoxina, substância tóxica e cancerígena produzida por alguns tipos de fungos, eventualmente encontrada em produtos agrícolas estocados (Oliveira, 1997).
Variedades: *Warlock* CBD e *White Widow*.

Limoneno

O limoneno é encontrado na hortelã, junipero, alecrim e na casca de frutas cítricas. Seu aroma é cítrico e uma de suas principais funções é facilitar a entrada de THC no cérebro. Auxilia na absorção de outros terpenos através da pele e mucosa. É um potente imunoestimulante (Komori,

1995). Tem efeito ansiolítico (Freitas e Costa, 2002, Putrini, 2006) e pode causar apoptose de células cancerígenas da mama (Vigushin, 1998). Possui também atividade contra a bactéria da acne (Kim, 2008; Sanguinetti, 2007; Singh 2010). O limoneno diminui o refluxo gastroesofágico (Harris, 2010), é antidepressivo, antioxidante, anti-inflamatório e anticancerígeno.
Variedades: *Headband* e *Super Lemon Haze*.

Pineno

O pineno é um composto orgânico, também da classe do terpeno, encontrado no alecrim, no *dill* (um tipo de planta), nas agulhas de pinheiro e no manjericão. Possui aroma de pinho e terebintina. Pode ser usado topicamente com as funções de antisséptico, analgésico, antibacteriano, antifúngico e anti-inflamatório. Já o seu uso interno promove alívio dos sintomas da asma e broncodilatação (Falk, 1990). O pineno aumenta a capacidade da memória e o estado de alerta e possui atividade anti-inflamatória via PGE-1 (Gil, 1989). É antimicrobiano, neuroprotetor e inibidor da acetilcolinesterase, auxiliando na memória (Perry, 2000).
Variedades: *Jack Herer* (Sensi Seeds) e *OG kush*.

Cariofileno

O cariofileno é encontrado na pimenta do reino, manjericão, cravos, lúpulo, alecrim e orégano. Ele se liga diretamente no receptor CB2 (sistema imune), semelhantemente a um canabinoide. Possui aroma de pimenta, cravo e ação anti-inflamatória, analgésica e ansiolítica. Além disso, tem potente ação antileishmaniose via fenilbutazona comparável com o PGE-1 (Basile, 1988). É citoprotetor gástrico (Tambe, 1996), antimalárico (Campbell, 1997), agonista seletivo de CB2 (Gertsch, 2008), indicado no tratamento de prurido (Karsak, 2007) e antiagregante plaquetário (Lin, 2003). Possui ação antifúngica em onicomicose comparável à ciclopiroxolamina e ao sulconazole (Yang, 1999). O cariofileno também possui atividade inseticida (Bettarini, 1993).
Variedades: *OG Shark* e *Trainwreck*.

Linalol

O linalol é um tipo de terpeno também presente na lavanda. Possui aroma de lavanda, floral e cítrico. Quando combinado com terpinoleno ou limoneno, pode ter um sabor adocicado. Possui efeito ansiolítico (Russo, 2001), sedativo (Buchbauer, 1993), anestésico local (Re, 2000), analgésico via adenosina A2A (Peana, 2006) e anticonvulsivante (Elisabetsky, 1995).
Variedades: *LA Confidential* e *Skywalker OG*.

Fitol

Produto da decomposição da clorofila. Previne a teratogênese causada pela vitamina A (Arnhold, 2002) e a inibição do GABA via deficiência da succínico semialdeído desidrogenase (SSADH) (Bang, 2002).

Nerolidol

Possui propriedade sedativa (Binet, 1972), atividade antileishmaniose (Arruda, 2005) e é um potente antimalárico (Lopes, 1999).

Terpinoleno

O terpinoleno é encontrado na noz moscada, maca, cominho e pimenta da Jamaica. Possui aroma floral, de pinho, carvalho e ervas frescas. Pode ser cítrico ou doce. É altamente sedativo, antiproliferativo e antimicrobiano. Possui ação anti-inflamatória, broncodilatadora, anticâncer, antioxidante, sedativa. O terpinoleno é utilizado no tratamento da doença de Crohn e colite ulcerativa.
Variedades: *Durban Poison* e *Jack Herer*.

Carleno

Tem aroma de cedro ou pinho. É capaz de diminuir o excesso de fluídos corporais como lágrimas e saliva, podendo causar secura na boca e nos olhos.

Geraniol

Está presente em gerânios, limão, tabaco e possui aroma floral de rosas e frutas. Tem ação repelente contra insetos e protetora na neuropatia, além de ser antifúngico, anti-inflamatório, anticâncer, antiviral, antioxidante e antiespasmódico.
Variedades: *Amnesia Haze*, *White Shark* e OG *Kush*.

Humoleno

Encontrado em cravos, manjericão, salva, ginseng e coentro. Possui aroma de terra e madeira. Tem efeito analgésico, antibacteriano, antiproliferativo e anorético (supressão do apetite).
Variedades: *Master Kush* e *Skywalker* OG.

Terpineol

Possui cor lilás e está presente no eucalipto, lilás, pinheiro e flores de limão. Seu aroma é floral, de pinho e herbal. Tem ação relaxante, calmante, antimalárica, antibiótica e antitumoral.
Variedades: *Fine* OG e *Skywalker* OG.

Valenceno

Encontrado nas laranjas de Valência. Possui aroma cítrico e doce e seu uso tópico promove ação repelente contra mosquitos e anti-inflamatória.
Variedades: *Tangie* e *Agent Orange*.

Canabinoides sintéticos

Os canabinoides sintéticos representam o mais recente avanço das *designers drugs* ou "drogas de síntese". Eles são fármacos criados ou modificados mediante alterações da estrutura molecular de substâncias previamente conhecidas e, muitas vezes, presentes na natureza. A obtenção sintética de compostos canabinoides é uma área de grande interesse da indústria farmacêutica. Alguns laboratórios desenvolveram fármacos baseados nas estruturas de compostos canabinoides, mas uma das dificuldades encontradas foi o isolamento dos efeitos psicotrópicos, o que impossibilitou o seu uso medicinal (Robson, 2001).

A potência e a eficácia do THC são menores quando comparadas às de alguns canabinoides sintéticos. Na realidade, os canabinoides sintéticos são, em regra, mais potentes que os canabinoides endógenos (Joy, 1999).

Existem inúmeros relatos de eventos adversos sérios com o uso de canabinoides sintéticos, incluindo psicoses, insuficiência renal e mortes. Um estudo realizado por Al-Matrouk, em 2018, reportou seis casos de morte. Outro trabalho mostrou que os canabinoides sintéticos, quando comparados com extrato de *Cannabis* medicinal, estão associados com um desenvolvimento mais rápido de dependência e efeitos adversos sérios, incluindo convulsões, cardiotoxicidade e morte (Grigg, 2018). Quarenta e três mortes envolvendo canabinoides sintéticos foram reportadas pelo Dr. Boland, em 2019.

Um canabinoide sintético que atua inibindo a FAAH (que hidrolisa a anandamida), desenvolvido pelo laboratório Pfizer, não foi eficaz para o tratamento da osteoartrose de joelho (Huggins, 2011). Outro canabinoide sintético, agonista de CB1, do laboratório AstraZeneca, foi abandonado por causa dos seus efeitos colaterais. O produto da Glaxo Smith Kline, um agonista de CB2, falhou nos testes de eficácia. Uma exceção foi o nabilone, uma substância canabinoide que apresentou boa eficácia em sua utilização como agente antiemético no Reino Unido e em outros países (Mechoulam, 2000).

Dois exemplos de fármacos desenvolvidos com base em compostos canabinoides são o próprio nabilone e o dronabinol. Estes medicamentos são comercializados para controle de náuseas induzidas durante tratamentos de quimioterapia e como estimulantes do apetite, durante processos de anorexia desenvolvida em pacientes com Aids (Palmer, 2002).

Um grande número de canabinoides sintéticos, análogos do THC, principal metabólito ativo da *Cannabis*, foi sintetizado na tentativa de excluir ou minimizar os efeitos psicotrópicos e isolar a ação terapêutica (Uchiyama, 2009).

O rimonabanto é um medicamento sintético que foi desenvolvido pelo Laboratório Sanofi-Aventis com o intuito de redução do peso corporal e afinamento da cintura. Ele age bloqueando os receptores endocanabinoides CB1, impedindo a anandamida de atuar. Em situações de estresse e anorexia, a anandamida estimula o receptor CB1, que faz o corpo estocar mais gordura. Ao se bloquear a anandamida, a gordura não é armazenada e, consequentemente, o paciente perde peso e diminui a circunferência abdominal. Indivíduos que participaram do estudo de 33 meses com o rimonabanto relataram diminuição do apetite, mas também apresentaram aumento pronunciado do risco de suicídio. O estudo foi interrompido com menos de um ano e após quatro casos de morte por suicídio. Os pacientes que tomaram o rimonabanto relataram muita depressão e ideação suicida, conforme divulgou o periódico *Psychology Today*. Era como se eles tivessem perdido a capacidade de sentir prazer na vida. Esse estudo demonstrou claramente a importância dos canabinoides (em especial da anandamida) que estão envolvidos diretamente no controle do humor e que permitem a experiência do prazer e da felicidade. Além disso, comprovou também que sua deficiência pode causar depressão.

O rimonabanto, que chegou a ser comercializado no Brasil entre 2006 e 2008, é um excelente exemplo prático da importância dos canabinoides, neste caso da anandamida (molécula da felicidade), que uma vez bloqueada causou alteração da homeostase do corpo, afetou o hipotálamo, o cérebro e causou graves casos de depressão e suicídios.

Sistema nervoso central (SNC)

O sistema nervoso central é responsável por receber e processar informações. É constituído pelo encéfalo e pela medula espinhal, que estão protegidos pelo crânio e a coluna vertebral, respectivamente. Ambas as estruturas são reforçadas por três lâminas, denominadas meninges. As células cerebrais, ou seja, os neurônios, são conectados por estruturas denominadas sinapses. É por meio dessas estruturas que os neurônios se conectam, enviando os neurotransmissores ou mensageiros químicos. Os neurônios ou células nervosas que conduzem os impulsos nervosos são, portanto, as unidades básicas do sistema nervoso que processam as informações e enviam estímulos ao corpo humano.

Para receber adequadamente uma mensagem é preciso que o neurotransmissor se encaixe no receptor, como uma chave se encaixando em uma fechadura. Dessa forma, o neurônio é capaz de interagir com o mensageiro químico. Os neurônios contêm diferentes receptores para os neurotransmissores.

SISTEMA ENDOCANABINOIDE (SEC)

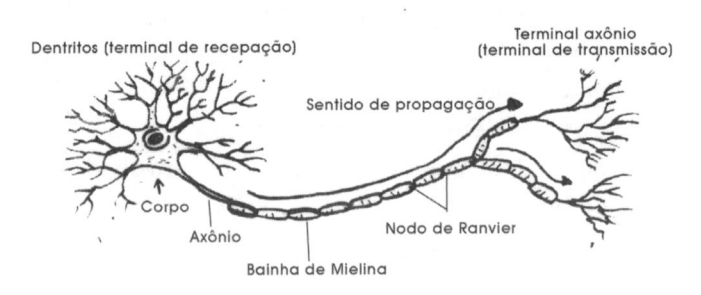

Representação da estrutura de um neurônio

Os neurônios são formados por três partes: dendrito, corpo e axônio, cada uma delas com uma função específica. Os dendritos são as terminações dos neurônios que recebem os estímulos e captam informações externas. O corpo é a região do neurônio onde ficam o núcleo e o nucléolo. Ele é responsável por processar as informações captadas pelos dendritos. Os axônios são as terminações dos neurônios que emitem as informações processadas no corpo do neurônio. Um único neurônio pode estar ligado a vários outros neurônios simultaneamente, recebendo informações de todos eles. Quando isso acontece, o neurônio tem a capacidade de "processar" as informações e emitir uma única resposta.

Sinapse é a região localizada entre os neurônios, em que agem os neurotransmissores (mediadores químicos), transmitindo o impulso nervoso de um neurônio a outro.

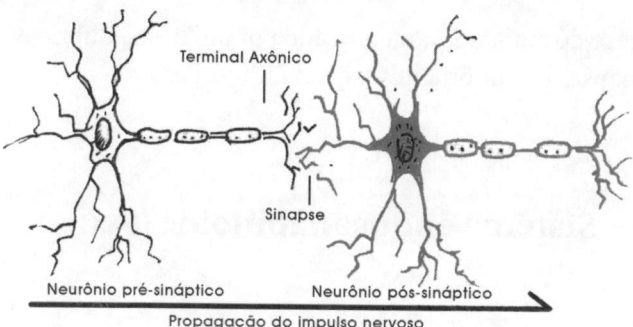

Figura: Exemplificação da sinapse

Já a neurogênese é o processo de formação de novos neurônios no cérebro provenientes de células-tronco neurais e progenitores neurais. O aumento do número de neurônios pode ocorrer por meio de estímulos enviados ao cérebro. Segundo cientistas, o fato de tantas células cerebrais serem formadas continuamente sugere fortemente que elas tenham um papel importante na manutenção das funções cognitivas ao longo da vida. A atividade física regular é imprescindível para que o cérebro funcione de modo adequado. Estudos demonstram que o exercício aumenta a proliferação de neurônios, a síntese de fatores neurotróficos, a glicogênese, a sinaptogênese e modula sistemas de neurotransmissão. Em doenças neurodegenerativas, como Alzheimer ou Parkinson, a esperança é de que um dia as células-tronco neurais possam substituir neurônios danificados. A morte das células cerebrais pode ser causada pelo álcool e pessoas que sofrem com o alcoolismo podem desenvolver uma doença chamada Síndrome de Wernicke-Korsakoff, que provoca a morte de neurônios.

Sinaptogênese é o processo de formação de sinapses entre os neurônios do sistema nervoso central e fortalecimento dos circuitos neurais. Está comprovado que os exercícios para o cérebro aceleram a atividade neural, melhorando a memória. A alteração da sinaptogênese tem sido relacionada a várias enfermidades, principalmente a doenças neurodegenerativas. Nessas doenças, entre as quais Parkinson e Alzheimer, há uma série de alterações moleculares ainda não completamente conhecidas. Isso resulta na eliminação maciça e progressiva de sinapses, refletida em déficits cognitivos e motores. Parece que existem anormalidades na sinaptogênese do autismo, caracterizado por um desequilíbrio entre o número de sinapses excitatórias e sinapses inibitórias.

Sistema endocanabinoide (SEC)

"Quando não somos capazes de entender alguma coisa, procuramos desvalorizá-la. Um meio ideal de facilitar nossa tarefa." - Sigmund Freud

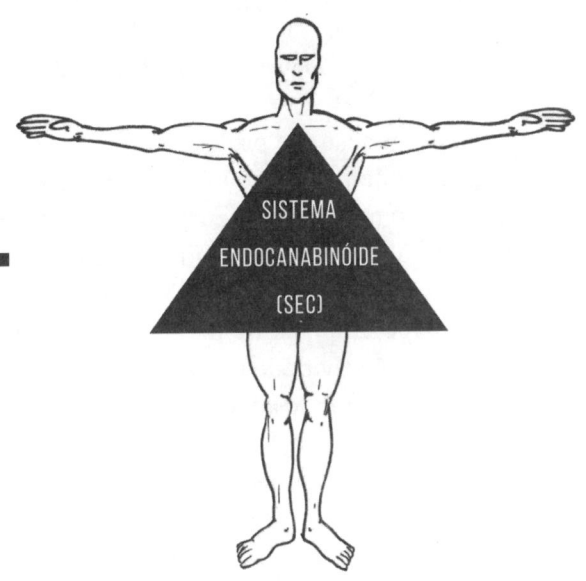

Somente em 1998, 24 anos depois que o Dr. Raphael Mechoulam identificou e isolou o canabidiol (CBD) e o tetra-hidrocanabinol (THC), a cientista Allyn Howlett e o farmacologista norte-americano William Devane, da Universidade de St. Louis, descobriram no cérebro o receptor do tetra-hidrocanabinol (THC), denominado receptor canabinoide tipo 1 (CB1). Pouco tempo depois, Sean Munro, da Universidade de Cambridge, nos EUA, descobriu o receptor de canabidiol (CBD) nos órgãos periféricos, que foi denominado receptor canabinoide tipo 2 (CB2), encontrado principalmente nas células do sistema imunológico e hematológico (Devane, 1998).

Mechoulam, Devane e Lumir Hanus isolaram e identificaram no cérebro o primeiro endocanabinoide, ou seja, um canabinoide produzido pelo próprio organismo, que foi chamado de anandamida (AEA), e que se liga aos receptores canabinoides CB1, semelhantemente ao THC. Ananda vem do sânscrito e significa felicidade (molécula da felicidade). Logo depois descobriram outro endocanabinoide, dessa vez nos órgãos periféricos, o 2-araquidonoilglicerol (2-AG), semelhante ao CBD e que se liga aos receptores canabinoides CB2.

Hydra

A hydra é um organismo pluricelular que possui uma rede neural muito simples, em que um neurônio se comunica com outro e o sistema endocanabinoide (SEC) já estava presente há mais de 600 milhões de anos (Di Marzo, 2010).

O SEC é um sistema milenar, onipresente, evolucionariamente preservado, de sinalização, encontrado em organismos pluricelulares muito simples e nos vertebrados mais complexos. Tem importantes funções modulatórias em todo o corpo humano (Rodrigues, 2005).

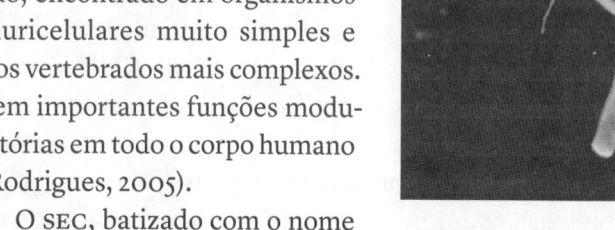

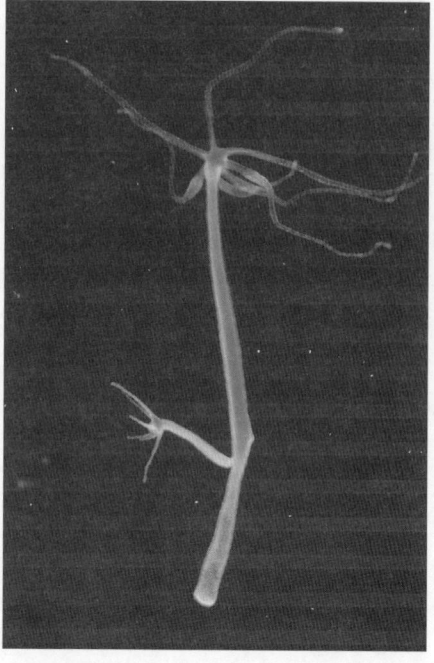

O SEC, batizado com o nome da planta *Cannabis*, que levou à sua descoberta, é sem dúvida nenhuma o sistema fisiológico mais importante dos seres humanos, pois regula todos os outros sistemas do corpo. É responsável pelo balanço energético, um dos mais importantes mecanismos de homeostase e de sobrevivência das espécies. "O sistema endocanabinoide é essencial à vida, pois envia mensagens que afetam como comemos, relaxamos, dormimos e esquecemos. É capaz de reduzir a sensação de dor, controlar os movimentos e nos proteger" (Di Marzo, 1998). O SEC facilita a comunicação intercelular entre diversos tipos de células, atuando como sua base, na forma de impulsos elétricos e reações bioquímicas. A sinalização endocanabinoide em humanos regula o estresse e a inflamação. As deficiências neste sistema podem estar envolvidas na vulnerabilidade às doenças crônicas (*Neuropsychopharmacology Reviews*, 2016).

A regulação do SEC é feita por meio da anandamida e 2-AG. O controle do SEC e, consequentemente, de inúmeras enfermidades relacionadas a este sistema, pode ser obtido utilizando-se agonistas, agentes que seletivamente ativam os receptores CB1 e CB2 ou antagonistas, agentes que bloqueiam os receptores CB1 e CB2 (Lambert, 2005). É importante dizer que o SEC é regulado pela *Cannabis* endógena, produzida pelo nosso organismo (AEA e 2-AG), mas também responde à *Cannabis* exógena (THC e CBD), produzida pela planta *Cannabis* (Pacher, 2013), bem como aos canabinoides sintéticos, produzidos em laboratório. A descoberta do SEC suscitou um grande interesse de cientistas e, desde então, inúmeras pesquisas vêm sendo realizadas para compreender melhor como intervir na modulação desse sistema, seja no emprego de fitocanabinoides ou de canabinoides sintéticos.

Graças às pesquisas científicas recentes, foi comprovado que o SEC está envolvido em inúmeros processos fisiológicos e patofisiológicos, como: homeostase energética, metabolismo de lipídeos e carboidratos (Pagotto, 2006), regulação do apetite, dor, inflamação, digestão, estresse, sistema imunológico, memória, sono, locomoção, ansiedade, inflamação, reprodução, neuroproteção, criatividade, motivação (Gorzo, 2017), aprendizado (Kirkham, 2001) e nas emoções (Bambico, 2010). O SEC atua também em vários outros sistemas fisiológicos importantes do organismo, como a dopamina (responsável pelo prazer, atenção e motivação), glicina (composição de proteínas), endorfina (um neuro-hormônio produzido na glândula hipófise e que melhora a autoestima, reduz a ansiedade e a depressão), GABA (um neurotransmissor que inibe a serotonina, vasoconstritor, regulador dos músculos lisos e que atua no humor), acetilcolina (neurotransmissor que atua na memória e no aprendizado). Além disso, atua no sistema de linfócitos T, que são células do sistema imunológico responsáveis pela defesa do organismo, fundamental no tratamento de doenças autoimunes (Aggarwall, 2012). Estudos têm demonstrado um importante papel do SEC na modulação da dependência à nicotina (Castane, 2002). Quando nos deparamos com um estímulo prazeroso, nosso cérebro lança um sinal causando o aumento de dopamina e, consequentemente, levando a uma sensação de prazer.

Em 2012, o Dr. Bostwick publicou na revista *Mayo Clinic Proceedings* o relatório intitulado "Blurred Boundaries: The Therapeutics and Politics of Medical Marijuana", enfatizando a importância do SEC no organismo, e sua participação fundamental nos sistemas nervoso autônomo, imunológico, gastrintestinal, reprodutor, cardiovascular e endócrino.

Um grupo de pesquisadores publicou recentemente um estudo confirmando que o SEC está envolvido em praticamente todas as doenças. A primeira vez que ingerimos canabinoides é durante a amamentação, pois o leite materno é rico nessa substância, o que ajuda no desenvolvimento e evita doenças. Segundo o professor Zimmer, os endocanabinoides presentes no leite materno também contribuem para o efeito hedônico do leite.

Em um estudo de 2006, publicado pelo *Pharmacological Review*, o pesquisador Pal Pacher, médico e Ph.D. do National Institute of Health, explicou: "Desde a década passada, o sistema endocanabinoide vem sendo implicado em um número crescente de funções fisiológicas, tanto no sistema nervoso central como no sistema nervoso periférico. Modular a atividade do SEC acabou se mostrando uma promessa terapêutica para várias doenças e diferentes condições patológicas, variando de transtornos motores, como Parkinson e Huntington, dor neuropática, esclerose múltipla, câncer, arteriosclerose, infarto do miocárdio, derrame, hipertensão arterial, glaucoma, síndrome metabólica e osteoporose, apenas para citar algumas."

O SEC trabalha em diferentes níveis no corpo e no cérebro restabelecendo o seu equilíbrio. Isso é importante porque um reajuste contínuo e gradual é a norma para a maioria das condições crônicas em que os fitocanabinoides e canabinoides sintéticos são utilizados. Isso não significa que o SEC não seja útil nas condições agudas ou para reverter agudizações de condições crônicas. Significa, na realidade, que o valor do tratamento está na habilidade de auxiliar o corpo a voltar ao seu estado normal de uma maneira contínua, gradual e progressiva. Este processo de volta à normalidade é a melhor forma de passar do estado de doença para o estado saudável, pois permite ao organismo que se adapte lentamente a essas alterações e estabeleça um equilíbrio duradouro de bem-estar e prazer.

O SEC realiza, em cada tecido do corpo humano, uma tarefa diferente, mas o objetivo é sempre o mesmo, ou seja, manter o ambiente interno estável apesar das flutuações do ambiente externo (homeostase).

Sistema Endocanabinoide

"Utilizar o sistema endocanabinoide no desenvolvimento de medicamentos é potencialmente uma nova alternativa terapêutica." – Mark Ware, Universidade Mc. Gill

Resposta imune	Dor	Neuroproteção	Formação de novas memórias
Apetite	Locomoção	Inflamação	Extinção de memórias traumáticas
Sono	Motivação	Reprodução	Função respiratória
Ansiedade	Criatividade	Sexo	Pressão intraocular
Emoção	Neurogênese	Percepção e coordenação motora	Função cardiovascular
Remodelação de circuitos neurais			
Glutamato / Noradrenalina / Dopamina / Serotonina			

Componentes do sistema endocanabinoide

O SEC é formado pelos receptores canabinoides CB1 e CB2; seus ligantes endógenos, anandamida (AEA) 1992 e 2-araquidonoilglicerol (2-AG) 1995; as enzimas de síntese de canabinoides, NAT, NAPE-PLD e DAGL; e as enzimas de degradação de canabinoides, amida hidrolase de ácido graxo (FAAH) e a monoacilglicerol lipase (MAGL) (Di Marzo, 2009).

1 – Receptores canabinoides

Foram identificados no corpo humano dois tipos de receptores do SEC: receptor canabinoide tipo 1 (CB1) (cerebral) e receptor canabinoide tipo 2 (CB2) (periférico) (Matsuda, 1990; Howllet, 2002). Os endocanabinoides, como a anandamida (AEA) e 2-AG; os fitocanabinoides tetra-hidrocanabinol (THC) e canabidiol (CBD); e os canabinoides sintéticos, ligam-se a esses receptores (Di Marzo, 2011).

Os receptores canabinoides são uma classe importante e estão localizados nas membranas celulares do corpo. Os receptores são semelhantes a "fechaduras" e os compostos que se ligam a eles são parecidos com chaves, compondo um sistema de abre e fecha. Toda vez que um ligante se encaixa no receptor, causa alterações no funcionamento da célula e, consequentemente, produz efeitos variados no corpo.

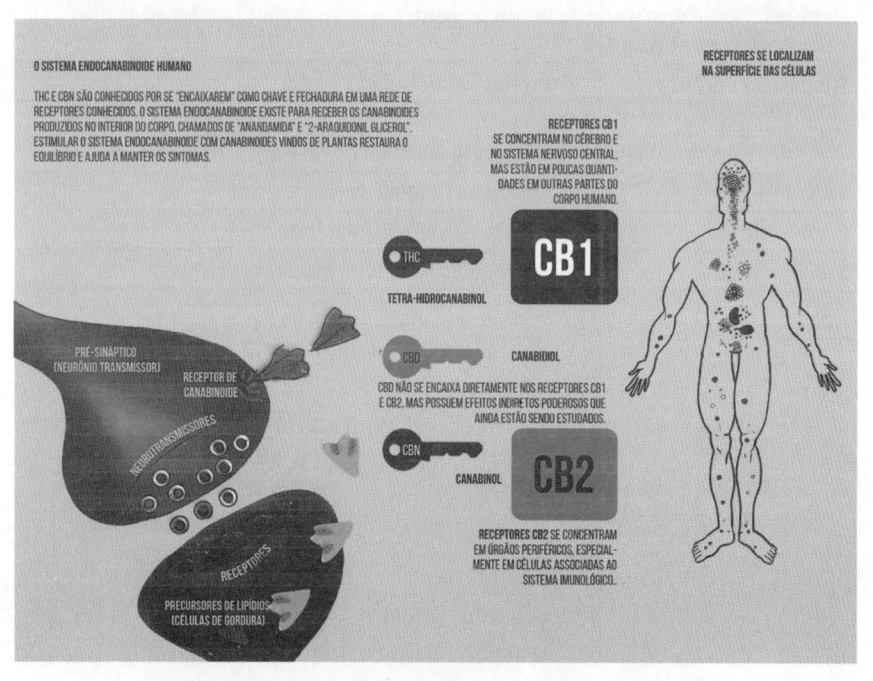

Funcionamento do sistema endocanabinoide humano

Os receptores canabinoides estão inseridos na membrana celular, onde encontram-se acopladas as proteínas G e a enzima adenilato ciclase (AC). Quando um canabinoide se liga a um receptor canabinoide, ocorre a ativação das proteínas G, que são os primeiros componentes no processo de transdução de sinal (converter um tipo de sinal ou estímulo em outro). Em seguida, ocorre a abertura ou bloqueio dos canais de cálcio e potássio, originando alterações nas funções celulares (Joy, 1999).

Localização e quantidade dos receptores canabinoides nas regiões cerebrais

Registros do cérebro onde se localizam abundantemente os receptores canabinoides	
Região do cérebro	**Funções associadas**
Gânglios basais	Controle de movimentos
Cerebelo	Coordenação dos movimentos do corpo
Hipocampo	Aprendizagem, memória, estresse
Córtex cerebral	Funções cognitivas
Regiões do cérebro onde se localizam em concentrações moderadas os receptores canabinoides	
Região do cérebro	**Funções associadas**
Hipotálamo	Funções de manutenção do corpo (regulação da temperatura, balanço de sal e água, função reprodutiva)
Amígdala	Resposta emocional, medo
Espinha dorsal	Sensação periférica, incluindo dor
Tronco cerebral	Sono, regulação da temperatura, controle motor

Os receptores canabinoides são diferenciados pelo tecido ou órgão em que estão associados no organismo. O CB1 é encontrado principalmente no cérebro e no sistema nervoso central, com alguma presença no pulmão, rim, fígado, gordura, coração, músculo e osso. Os receptores CB1 estão associados aos aspectos psicoativos e eufóricos do THC. Os receptores CB2 estão localizados, principalmente, no sistema imunológico, células sanguíneas, baço, células T, macrófagos e secundariamente (em menor quantidade) no sistema nervoso, fígado, intestino, músculo e osso. Os receptores CB2 estão associados aos aspectos imunológicos e hematopoiéticos do organismo.

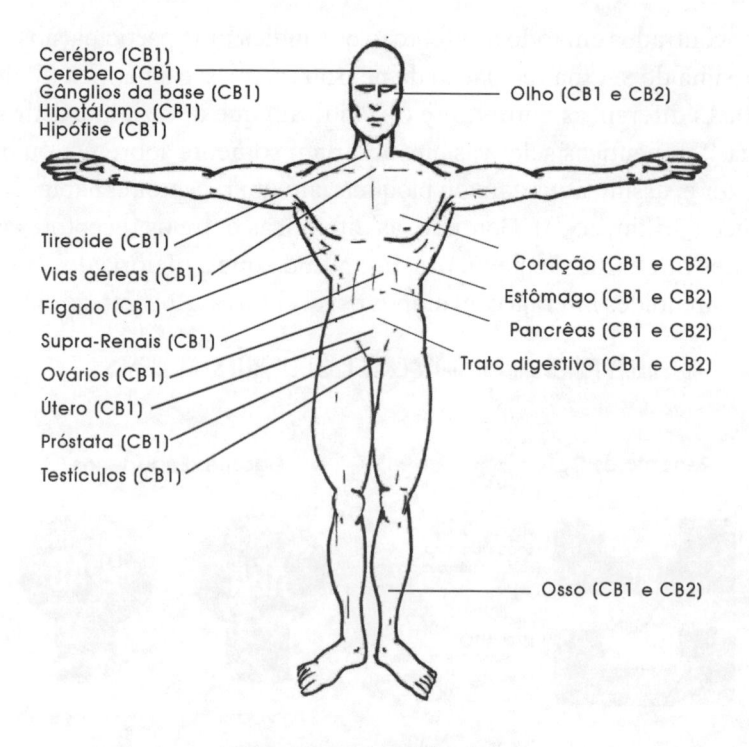

```
Cerébro (CB1)
Cerebelo (CB1)
Gânglios da base (CB1)          Olho (CB1 e CB2)
Hipotálamo (CB1)
Hipófise (CB1)

Tireoide (CB1)
Vias aéreas (CB1)               Coração (CB1 e CB2)
Fígado (CB1)                    Estômago (CB1 e CB2)
Supra-Renais (CB1)              Pancrêas (CB1 e CB2)
Ovários (CB1)                   Trato digestivo (CB1 e CB2)
Útero (CB1)
Próstata (CB1)
Testículos (CB1)

                                Osso (CB1 e CB2)
```

Receptores canabinoides

Os receptores CB1, localizados nos terminais nervosos pré-sinápticos, são responsáveis pela maioria dos efeitos neurocomportamentais dos canabinoides. Estão presentes em áreas associadas ao controle motor, resposta emocional, memória, comportamento, homeostase energética e funções cognitivas (Breivogel, 2009; Kano, 2009).

Os receptores CB2 são responsáveis pela ação anti-inflamatória e imunológica e são encontrados nas células do sistema imune, baço, células T, células B e macrófagos. Pode-se considerar que a concentração de receptores canabinoides no SNC atinja níveis comparáveis aos de receptores de glutamato e receptores de GABA (ácido aminobutírico). O receptor de glutamato é um receptor ionotrópico, ativado pelo glutamato, e tem papel de destaque na mediação de importantes funções, como: cognição, memória, plasticidade neural e neurotoxicidade (Kugaya & Sanacora, 2005). O receptor de GABA responde ao GABA, o principal neurotransmissor inibitório do SNC (Herkenham, 1991). Neurônios excitatórios e inibitórios são encontrados em todo o cérebro, o que indica uma participação importantíssima do SEC na regulação da neurotransmissão sináptica (Malcher, 2014). As diferenças entre CB1 e CB2 indicam que deveriam existir substâncias terapêuticas seletivas que atuariam somente sobre um ou outro receptor e, assim, ativariam ou bloqueariam um receptor canabinoide específico (Griffin, 2001). Contudo, as diferenças entre os receptores canabinoides CB1 e CB2 são pequenas, permitindo que a maioria dos compostos canabinoides interaja com ambos os receptores (Howlett, 2002).

RECEPTORES CANABINOIDES CB1 E CB2 E LIGANTES ENDÓGENOS

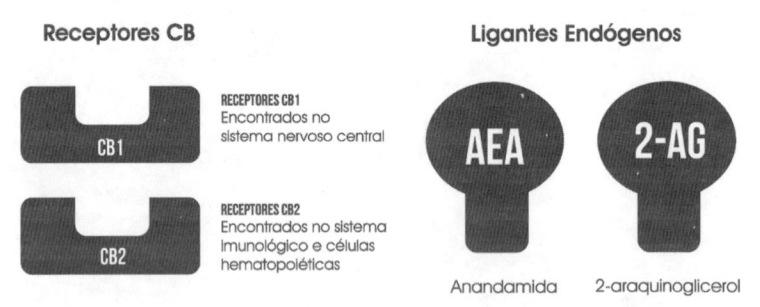

Receptores CB

CB1
RECEPTORES CB1
Encontrados no sistema nervoso central

CB2
RECEPTORES CB2
Encontrados no sistema Imunológico e células hematopoiéticas

Ligantes Endógenos

AEA
Anandamida

2-AG
2-araquinoglicerol

Receptores canabinoides CB1 e CB2 e ligantes endógenos

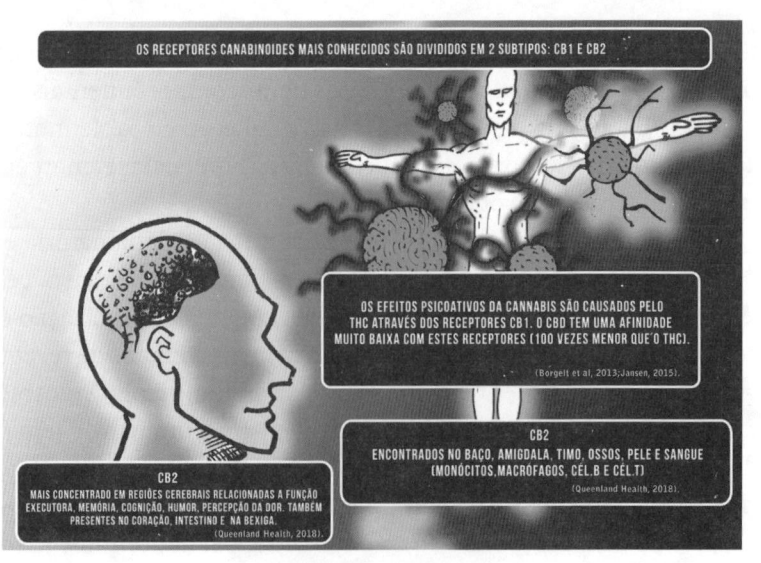

OS RECEPTORES CANABINOIDES MAIS CONHECIDOS SÃO DIVIDIDOS EM 2 SUBTIPOS: CB1 E CB2

OS EFEITOS PSICOATIVOS DA CANNABIS SÃO CAUSADOS PELO THC ATRAVÉS DOS RECEPTORES CB1. O CBD TEM UMA AFINIDADE MUITO BAIXA COM ESTES RECEPTORES (100 VEZES MENOR QUE O THC).
(Borgelt et al. 2013;Jaansen, 2015).

CB2
ENCONTRADOS NO BAÇO, AMIGDALA, TIMO, OSSOS, PELE E SANGUE (MONÓCITOS,MACRÓFAGOS, CÉL.B E CÉL.T)
(Queenland Health, 2018).

CB2
MAIS CONCENTRADO EM REGIÕES CEREBRAIS RELACIONADAS A FUNÇÃO EXECUTORA, MEMÓRIA, COGNIÇÃO, HUMOR, PERCEPÇÃO DA DOR. TAMBÉM PRESENTES NO CORAÇÃO, INTESTINO E NA BEXIGA.
(Queenland Health, 2018).

Receptores canabinoides

O professor Itay Bab, diretor do laboratório de osso da Universidade Hebraica de Jerusalém, descobriu a existência de receptores canabinoides CB1 e CB2 nos ossos e nos osteoclastos (células que ajudam a degradar ou reconstruir os ossos), revelando o sistema endocanabinoide esquelético. "Atualmente, as pessoas estão vivendo cada vez mais, as mulheres além da menopausa e os homens avançando na idade, portanto, será muito importante pensar como preservar esses ossos para que possam durar mais de 40 anos", diz ele.

Pesquisas realizadas na Academia Chinesa de Ciências, em Xangai, demonstraram que o canabidiol desativa o receptor GPR55 (responsável pelas metástases do câncer), inibindo a disseminação de células cancerígenas pelo corpo. No núcleo de cada célula do corpo existem receptores PPAR (que regulam especificamente a proliferação das células). Quando eles são ativados, a proliferação é inibida, colocando as células cancerígenas em dormência.

Acredita-se também que a ação do CBD sobre os receptores de serotonina seja responsável por estimular emoções positivas e sua capacidade de impedir a recaptação de neurotransmissores, como a anandamida (AEA), indicando que possa desempenhar um papel fundamental na motivação e no prazer (Pertwee, 2016). O CBD tem a capacidade única de antagonizar ou mesmo atenuar as atividades dos receptores CB1 em concentrações muito baixas na presença de THC, apesar de ter pouca afinidade com o próprio receptor. Essa ação (na presença do THC) corrobora para o papel do CBD como um modulador dos efeitos típicos associados ao THC, como ansiedade, taquicardia, fome e sedação (Shouhami, 2011) que, em um cenário clínico, se traduzem como eventos adversos.

2 - Endocanabinoides

A descoberta da existência de receptores canabinoides no cérebro levantou a suspeita de que o nosso corpo também produziria internamente algo semelhante aos fitocanabinoides presentes na planta *Cannabis* (Munro, 1993).

Todavia, como seria possível termos receptores de *Cannabis* no nosso organismo? Poderiam os receptores canabinoides existir apenas para serem estimulados pelos canabinoides da planta *Cannabis*? Com base nessas dúvidas e por acreditar que deveria existir alguma substância produzida pelo organismo humano que interagisse e justificasse a presença desses receptores canabinoides, inúmeros pesquisadores iniciaram estudos científicos na procura dessa substância.

Somente 28 anos após a descoberta do tetra-hidrocanabinol (THC), o Dr. Raphael Mechoulam, o Dr. Lumiar Hanus e o Dr. William Devane identificaram um composto produzido pelo cérebro, ou seja, um endocanabinoide (Devane, 1992) semelhante ao THC, produzido pela planta *Cannabis*. O primeiro endocanabinoide descoberto foi a N-araquidonoiletanolamida (Devane, 1992), batizada de anandamida (AEA): a molécula da felicidade.

Comparada com o THC, a anandamida apresenta uma afinidade quatro a vinte vezes menor pelo receptor canabinoide CB1. É rapidamente metabolizada por hidrólise pelas amidases (Hilliard, 2001). A anandamida é formada a partir do ácido araquidônico e a etanolamina. O ácido araquidônico é um precursor comum de um grupo de moléculas biologicamente ativas, incluindo as prostaglandinas, que são compostos lipídicos que controlam processos, tais como a inflamação, o fluxo sanguíneo, a formação de coágulos e a indução do trabalho de parto (Berdyshev, 1996).

ENDOCANABINOIDES

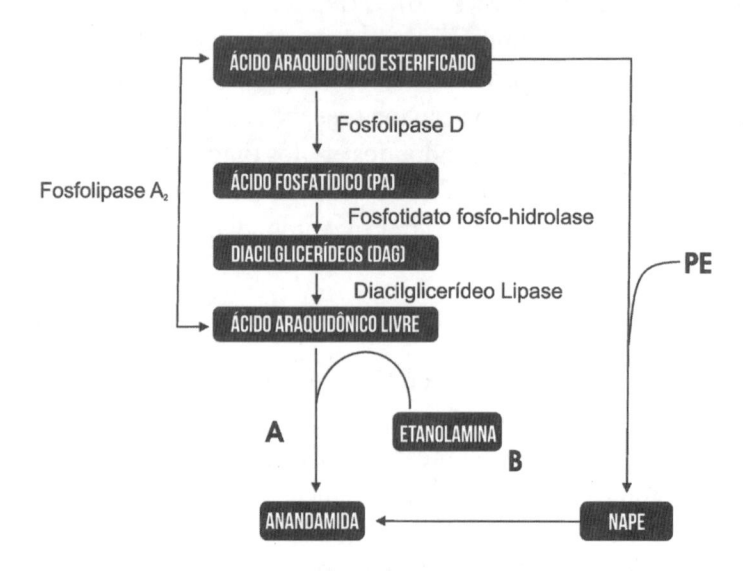

(NAPE) = N-acilfosfatidiletanolamina, PE=(fosfatidiletanolamina)

Figura: Síntese da anandamida

Inicialmente imaginou-se que as endorfinas eram responsáveis pela sensação de bem-estar e prazer após a prática de esportes, yoga, acupuntura e meditação. Porém, atualmente sabe-se que é a anandamida a grande responsável por essa sensação, pois ela coordena o sistema de endorfinas.

Os estudos da presença de anandamida no corpo humano mostraram a presença dessa substância em várias regiões do cérebro em que os receptores CB1 são abundantes. Isso explica o papel fisiológico dos canabinoides endógenos nas funções cerebrais controladas por essas áreas cerebrais, principalmente a memória, o sono, a dor e a fome. Também é possível encontrar a anandamida no tálamo cerebral, mas em menores concentrações (Di Marzo, 1994). A anandamida apresenta ação sobre o sistema nervoso central e periférico (Di Marzo, 2000) e é um neurotransmissor que regula as funções específicas do cérebro, tais como: humor, memória e cognição (Joy, 1999). Um outro aspecto importante é a presença da anandamida em outras regiões do corpo, tais como no baço, onde existem altas concentrações de receptores CB2, e no coração, onde ela também foi identificada (Fowler, 2003). Achados bioquímicos e comportamentais demonstram que a ativação dos receptores CB1 promove mudanças neuroquímicas semelhantes às ocorridas com o uso de antidepressivos.

Pacientes epilépticos apresentam significativa redução da quantidade do endocanabinoide anandamida no líquido encefalorraquidiano quando comparados com indivíduos sadios, sugerindo que a diminuição ou falta de anandamida no líquido encefalorraquidiano estaria relacionada à epilepsia (Romigi, 2010).

Após alguns anos da descoberta da anandamida, os pesquisadores identificaram um segundo endocanabinoide, o 2-araquidonilglicerol (2-AG) (Bonnet, 2015), semelhante ao CBD. O 2-AG é o endocanabinoide mais prevalente no corpo humano (Kendall, 2009), responsável por gerenciar o apetite, a dor, o sistema imunológico e vários outros. Além da anandamida e do 2-AG, já se descobriram mais três endocanabinoides distintos: 2-araquidonoil-gliceril-eter (noladin éter), O-araquidonoil-etanolamina (virodamina) e N-araquidonoil-dopamina (NADA). Essas moléculas também são derivadas da degradação do ácido araquidônico. São formadas por vias dependentes de fosfolipídios e liberadas na fenda sináptica por meio de difusão, e se ligam aos receptores canabinoides (Fonseca, 2005).

Os endocanabinoides e seus receptores estão incorporados em todas as membranas celulares do corpo. Normalmente, os endocanabinoides são liberados por demanda, ou seja, eles só são liberados quando o corpo apresenta deficiência de algum deles e, por isso, são chamados de neurotransmissores de "ordem-curta". Os endocanabinoides são os únicos neurotransmissores envolvidos em sinalização retrógrada, uma forma de comunicação intracelular. A sinalização retrograda serve como um mecanismo inibidor de feedback, que diz aos outros neurotransmissores para "se acalmarem" quando eles estão sendo disparados rapidamente.

Quando uma mulher fica grávida, teoricamente, o seu organismo deveria agir de forma a eliminar o embrião. Isso ocorre pois trata-se de um corpo estranho oriundo de um organismo diferente, ou seja, 50% do embrião é formado a partir do material genético do pai. Porém, na prática, isso não acontece. Não se sabe por que o organismo materno não rejeita o embrião, é como se o sistema imunológico tivesse falhado. Estudos recentes mostram que o SEC interage com o sistema imunológico podendo ser um agente de prevenção e proteção, evitando, assim, a eliminação do embrião. Ele funciona como uma defesa, estimulando o organismo a armazenar os alimentos na forma de gordura para um possível momento de escassez no futuro. Nessas situações, o endocanabinoide anandamida estimula o receptor CB1 que faz o corpo estocar mais gordura. Contudo, o que acontece quando se interrompe a habilidade do corpo de estimular os receptores endocanabinoides?

O rimonabanto — medicamento que, como já vimos, foi uma grande promessa no controle da obesidade — é um exemplo que ilustra bem a importância do sistema endocanabinoide, especificamente a anandamida (molécula da felicidade) que, uma vez bloqueada, alterou a homeostase do corpo, afetou o hipotálamo, o cérebro e causou vários e graves casos de depressão e de suicídios devido a uma provável síndrome de deficiência endocanabinoide. Este caso emblemático evidenciou claramente a importância do SEC e da anandamida, envolvida diretamente no controle do humor, prazer e felicidade. A deficiência de endocanabinoides ou o seu bloqueio pode causar depressão, suicídio e inúmeras enfermidades psiquiátricas. "O canabidiol tem uma ação importante ativando os receptores canabinoides, bem como aumentando a síntese e atividade da anandamida no sistema nervoso central e sistema imune" (Di Marzo, 2015).

Os endocanabinoides possuem papel importante na fisiologia do organismo regulando diversos sistemas neurotransmissores, tais como:

Sistema dopaminérgico: está relacionado à atividade da dopamina, conhecida como o "neurotransmissor do prazer". Atua no controle dos movimentos, aprendizado, cognição e memória. Sua função principal é ativar os circuitos de recompensa do cérebro, mas também desempenha outras funções. Age tanto ativando quanto inibindo a atividade cerebral em função do lugar em que é liberada.

Sistema serotoninérgico: a serotonina é um neurotransmissor. Ela é sintetizada nos neurônios serotoninérgicos do SNC. Atua regulando o humor, sono, apetite, ritmo cardíaco, temperatura corporal, sensibilidade e funções intelectuais. Quando em baixas concentrações pode causar mau humor, insônia, ansiedade ou mesmo depressão.

Sistema colinérgico: está relacionado com a acetilcolina, molécula neurotransmissora associada à transmissão de impulsos nervosos entre as sinapses das células nervosas e musculares, provocando a contração muscular. Tem um papel importante na fisiopatologia das doenças de Alzheimer, Parkinson, esquizofrenia e epilepsia.

Sistema adrenérgico: refere-se aos neurotransmissores adrenalina e noradrenalina, vitais para a regulação do sistema cardiovascular e dos músculos lisos.

Sistema glutamatérgico: o glutamato é o principal neurotransmissor excitatório no SNC e participa de muitas sinalizações celulares excitatórias vinculadas à aprendizagem, memória, cognição (Meldrum, 2000), migração celular, indução, diferenciação e morte celular (Mckinney, 2005).

Sistema gabaérgico: o GABA é o principal neurotransmissor inibidor no SNC. Desempenha um papel importante na regulação da excitabilidade neuronal ao longo de todo o sistema. É responsável pela regulação do tônus muscular.

Existem vários ligantes para os receptores canabinoides, e estes podem ser classificados de acordo com dois fatores: potência e eficácia. A potência e a eficácia do THC são menores quando comparadas a alguns canabinoides sintéticos. Na realidade, os canabinoides sintéticos são, em regra, mais potentes que os canabinoides endógenos (AEA e 2-AG) e exógenos (THC e CBD), embora apresentem maior número de efeitos colaterais (Joy, 1999).

O balanço energético é um dos mais importantes mecanismos de homeostase e de sobrevivência das espécies. O SEC é um importante componente entre estes mecanismos. Os seus receptores e agonistas endógenos se expressam no SNC e perifericamente em vários sítios, estabelecendo uma rede de comunicação periférica. Um aspecto marcante é a sua expressão no tecido adiposo, onde regula a lipogênese e aumenta a expressão de genes influentes no metabolismo de lipídeos e de carboidratos. Estes aspectos são importantes no controle do peso corporal e da síndrome metabólica. O sistema é ativado sob demanda e desativado rapidamente, atuando autócrina e paracrinamente. Além disso, as evidências sugerem que ele se mantém hiperativado em estados de obesidade.

Com o objetivo de melhorar muitos dos sintomas da síndrome metabólica, os cientistas estão se concentrando em bloqueadores CB1 específicos. A síndrome metabólica é caracterizada por um conjunto de fatores que elevam o risco de doença cardíaca, acidente vascular cerebral e diabetes. Inclui aumento da pressão arterial e da glicemia, excesso de gordura abdominal e níveis elevados de colesterol. Pesquisas já demonstraram que a inibição dos receptores CB1 reduz a pressão arterial, a glicemia, diminui os níveis de colesterol e a gordura visceral, resultando em menor risco de doença cardiovascular e diabetes tipo 2.

Com a melhor compreensão do SEC, foi possível desenvolver vários mecanismos farmacológicos capazes de interferir nesse sistema. A forma de normalizar alterações do sistema endocanabinoide é se utilizando da modulação de seus receptores canabinoides, por meio de agonistas ou antagonistas. Estudos demonstram a possibilidade do uso de alguns agonistas e antagonistas para uso terapêutico em humanos, por exemplo, o uso de antagonistas de CB1 (LeFoll, 2015) e de agonistas de CB2 (Pertwee, 2006). Os agonistas são capazes de ativar os receptores CB1 e CB2, ao passo que os antagonistas os inibem.

O primeiro composto que se demonstrou capaz de inibir esses receptores foi o rimonabanto (Howllet, 2002), que apresenta seletividade para o receptor CB1 de 100 a 1.000 vezes maior do que para o receptor CB2 (Pertwee, 2005). O bloqueio dos receptores CB1 por meio do rimonabanto mostrou-se eficaz no tratamento da obesidade, mas causou sérios efeitos colaterais, como suicídios e mortes, levando o rimonabanto a ser retirado do mercado, como já vimos anteriormente. Tais compostos permitem estudar o papel fisiológico dos endocanabinoides, além de possibilitar novos caminhos em pesquisas para a descoberta de medicamentos.

Estudos clínicos têm demonstrado que, ao estimularem seus receptores, os endocanabinoides causam:

- Diminuição da sensibilidade aos estímulos dolorosos, controle do movimento e inibição da memória de curto prazo (Lutz, 2002).
- Modulação da resposta imune e inflamatória (De Petrocelli, 2000).
- Inibição da secreção de prolactina, do hormônio do crescimento e aumento da secreção de ACTH (hormônio adrenocorticotrófico) produzido pela adeno-hipófise (Pagotto, 2001).
- Efeitos ansiolíticos por meio de ações sobre o eixo hipotálamo – hipófise – adrenal (Navarro, 1997).
- Aumento da frequência cardíaca, vasodilatação e broncodilatação (Wagner, 2001).
- Atividade antitumoral (Bifulco, 2002).
- Neuroproteção diante de situações de trauma e hipóxia (Panikashvilli, 2001).
- Modulação da ingestão de alimentos, graças aos seus efeitos sobre a liberação de peptídeos e hormônios hipotalâmicos e a regulação dos mesmos pelos esteroides (Di Marco, 2004).
- Ação imunossupressora dos receptores CB2 (Steffens, 2005).

Estudos recentes indicam uma relação importante entre os receptores do SEC e os distúrbios psiquiátricos complexos (Schneider, 2005; Markram, 2007; Markram, 2008; Parolaro, 2010; Garcia, 2011).

Atualmente, sabemos que o tetra-hidrocanabinol se liga aos receptores CB1 produzindo uma ação cerebral, ou seja, são responsáveis pelos efeitos psicoativos da *Cannabis* (Di Marzo, 2006; Mackie, 2005). Os receptores CB1 estão localizados principalmente no Sistema Nervoso Central (cérebro e medula espinhal) e nos órgãos vitais. As terminações nervosas pré-sinápticas, responsáveis pela maioria dos efeitos neurocomportamentais dos endocanabinoides, estão localizadas nos neurônios. Elas são relacionadas com a função executora, memória, cognição, humor e percepção da dor. Os receptores CB1 estão concentrados em áreas associadas a comportamentos que eles impactam, como no hipotálamo, que é responsável por regular o apetite, nas amigdalas (cérebro), que influenciam a memória, e no processo emocional. Eles também são encontrados nos nervos, onde podem agir para reduzir a dor e estão presentes no coração, intestino e bexiga (Queensland Health, 2018).

Os receptores CB1 possuem baixa concentração no tronco cerebral, que é responsável pela frequência cardíaca, temperatura e respiração. Enquanto os receptores cerebrais são afetados pela *Cannabis* e causam reações, incluindo a psicoatividade, redução da ansiedade e das convulsões, nenhum desses receptores estão localizados no tronco cerebral e, portanto, não causam bloqueio da respiração, queda da frequência cardíaca ou da temperatura corporal, diferentemente dos receptores opioides, que possuem alta concentração no tronco cerebral e a overdose causa insuficiência respiratória e morte. O fato de os receptores CB1 não estarem presentes no tronco cerebral faz com que a *Cannabis* medicinal seja um medicamento bastante seguro, pois é quase impossível causar morte por overdose, ao contrário de drogas como morfina e heroína, que atuam nessa área do cérebro e são responsáveis por milhares de óbitos.

SÍNTESE DA ANANDAMIDA

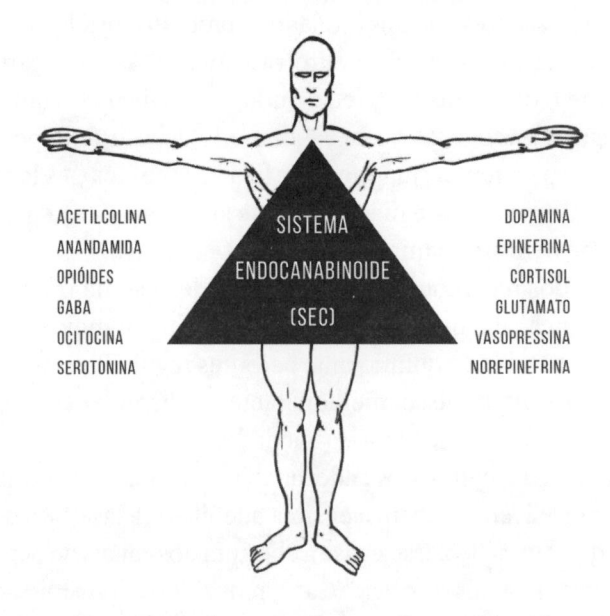

ACETILCOLINA
ANANDAMIDA
OPIÓIDES
GABA
OCITOCINA
SEROTONINA

SISTEMA ENDOCANABINOIDE (SEC)

DOPAMINA
EPINEFRINA
CORTISOL
GLUTAMATO
VASOPRESSINA
NOREPINEFRINA

Neurotransmissores sob controle canabinoide

Funções dos neurotransmissores sob controle canabinoide

Neurotransmissor	Enfermidade
Dopamina	Parkinson, esquizofrenia
Glicina	Protege contra danos celulares
Glutamato	Epilepsia, isquemia, hipóxia
GABA	Sedação, epilepsia, ansiedade
Noradrenalina	Depressão
Adrenalina	Doenças cardiovasculares, estresse, medo
Serotonina	Insônia, depressão, enxaqueca
Acetilcolina	Epilepsia, demência
Neuropeptídios	Dor, ansiedade

A ativação do receptor CB1 causa a inibição da liberação de neurotransmissores (5-hidroxitriptamina, glutamato, acetilcolina, GABA, noradrenalina, dopamina, D-aspartato, colecistoquinina). Todos esses elementos funcionam como sinalizadores entre as células e os processos fisiológicos do corpo.

A inibição da liberação de neurotransmissores pelos canabinoides ocorre por meio de sinalização retrógrada, mecanismo no qual o endocanabinoide sintetizado (AEA e 2-AG) é liberado do neurônio pós-sináptico que se difunde pela fenda sináptica e se liga ao receptor CB1 localizado no receptor pré-sináptico. Este mecanismo de sinalização retrógada permite a regulação de neurotransmissores (Macarrone, 2010).

A ativação dos receptores CB2 nas células do sistema imune está associada à diminuição da inflamação e lesão tecidual por meio da inibição da liberação de cistoquina e quimiocina, potentes reguladores da inflamação (Di Marzo, 2011). Além disso, melhora o metabolismo energético, a sinalização, a sensibilidade à insulina e saciedade.

Ao ativarem os receptores, os endocanabinoides, tais como a anandamida e 2-araquinodoilglicerol, inibem a enzima adenilato ciclase (AC) diminuindo a produção de AMP cíclico. Isso causa a abertura dos canais de potássio (K^+) e o fechamento dos canais de cálcio (Ca^{++}), reduzindo a transmissão de sinais e a liberação de neurotransmissores (Joy, 1999). A síntese da AEA e da 2-AG ocorre nos neurônios pós-sinápticos após influxo de cálcio e ativação de fosfolípides. No caso da anandamida é a fosfolípide D e no caso da 2-AG é a lipase diacilglicerol que convertem os fosfolipídios em endocanabinoides (Piomelli, 2003). A partir daí, os endocanabinoides atingem a fenda sináptica por meio de difusão livre ou assistida e se acoplam aos receptores CB1 pré-sinápticos ligados à proteína G de membrana. O resultado da ativação desses receptores é a diminuição do influxo de cálcio nos terminais dos axônios e, finalmente, a diminuição da liberação de neurotransmissores (Saito, 2010).

O modo de ação dos endocanabinoides se diferencia do dos neurotransmissores clássicos, tornando-os mensageiros atípicos. Os neurotransmissores clássicos, como a acetilcolina, o glutamato, o GABA, a dopamina e a serotonina são sintetizados nos terminais pré-sinápticos a partir de precursores específicos. São armazenados em vesículas sinápticas e liberados na fenda sináptica após influxo de cálcio. Os endocanabinoides (anandamida e 2-AG) são mensageiros atípicos, pois mediam a transferência de informações dos terminais pós aos pré-sinápticos de uma forma retrógada (Saito, 2010). Esses mensageiros são sintetizados sob demanda e não são armazenados em vesículas como os neurotransmissores típicos.

Modulação do sistema endocanabinoide pelos canabinoides

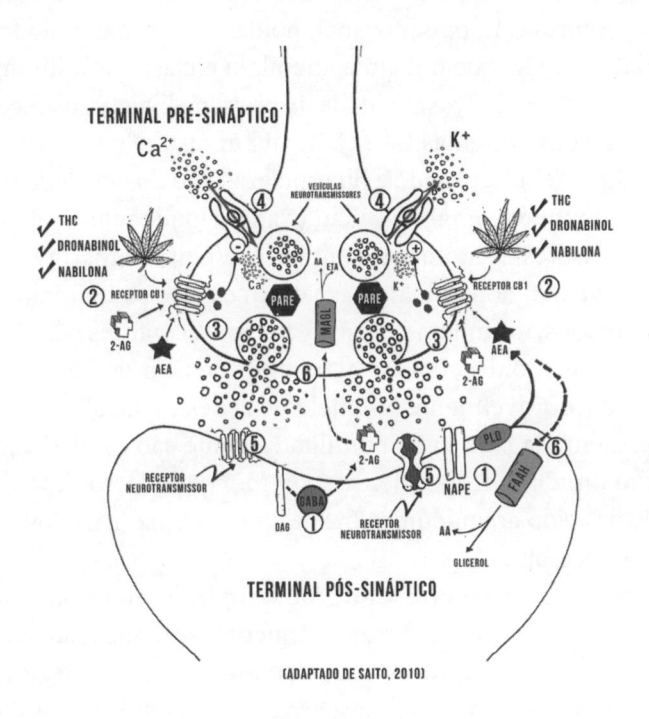

(Adaptado de Saito, 2010)

Os endocanabinoides anandamida (AEA) e 2-AG são produzidos "sob demanda" no neurônio pós-sináptico. AEA é sintetizada por meio da ação da enzima fosfolipase-D (PLD), que media a hidrolise do lipídeo de membrana N-araquidonoil fosfatidiletanolamina (NAPE). O 2-AG é sintetizado por meio da ação da enzima lipase diacilglicerol (DAGL) que media a hidrólise do lipídeo de membrana diacilglicerol (DAG).

Esses endocanabinoides (AEA e 2-AG) se difundem retrogradamente para o neurônio pré-sináptico, processo denominado neurotransmissão retrógrada. Atuam "sob demanda", ou seja, são acionados quando necessários e funcionam para reparar ou modular a função de outros mediadores. Os receptores canabinoides se encontram inseridos na membrana celular, acoplados às proteínas G, componentes no processo de transdução de sinais e a enzima adenilato ciclase (AC). Os canabinoides exógenos como o THC, dronabinol (sintético) e nabilone (sintético) também se ligam e ativam a proteína G pré-sináptica dos receptores CB1. Ao se ligarem aos receptores CB1, os endocanabinoides e fitocanabinoides liberam as proteínas G1 e G2, que inibem a adenilato ciclase (AC), diminuindo a formação de AMP cíclico e a atividade da proteína kinase dos receptores.

A liberação das proteínas G1 e G2 também resulta na abertura dos canais de potássio (K^+), causando a hiperpolarização do neurônio pré-sináptico e fechamento do canal de cálcio (Ca^{++}), bloqueando a liberação de neurotransmissores excitatórios e inibitórios (glutamato, GABA, acetilcolina, noradrenalina, dopamina, D-aspartato e colecistoquinina), os quais, uma vez liberados, difundem-se e se ligam aos receptores pós-sinápticos.

Os endocanabinoides AEA e 2-AG voltam a entrar no neurônio pós ou pré-sináptico (provavelmente por meio de ações especializadas de transporte, representada pela linha pontilhada) onde são catabolizados pelo ácido graxo amida hidrolase (FAAH) ou monocilglicerol lipase (MAGL) para produzir ácido araquidônico (AA) e etanolamina (ETA), ou ácido araquidônico e glicerol.

A ativação dos receptores CB1 produz indiretamente um aumento na atividade dos neurônios dopaminérgicos liberando mais dopamina (Cohen, 2019). Já os receptores CB2 estão localizados nos terminais pós-sinápticos e sua ativação reduz o disparo e a excitabilidade dos neurônios dopaminérgicos (Chen, 2017; Jordan e Xi, 2019).

Os receptores CB2 estão localizados, principalmente, no sistema imune, mas também estão presentes nos neurônios (micróglia e células-tronco do SNC) pós-sinápticos, ambos acoplados nas proteínas G da membrana celular. São encontrados principalmente no baço, amígdala, timo, ossos, pele e sangue (monócitos, macrófagos, células B e células T) (Queenland Health, 2018). Reduzem o AMP cíclico, inibindo os canais de cálcio. Sua principal ação é diminuir a inflamação no organismo, que é a principal causa de inúmeras enfermidades. O CBD possui ação anti-inflamatória, analgésica, antipsicótica, ansiolítica e anticonvulsivante. Ele promove a neurogênese, estimula a proliferação de dendritos e possui efeito antioxidante. É um antagonista inverso do CB1, antagonizando o THC e diminuindo seus efeitos adversos (Grotenherman, 2013). São responsáveis por outras inúmeras funções biológicas, como sono, dor, temperamento, memória, dentre outras

(Partland, 2014). O CBD tem uma afinidade muito baixa aos receptores CB1, aproximadamente 100 vezes menor que o THC (Borgelt, 2013; Jansen, 2015). Considerando-se a centralidade e a importância do sistema endocanabinoide no corpo humano, alguns pesquisadores têm avaliado quais estados de doença são uma evidência de uma síndrome de deficiência clínica endocanabinoide e quais enfermidades são capazes de alterar o equilíbrio funcional do organismo, evitando o restabelecimento de sua função normal. Portanto, além da deficiência do sistema encanabinoide, devemos pensar também em uma falta de equilíbrio causada pela doença, implicando uma ajuda externa para que o corpo volte ao seu estado normal. O ideal seria aumentar a concentração de anandamida (AEA) ou estimular os receptores CB-1 e CB-2. Esta é uma alternativa para se voltar ao equilíbrio funcional.

Uma outra hipótese seria elevar os endocanabinoides, por meio dos fitocanabinoides, e, portanto, aumentar a eficiência de ambos no corpo e no cérebro, uma vez que os sistemas interagem eficientemente e os efeitos colaterais são relativamente benignos (os benefícios superam os riscos).

O CBD possui um efeito indireto, pois aumenta os níveis de anandamida e a atividade dos receptores CB-2. A complexidade de interação desse sistema com outros do corpo e do cérebro inclui interação dos endocanabinoides com endorfinas, hormônios, citocinas, fatores de crescimento, células imunes, tecido conectivo, metabolismo ósseo, células regenerativas e inúmeros outros. A anandamida limita a destruição celular, promovendo longevidade. A combinação da anandamida com o endocanabinoide 2-AG e com o receptor CB-1, no cérebro, evita a neurodegeneração na doença de Parkinson, esclerose múltipla, doença de Alzheimer e outras demências (Rossi, 2010). Tem sido demostrado que a anandamida age em ambos os receptores, CB-1 e CB-2, bloqueando o processo inflamatório. Ela também prolonga o sono, agindo nos receptores cerebrais CB-1 (Mechoulam, 1995), diminui a ansiedade e inibe o câncer cerebral (glioma).

O equilíbrio é crítico, já que a inibição excessiva dos receptores CB1 pode levar à diminuição da fertilidade, aumentar o risco de depressão, alterar o humor e causar imunossupressão. A estimulação exagerada do CB1 tem sido associada ao aumento de psicoatividade, inflamação sistêmica, risco cardiovascular, diabetes e obesidade. Em contraste, a ativação do CB2 pode levar à diminuição da função imunológica e à diminuição da cicatrização.

Modulando o sistema endocanabinoide na saúde e na doença
Estimulação dos receptores CB2

Efeito desejado	Efeito não desejado
Alívio da dor	Psicoatividade
Diminuição de náuseas e vômitos (efeito antiemético)	Obesidade
Aumento do apetite (caquexia)	Diabetes
	Inflamação
	Diminuição da mobilidade gastrointestinal

Estimulação dos receptores CB2

Efeito desejado	Efeito não desejado
Diminuição da inflamação	Aumento da psicoatividade
Diminuição da lesão tecidual	Aumento do metabolismo cardiovascular
Diminuição da dor	Aumento da inflamação

Inibição dos receptores CB1 - periféricos

Efeito desejado	Efeito não desejado
Diminuição da resistência insulínica	Diminuição da fertilidade
Diminuição da inflamação	Aumento da motilidade gastrointestinal
Diminuição da lipogênese	
Diminuição do risco metabólico	
Diminuição da lipólise	
Aumento da tolerância a glicose	

Inibição dos receptores CB2

Efeito desejado	Efeito não desejado
Diminuição da dor	Diminuição da fertilidade
Diminuição da ansiedade	Imunossupressão
Diminuição da inflamação	Inibição dos endocanabinoides
	Inibição do metabolismo

Doenças com desequilíbrio dos receptores CB1

CB1 Hiperativado

Obesidade, diabetes tipo 2

Alterações renais e hepáticas

Doença de Alzheimer, esquizofrenia

CB1 Hipoativado

Dor neuropática e inflamatória

Ansiedade

Depressão

Transtorno do estresse pós-traumático (TEPT)

Esclerose múltipla

Doença de Huntington

Doenças com desequilíbrio dos receptores CB2

CB2 Hiperativado

Diminuição da imunidade

Processo inflamatório

CB2 Hipoativado

Doenças neurodegenerativas

Doenças neuroinflamatórias

Doenças neuropsiquiátricas

(Pacher & Kunos, 2013)

Síndrome da deficiência clínica de endocanabinoide

A deficiência de canabinoides no organismo levou os pesquisadores a definirem uma condição chamada de síndrome da deficiência clínica de endocanabinoide. Apesar de todas as restrições relacionadas ao uso experimental e estudo de CBD e THC que perduraram por vários anos, o sistema endocanabinoide foi progressivamente sendo revelado como um dos mais importantes do nosso organismo. Em 2003, o Dr. Ethan B. Russo escreveu um trabalho postulando que o funcionamento anormal do sistema endocanabinoide alterava a patofisiologia das enxaquecas, fibromialgias, síndrome do colón irritável e outras condições difíceis de serem tratadas, mas que respondiam ao *Cannabis* medicinal (Russo, 2016).

Durante muitos anos os médicos não sabiam o que fazer com essas síndromes. Por não entenderem a patofisiologia dessas enfermidades, muitos acumulavam pacientes com sintomas que não podiam ser explicados ou aliviados com a terapia tradicional e eram, portanto, classificados como distúrbios funcionais. Agora, descobrimos que a sinalização endocanabinoide anormal tem uma importância muito grande, não apenas na fibromialgia, mas também no autismo, na dor crônica, epilepsia e várias outras condições, incluindo o envelhecimento (Di Marzo, 2015).

O Dr. Russo argumenta que algumas pessoas não possuem níveis suficientes de canabinoides para manter o equilíbrio interno do organismo e serem saudáveis. Esta condição é conhecida como síndrome da deficiência endocanabinoide, que pode causar uma variedade de sintomas e doenças. Muitos indivíduos sofrem dessa síndrome e não sabem. Os fitocanabinoides podem reverter esses desequilíbrios fornecendo canabinoides capazes de suprir essa necessidade. A *Cannabis* não é a única planta que produz canabinoides, existem outros exemplares, como a equinácia, o linho, a sálvia etc. Chocolate e trufas brancas são alimentos ricos em canabinoides. Consumir fitocanabinoides é uma das maneiras mais eficazes de manter o sistema endocanabinoide funcionando em seu perfeito estado (Ware, 2018).

Uma revisão feita por Pacher e Kunos, em 2013, concluiu que a modulação da atividade do SEC pode ter um potencial terapêutico importante em quase todas as principais doenças, por exemplo: obesidade, diabetes, processos inflamatórios e neurodegenerativos, doenças cardiovasculares, doenças hepáticas, gastrointestinais, dor crônica, enfermidades psiquiátricas, anorexia, náuseas e vômitos induzidos pela quimioterapia, dentre outros.

Considerando-se que o SEC possui grande importância na regulação e na manutenção do equilíbrio de vários sistemas do corpo, progressos contínuos são frequentemente recompensados por melhoras profundas. Se os sintomas que estão sendo focados envolvem dor persistente, a melhora tem início com a redução do tamanho das áreas no corpo onde a dor está presente, seguido da diminuição da intensidade da dor.

O sistema endocanabinoide é importantíssimo no controle da adaptação do corpo humano a qualquer tipo de alteração que possa ocorrer. Quando o organismo estiver fora da sua normalidade, ou seja, em desequilíbrio com algum tipo de enfermidade, os fitocanabinoides podem ser utilizados para restabelecê-lo (Mechoulam, 2014). Isso explica por que a *Cannabis* medicinal tem uma ação tão ampla.

Hiperatividade do sistema endocanabinoide

O sistema endocanabinoide (SEC) regula o apetite, metabolismo lipídico, sensibilidade à insulina e metabolismo da glicose. Acredita-se que um SEC hiperativo possa levar a um aumento de apetite, sonolência e um quadro de síndrome metabólica (diabetes *mellitus*, obesidade, hipertensão arterial e hiperlipedemia) (Perkins, 2008). Estudos em animais e em humanos confirmaram essa hipótese.

Uma pesquisa mostrou que a inativação dos receptores CB1 levava à diminuição do apetite, da gordura corporal e dos lipídeos plasmáticos em ratos normais e obesos. Por outro lado, com a ativação dos receptores CB1, ocorria aumento do peso e dos níveis de triglicérides (Ruby, 2008).

Outro estudo, realizado em 2009, avaliou 49 homens obesos com aumento da gordura intra-abdominal. Os níveis de anandamida, 2-AG, HDL-colesterol e triglicerídeos foram determinados. Foram conduzidos também testes de tolerância à glicose e sensibilidade à insulina. Os pacientes foram submetidos a mudanças de estilo de vida que incluíram uma dieta saudável e exercícios físicos no período de um ano. Estatisticamente, houve redução significativa do peso, diminuição da circunferência abdominal, da gordura intra-abdominal e dos níveis de anandamida, triglicérides e um aumento do HDL (colesterol bom). Atualmente, o estudo do sistema endocanabinoide continua a ser uma área de muito interesse e inúmeras pesquisas.

Terapia de reposição canabinoide

Em 2001, o Dr. Ethan Russo apresentou a sua teoria da deficiência de endocanabinoides, baseada na noção de que várias doenças estariam associadas a ela. Atualmente já é possível determinar os níveis de anandamida e 2-AG, bem como tratar essa deficiência quando preciso. Teoricamente, a deficiência de endocanabinoides pode ser tratada com o aumento da sua produção, diminuição do seu metabolismo e alteração dos receptores canabinoides.

Adicionalmente, pode se administrar os fitocanabinoides CBD e THC, ou adotar uma dieta rica em sementes de cânhamo para ajudar a corrigir a deficiência. O estilo de vida tem um impacto significativo nos níveis de endocanabinoides. Abaixo, algumas sugestões para aumentar esses níveis:

1. Aumentar a ingestão de ômega 3-6-9.
2. Adotar uma dieta rica em sementes de cânhamo, vegetais e frutas.
3. Reduzir ou eliminar o açúcar.
4. Consumir carne e ovos de animais criados livremente, não confinados.
5. Perder peso em caso de obesidade. Dez por cento de diminuição do peso está relacionada a 50% de redução dos níveis de dor.
6. Utilizar ervas como suplemento alimentar – medicina herbal.
7. Não fumar (nicotina).
8. Limitar o uso de álcool.
9. Praticar atividade física por 30 minutos, cinco vezes por semana.
10. Reduzir o estresse, praticar yoga, pilates, acupuntura e aromaterapia.
11. Incorporar tratamento corpóreo (massagem) e mental (meditação).

Alguns alimentos são ricos em canabinoides como, por exemplo: manga, chocolate 100%, semente de cânhamo, equinácea, pimenta do reino, cacau, erva príncipe, lúpulo (cerveja), nectarina, trufas brancas, nozes e ouriço-do-mar. Todos eles afetam positivamente o sistema endocanabinoide, mas não são tão eficazes quanto a *Cannabis*. A anandamida, produzida pelo nosso corpo, se assemelha ao fitocanabinoide THC. Tanto um como o outro tem a capacidade de promover a liberação de dopamina em nosso cérebro, a qual é conhecida como o hormônio do prazer, produzindo um efeito de satisfação, ânimo e prazer.

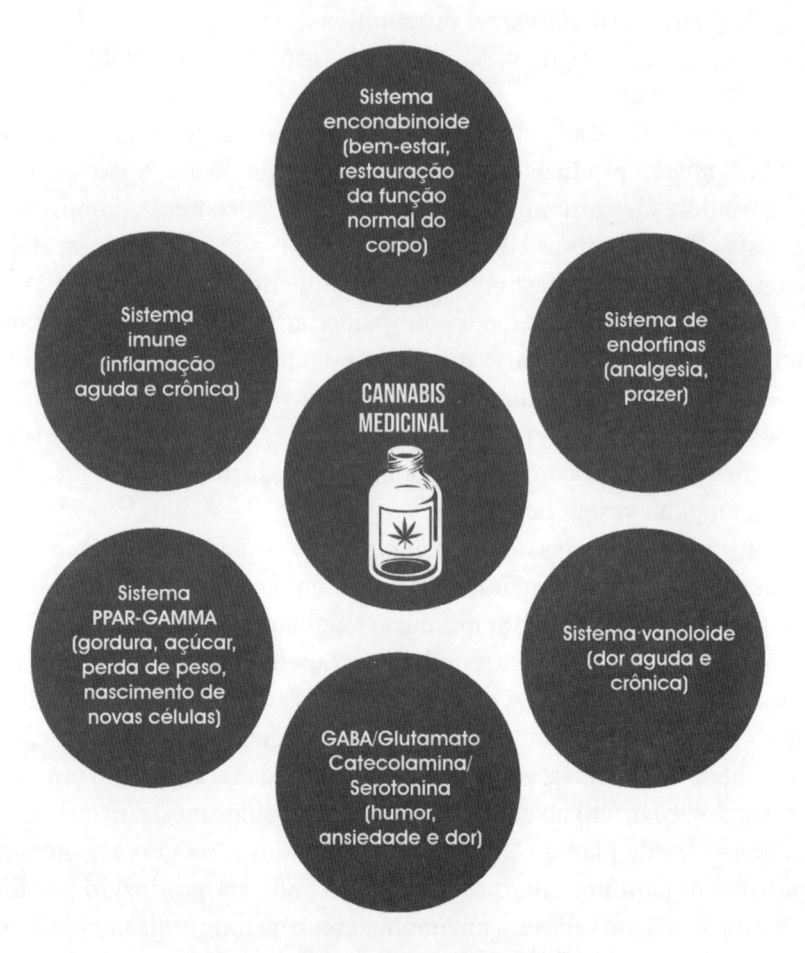

Figura: Ações da *Cannabis* medicinal

Efeito *entourage* ou efeito comitiva

Efeito *entourage* ou comitiva é o resultado da sinergia entre vários canabinoides, seja por interação farmacocinética, seja pela soma de seus diversos efeitos com os terpenos e outros flavonoides. A *Cannabis* contém mais de 113 canabinoides, mais de 200 terpenos (compostos que lhe conferem sabor e aroma), inúmeros flavonoides e centenas de outros compostos químicos. Estes compostos trabalham em conjunto para produzir um efeito sinérgico conhecido como efeito *entourage*, nome dado em 1998 pelo Dr. Ben Shabat. *Entourage* ou comitiva é um grupo de indivíduos que acompanha e apoia alguém. A metáfora faz sentido para o efeito *entourage* da planta *Cannabis*.

Um estudo realizado em 1981 revelou que os extratos vegetais completos da *Cannabis* produziam 330% mais atividade do que o THC puro. Os pesquisadores levantaram a hipótese de que ela contém compostos "sinergistas" e "inibidores". Por exemplo, o CBD pode diminuir os efeitos negativos do THC ao mesmo tempo que aumenta seus benefícios. A pesquisa inicial sobre a *Cannabis* focou apenas no THC, mas, com o passar do tempo, ficou claro que seus outros componentes também são importantes. A pesquisa também mostrou que a planta *Cannabis* em extrato afeta as pessoas de forma diferente, se compararmos ao THC puro. O CBD tem uma sinergia bem documentada com o THC, reduzindo seus efeitos negativos e ampliando seus benefícios.

Outros canabinoides, assim como muitos terpenos da *Cannabis*, contribuem para o efeito *entourage*. Curiosamente, terpenos e canabinoides compartilham um precursor químico semelhante, o que pode explicar a sinergia de ação. Os terpenos podem não apenas afetar a *Cannabis*, mas têm efeitos em si próprios. De acordo com um artigo de 2011, do Dr. Ethan Russo, estudos mostram que a inalação de terpenos em concentração semelhante à de *Cannabis* altera os níveis de atividade, sugerindo um efeito farmacológico direto no cérebro. Diversos trabalhos mostram que outros componentes da planta *Cannabis*, denominados canabinoides menores, contribuem para um efeito total que não pode ser produzido por uma única molécula, ou seja, têm um melhor efeito quando utilizados de forma combinada. A ideia é de que existem muitos compostos fitocanabinoides com atividade terapêutica que, quando combinados, interagem produzindo o efeito *entourage* ou comitiva, aumentando significativamente a atividade canabinoide (Ethan Russo, 2011).

Farmacologia

Metabolismo dos fitocanabinoides

Os fitocanabinoides THC e CBD são metabolizados no fígado (Huestis, 2007), assim como outras substâncias que não são produzidas pelo organismo. A *Cannabis* é altamente lipossolúvel e se acumula no tecido gorduroso. A sua metabolização consiste em transformá-la quimicamente, com o objetivo de promover a sua eliminação do organismo pelas fezes e urina (Lucas, 2018). Para tal, é necessária a intervenção de enzimas de forma a facilitar a sua excreção. Entre as diversas que participam neste processo, as principais fazem parte da família do citocromo P450, (CYP2C9, CYP2C19 e CYP3A4), responsáveis pela hidroxilação e oxidação, e UGT1A1, UGT1A3, UGT1A9 e UGT2B7, que catalisam a conjugação com o ácido glicurônico (Hryhorowicz, 2018). Essas modificações químicas alteram as propriedades dos fitocanabinoides. No caso do THC, por exemplo, alguns passos de metabolização resultam na perda do efeito psicoativo (Anderson, 2016). A CYP2C9 é a principal enzima responsável pela metabolização do THC. O tempo de excreção total pode ser de até cinco dias para excretar de 80% a 90% da dose administrada. Doses orais de CBD de 600mg são bem toleradas com segurança em humanos (Reddy, 2017). Em animais, a dose letal média de THC foi estimada como sendo superior a 800mg/kg (Queensland, 2017).

Absorção e duração

Inalação: quando inalado, os efeitos se iniciam em minutos, atingindo seu pico em 15 a 30 minutos, com uma duração média de 2 a 4 horas. Tanto o CBD como o THC possuem a mesma disponibilidade, de 10% a 35%. O tempo de semivida da fase de distribuição é de 30 minutos, enquanto o tempo de semivida da fase final de metabolização-excreção é de 30 horas (Wall, 1983). Cinquenta por cento do teor de THC é decomposto durante o fumo, aproximadamente o mesmo porcentual do fumo inalado é exalado novamente, e parte do fumo remanescente sofre metabolização no pulmão (Agurell, 1986; Strougo, 2008).

Não há diferença na farmacocinética da forma vaporizada ou fumada.

Oral: possui efeito inicial demorado, atingindo pico de 2 a 4 horas, e o efeito residual de 8 a 24 horas. Sua biodisponibilidade é baixa, varia de 5% a 20% em ambientes controlados, no entanto, *in vivo* a biodisponibilidade é muitas vezes inferior devido à presença do meio ácido estomacal (Abrams, 2007).

Farmacocinética e farmacodinâmica dos canabinoides

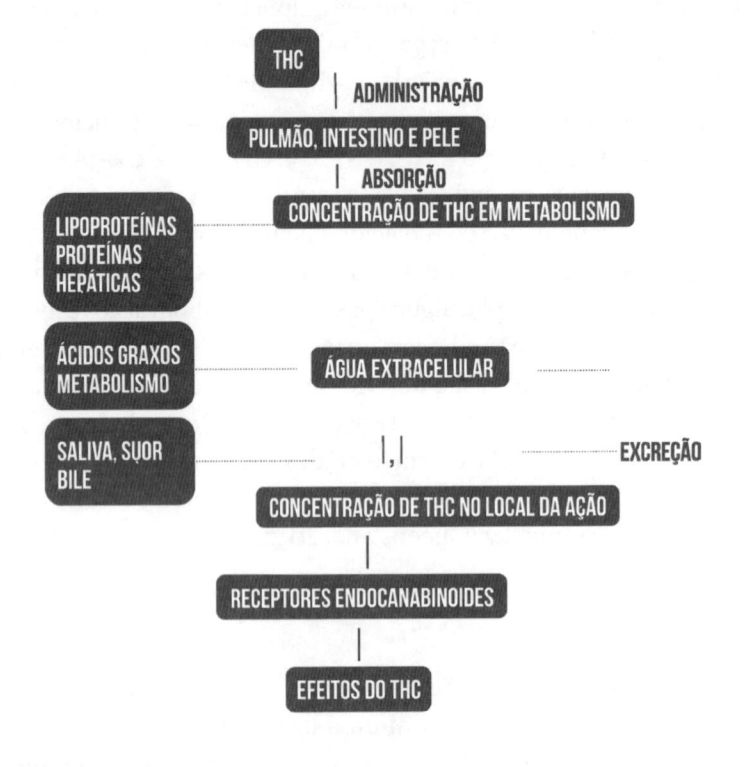

```
                        THC
                         |  ADMINISTRAÇÃO
                  PULMÃO, INTESTINO E PELE
                         |  ABSORÇÃO
                  CONCENTRAÇÃO DE THC EM METABOLISMO
LIPOPROTEÍNAS ----------/
PROTEÍNAS
HEPÁTICAS

ÁCIDOS GRAXOS --------- ÁGUA EXTRACELULAR
METABOLISMO

SALIVA, SUOR ---------  |,|  --------- EXCREÇÃO
BILE
                  CONCENTRAÇÃO DE THC NO LOCAL DA AÇÃO
                         |
                  RECEPTORES ENDOCANABINOIDES
                         |
                  EFEITOS DO THC
```

Ware, MacGill - University 2018

Vias de administração

Tradicionalmente, os consumidores fumam a *Cannabis* em cachimbo, bongo ou como cigarro. Outra forma de consumi-la é por meio de produtos comestíveis, na forma de biscoitos, balas, brownies e outros. A legalização da *Cannabis*, juntamente com novas tecnologias, como os *vaping devices* (vaporizadores), originou inúmeros novos métodos.

Fumo ou *vaping*

Os dois métodos mais utilizados no consumo da *Cannabis* são fumar ou *vaping* (vaporizar). No fumo, queima-se a *Cannabis* e a fumaça é inalada. Já no *vaping*, o dispositivo aquece a planta ou o concentrado (óleo) até atingir o ponto de evaporação para que o vapor seja inalado. Os benefícios de ambos os métodos são o início rápido da ação e a intensidade do efeito. Alguns consumidores relatam que fumar é mais aromático e saboroso, além de os efeitos serem mais duradores. O *vaping* tem as seguintes vantagens:

- Maior eficiência: o *vaping* libera uma porcentagem maior de THC se comparado à combustão.
- Mais discreto: as pessoas não conseguem identificar se alguém está fumando *Cannabis* ou nicotina.
- Fácil de usar: é só apertar o botão e inalar. Entretanto, a bateria deve ser carregada.
- Provavelmente mais saudável: o vapor não contém os carcinogênicos produzidos com a combustão da planta.

Comestíveis

As formas comestíveis da *Cannabis* incluem chocolates, bala de goma, doces, salgados e bebidas infundidas. Essa é a maneira mais discreta de consumo. Comer a planta crua não produz os efeitos desejados, pois é necessário a descarboxilação (aquecimento da *Cannabis*) para converter o THC-A em THC.

Tintura ou óleo

A tintura é um extrato herbal concentrado. Normalmente é consumida aplicando-se algumas gotas embaixo da língua. É necessário esperar alguns minutos antes de deglutir. É possível adicionar a tintura nos alimentos preferidos, nas bebidas e nas loções para aplicação tópica. As tinturas agem rapidamente, ficando apenas atrás do fumo ou *vaping*. Além disso, as tinturas são feitas para evitar o excesso de consumo. Como agem rapidamente, pode se descobrir quantos miligramas de *Cannabis* são necessárias para se obter o efeito desejado.

Aplicação tópica ou transdérmica

As aplicações tópicas são aquelas em que a *Cannabis* é infundida em loções, cremes, óleos e bálsamos e aplicada na pele para alívio da dor e da inflamação. Nessa modalidade ela não atinge a corrente sanguínea. Entretanto, os adesivos dérmicos aplicados na pele seguem para o sangue. Enquanto as aplicações tópicas são geralmente utilizadas para alívio de dor localizada e inflamação, os adesivos transdérmicos são a melhor escolha para uma ação sistêmica. As vias de administração incluem: deglutição (cápsulas e comprimidos), massagear nas gengivas, inalação, uso retal, uso tópico, intravaginal e nasal. Devido às várias vias de administração, bem como a variedade de plantas e seus componentes, fica fácil entender a dificuldade em se padronizar a dose para uma determinada enfermidade.

Enquanto alguns pacientes respondem bem ao tratamento, o mesmo pode não ocorrer com outros, tendo variações na intensidade ou no tempo de ação. Considerando-se que a resposta ao tratamento é variada, é muito importante o acompanhamento médico para se obter o melhor resultado, o que faz com que esse tratamento seja individualizado.

A variedade dos fitocanabinoides é baseada na genética da planta, no meio ambiente em que é cultivada, nas horas de luz que recebe, na brisa que corre na plantação, dentre vários outros fatores. O perfil genético de cada planta é diferente.

Normalmente, a fase inicial do tratamento com a *Cannabis* medicinal é feita com baixas doses de canabidiol (CBD) durante o dia e baixas doses de tetra-hidrocanabinol (THC) à noite. Essas doses são ajustadas dependendo da resposta do paciente. Se ele estiver respondendo bem a uma baixa dose de THC à noite, deve-se mantê-la e, se necessário, aumentar a dose de CBD durante o dia.

Um dos desafios do tratamento com *Cannabis* medicinal é fazê-lo funcionar juntamente com a abordagem medicamentosa tradicional. Embora um paciente tratado com *Cannabis* medicinal possa ocasionalmente ficar alterado, devido ao THC, isso não significa que, para que o tratamento funcione, ele deva sempre sentir algo diferente ou ficar eufórico. Imagine dizer para alguém que usa *Cannabis* recreativamente que não ficará eufórico, que é exatamente o que a pessoa está procurando. Por outro lado, a última coisa que um paciente idoso procura durante o tratamento com a *Cannabis* medicinal é a euforia.

Por isso, a experiência pessoal com mais de 100 fitocanabinoides presentes na *Cannabis* é muito diferente daquela obtida com um comprimido estável e com apenas um princípio ativo, como ocorre com os medicamentos alopáticos. Sem dúvida, a *Cannabis* medicinal é menos previsível e mais instável.

Muitos médicos a têm utilizado para substituir fármacos como os opioides, anti-inflamatórios e mesmo drogas perigosas, como a heroína e a cocaína. E até hoje não se tem conhecimento de mortes por overdose com a *Cannabis*.

Além disso, nunca se observou também dano cerebral em usuários adultos. Aproximadamente um quarto dos usuários recreativos apresenta ansiedade, insegurança, inibição, introspecção e ataques de pânico após o uso de THC. O mesmo não ocorre com o CBD. A razão desta alta probabilidade de ocorrência é a ação da dopamina, uma substância química naturalmente presente no organismo e que se assemelha ao THC, podendo "enganar" o cérebro com o envio de sinais de aviso falsos sobre ameaças de perigo, tornando esses sujeitos nervosos e inseguros nas situações mais comuns possíveis, como responder a uma chamada telefônica, abrir uma porta ou manter contato visual com um cachorro.

VIAS DE ADMINSTRAÇÃO

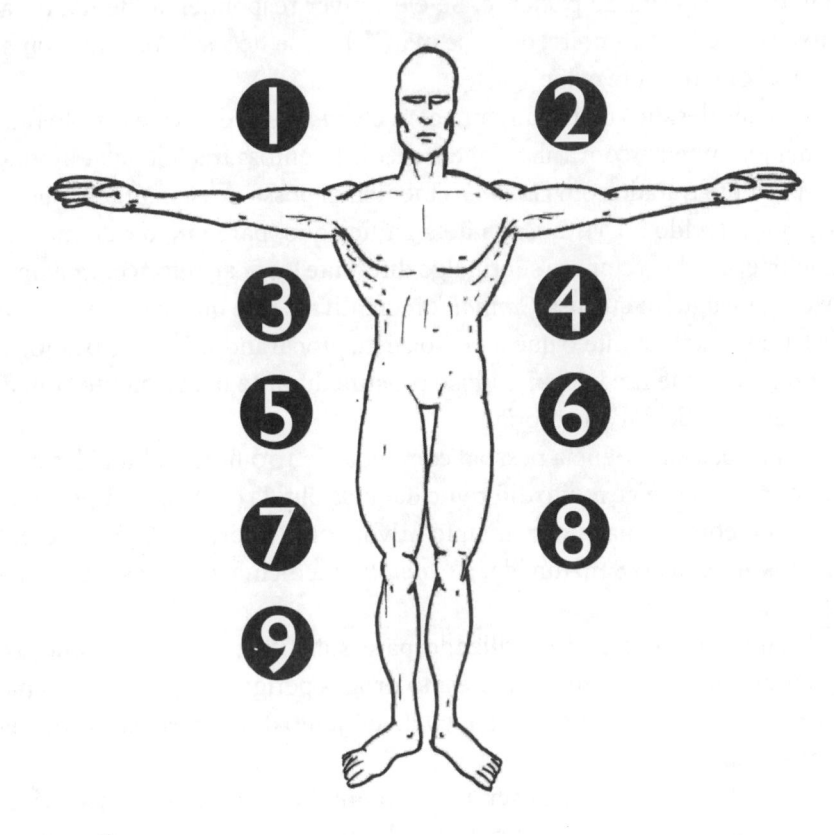

Nasal

- Biodisponibilidade (CBD): ~ 35%.
- O efeito tem início em segundos, atinge o pico após 10 minutos e dura por horas.
- Evita o metabolismo hepático de primeira passagem.

Oftalmológico

- Biodisponibilidade (THC): 6% a 40%.
- O efeito atinge o pico em 60 minutos e dura por várias horas.
- Ideal para glaucoma/aplicação tópica.
- Evita o metabolismo hepático de primeira passagem.

Inalação

- Biodisponibilidade (THC): ~10% (uso ocasional).
- O efeito tem início em um minuto, atinge o pico após 10 minutos e dura ~1 hora.
- Evita o metabolismo hepático de primeira passagem.
- É fácil de dosar.

Bucal/sublingual

- Biodisponibilidade (THC): ~13%.
- O efeito inicia, atinge o pico e termina relativamente rápido, se comparado com a via oral.
- Evita o metabolismo hepático de primeira passagem.
- Evita destruição pelo ácido estomacal.

Intravenoso

- Biodisponibilidade (THC): 100%.
- Eficiente.
- Rápido.
- Invasivo.

Vaginal

- Biodisponibilidade (THC): ~13%.
- Atinge o pico após 2 a 8 horas.
- Evita o metabolismo hepático de primeira passagem.
- Evita destruição pelo ácido estomacal.
- Semi-invasivo.

Retal

- Biodisponibilidade (THC): ~13%.
- Atinge pico após duas a oito horas.
- Evita destruição pelo ácido estomacal.
- Semi-invasivo.

Tópico

- Efeito do CBD aumenta com o passar das horas e pode durar dias.
- Não é psicoativo.
- Ideal para o tratamento crônico.
- Ruim para o tratamento agudo.

Oral

- Biodisponibilidade (THC): ~ 6%.
- Efeito tem início em ~ uma hora, atinge o pico entre 1 a 6 horas e dura 24 horas.
- Efeito de longa duração.
- Extensivo a metabolismo de primeira passagem.
- Difícil de dosar.

Posologia

O tratamento com a *Cannabis* medicinal é muito diferente do tratamento alopático convencional, baseado no uso de medicamentos farmacêuticos (Carter, 2004). Encontrar a dose correta de *Cannabis* para um determinado indivíduo não é fácil, pois são inúmeros os fatores envolvidos, como: a complexa farmacologia canabinoide, genética do paciente, diferenças na estrutura e funções dos receptores canabinoides, metabolismo da pessoa, planta com vários princípios ativos, estágio ou intensidade da enfermidade, o peso, a idade e a sensibilidade à *Cannabis*.

Existem 1.495 diferentes compostos presentes na *Cannabis* que podem impactar o tratamento de diferentes maneiras (Hanus, 2020). Tudo isso torna difícil estabelecer e padronizar uma dose exata. Portanto, a posologia da *Cannabis* medicinal deve ser determinada individualmente, pois é um tratamento personalizado.

Como via de regra, deve se iniciar com uma dose baixa e ir aumentando lentamente (*start low and go slow*) até se obter a resposta desejada (janela terapêutica), ou seja, atingir a melhor eficácia possível com mínimos eventos adversos. Por se tratar do extrato de uma planta com vários princípios ativos, os pacientes podem responder diferentemente a uma mesma dose.

Vale lembrar ainda que o CBD é considerado seguro desde que não tenha toxinas ou impurezas. Ele deve ser produzido por empresas sérias e com controle de qualidade. Nesse contexto, temos que ser sempre precavidos ao tomar decisões em face de incertezas.

Além disso, é importante ter consciência do caráter técnico da dosagem. "Titulação" é uma palavra utilizada em química que significa adição gradual de um reagente químico até a obtenção da reação química esperada. A titulação com medicamentos significa iniciar com uma dose baixa e aumentar gradativamente até se obter a resposta terapêutica desejada. Esse processo é altamente recomendado ao se iniciar o tratamento com a *Cannabis* medicinal.

Existem três variações de dosagem que podem ser utilizadas em diferentes enfermidades: microdose, dose padrão e macrodose. Essas três variações, combinadas com o peso corporal do paciente, determinam a dose inicial recomendada.

Dose baixa: são consideradas baixas concentrações de medicação que variam de 0,5mg a 20mg de CBD por dia. Eficazes para insônia, cefaleia, estresse, alterações metabólicas e náuseas.

Dose média: variam de 20mg a 100mg de CBD por dia. Têm demonstrado eficácia em casos de depressão, ansiedade, artrite, fibromialgia, esclerose múltipla, autismo e perda de peso.

Dose alta: variam de 100mg a 800mg de CBD por dia. Doses nesses níveis são utilizadas no tratamento de câncer, epilepsia, síndromes epilépticas, doença hepática e outras condições graves.

As doses citadas são as iniciais e não necessariamente as terapêuticas. Mantenha a dose inicial por uma semana antes de aumentá-la. Na eventualidade de se observar efeitos adversos, reduza a dose pela metade. O aumento da dose deve ser por volta de 20% até se obter o efeito terapêutico desejado.

Recomenda-se a titulação cuidadosa de produtos ricos em THC. Doses baixas, de 2,5mg de THC, por exemplo, podem aliviar a dor sem efeitos psicoativos. Descobrir a dose ideal de THC pode envolver inúmeras tentativas. Uma combinação de CBD e THC pode ter uma eficácia maior que CBD e THC utilizados separadamente. Isso ocorre devido ao efeito *entourage* ou efeito comitiva (Russo, 2011), pois canabinoides e terpenos possuem propriedades distintas e agem independentemente. Quando combinados, apresentam efeito sinérgico, mais seguro e eficaz se comparado ao uso dessas substâncias de forma isolada.

O uso de altas doses de CBD é uma forma de tratamento que não causa psicoatividade ou deixa o paciente eufórico, pois não possui THC. Isolados de CBD ou THC não contêm terpenos e outros canabinoides, o que é uma desvantagem. Pesquisas clínicas mostram que o extrato de *Cannabis* rico em CBD de espectro total é eficaz em doses muito mais baixas e possui uma janela terapêutica mais ampla do que o isolado de CBD. A sinergia terapêutica observada com os extratos vegetais resulta em uma maior eficácia e segurança. Sua administração é oral, via sublingual, com rápida absorção e efeito iniciando após 10-15 minutos.

Dosagem clínica do canabidiol

Uma revisão sistemática investigou quais doses de canabidiol foram utilizadas em populações clínicas, para compreender a variação ativa do CBD em diferentes contextos médicos. Um total de 1.038 artigos científicos foi avaliado, do qual 35 cumpriram os critérios de inclusão. Vinte e três estudos reportaram melhora significativa dos desfechos primários (sintomas psicóticos, ansiedade e convulsões) com uma dose entre 1mg-50mg/kg/dia de canabidiol. Ele foi bem tolerado e a epilepsia foi a condição médica mais estudada. Os estudos demonstraram efeitos positivos do canabidiol em reduzir a gravidade e a frequência das crises convulsivas na dose de 15mg/kg/dia. Essa revisão mostrou que os estudos utilizando altas doses de CBD tiveram melhores resultados terapêuticos quando comparados com doses menores. Em epilepsia, a dose média utilizada foi de 15mg/kg/dia, em esquizofrenia e transtorno bipolar ela foi de 15mg/kg/dia, na doença de Parkinson foi, em média, 7mg/kg/dia, para doença de Huntington, 10mg/kg/dia, e no tratamento da ansiedade, 10mg/kg/dia (Miller, 2018).

De um modo geral, existem três tipos diferentes de *Cannabis* medicinal:

- CBD **dominante: alto CBD e baixo THC (menos de 0,3%)**

O tratamento com CBD dominante não tem o efeito psicoativo, pois a porcentagem de THC é muito baixa para causar euforia. Pesquisas pré-clínicas indicam que o óleo de *Cannabis* rico em CBD de espectro total é eficaz em doses muito mais baixas e tem uma janela terapêutica muito mais ampla do que um uso isolado de CBD.

A sinergia terapêutica observada com os extratos vegetais resulta em maior eficácia com menores quantidades de componentes ativos. A dose de CBD de espectro total deve iniciar com 50mg/dia, dividida em duas ou três tomadas. Incrementos semanais de 50mg/dia até atingir 200mg/dia em adultos é a norma. Ele não é sedativo e nem psicoativo, o que permite seu uso diurno. É eficaz em várias enfermidades, entre elas, dor crônica, inflamação e epilepsia.

Posologia de CBD para adultos (mais que 45kg)

Iniciar com 50mg por dia, em uma ou duas administrações, e monitorar os sintomas por uma semana. Se não houver melhora, aumentar a dose para 100mg e monitorar os sintomas por mais outra semana e assim sucessivamente, até atingir 200mg/dia.

	1x ao dia	2x ao dia	Dose total
Semana 1	50mg	25mg	50mg
Semana 2	100mg	50mg	100mg
Semana 3	150mg	75mg	150mg
Semana 4	200mg	100mg	200mg

Posologia de CBD para uso pediátrico (menos que 45kg)

	1x ao dia	2x ao dia	3x ao dia	Dose total
Semana 1	15mg	7,5mg	5mg	15mg
Semana 2	30mg	15mg	10mg	30mg
Semana 3	60mg	30mg	15mg	60mg
Semana 4	90mg	45mg	30mg	90mg

- **THC dominante: alto THC e baixo CBD**

A utilização do THC como medicamento depende, em grande parte, do controle de suas propriedades psicoativas. A avaliação da sensibilidade do paciente ao THC é fundamental para um tratamento eficaz e sem efeitos psicoativos. Recomenda-se a titulação cuidadosa com produtos THC dominante. A dose pode ser determinada iniciando-se com uma quantidade baixa, de 2,5mg de THC no primeiro dia, e aumentando em 2,5mg após uma semana. Se bem tolerado, considere aumentar a dose gradativamente até atingir um total de 15mg, dividida igualmente ao longo do dia. Doses cumulativas de THC, que excedam 30mg/dia, podem causar efeitos psicoativos. Descobrir a dose ideal da *Cannabis* pode envolver algumas tentativas com acertos e erros. Doses menores de THC, como 2,5mg/dia, podem fornecer alívio dos sintomas sem efeitos adversos. É eficaz no tratamento da dor crônica, do sono, humor, náusea, vômitos, no aumento do apetite, entre outras indicações.

Dose de THC para adultos (mais que 45kg)

O tetra-hidrocanabinol (THC) é psicoativo e se liga nos receptores do cérebro. Pode atuar como um anticonvulsivante, antiespasmódico, sonífero e possui ação comportamental. Fique atento aos efeitos colaterais, pois o THC é pré-convulsivante em aproximadamente 10% dos pacientes que já possuem convulsões.

	Dose única diária	2x ao dia
Semana 1	5mg/dia	2,5mg
Semana 2	10mg/dia	5,0mg
Semana 3	15mg/dia	7,5mg
Semana 4	20mg/dia	10mg
Semana 5	25mg/dia	12,5mg
Semana 6	30mg/dia	15mg

Se o THC não causar os efeitos desejados, deve-se aumentar a dose em 5mg semanalmente, até a obtenção dos efeitos desejados. Doses superiores a 30mg/dia podem elevar o risco para eventos adversos.

Algumas considerações práticas da administração e estabelecimento da dose de *Cannabis* medicinal (THC) são (Mac Callum, 2018):

1* e 2* dia: 2,5mg de THC antes de dormir (começar com 1,25mg se jovem ou idoso).
3* e 4* dia: se a dose prévia tiver sido bem tolerada, aumentar em 1,25 – 2,5mg antes de dormir.
5* e 6* dia: aumentar em 1,25 – 2,5mg antes de dormir.

Caso não sejam obtidos os efeitos desejados, continue aumentando a cada dois dias, sem ultrapassar os 30mg.

A *Cannabis* possui um excelente perfil de segurança se comparada com outros medicamentos. Não existem relatos de morte por overdose, pois receptores CB1 não são encontrados nos centros cardiorrespiratórios, ao contrário dos opioides. Utilizando-se a estratégia de "iniciar com baixa dose e aumentar lentamente" se evitam os efeitos colaterais do THC. A combinação do THC com o CBD minimiza a maioria dos seus efeitos adversos (Russo, 2011).

Combinação entre CBD e THC

Uma relação equilibrada de CBD e THC pode ter um impacto maior que o uso isolado do CBD ou do THC. Para alguns pacientes adultos o efeito terapêutico pode ser atingido com 50mg, enquanto outros necessitam de altas doses, até 1.000mg/dia (tratamento de câncer), sem apresentar efeitos adversos.

O CBD e o THC são poderosos parceiros na terapia canabinoide e funcionam melhor juntos do que separados. O CBD pode aumentar sinergicamente as propriedades anti-inflamatórias e analgésicas do THC, além de reduzir os efeitos psicoativos.

O Mevatyl®/Sativex® é um produto aprovado no Brasil e em vários países do mundo para o tratamento de espasticidade na esclerose múltipla. É composto por 27mg/ml de THC e 25mg/ml de CBD. A apresentação é em frasco spray de 10ml e possibilita a liberação de até 90 pulverizações de 100 microlitros. Cada pulverização libera 2,7mg de THC e 2,5mg de CBD. Pode levar até duas semanas para atingir a dose ideal que deve ser ajustada para cada paciente.

Número de pulverizações

Dia	Dose matinal	Dose noturna	Total/dia
Dia 1	0	1	1
Dia 2	0	1	1
Dia 3	0	2	2
Dia 4	0	2	2
Dia 5	1	2	3
Dia 6	1	2	3
Dia 7	1	2	3
Dia 8	2	4	6
Dia 9	2	5	7
Dia 10	3	5	8
Dia 11	3	6	9
Dia 12	4	6	10
Dia 13	4	7	11
Dia 14	5	7	12

Depois do período de ajuste, assim que a dose ideal for atingida, pode-se dividi-la ao longo do dia.

As posologias aqui mencionadas foram obtidas por meio dos fabricantes e de inúmeros estudos clínicos publicados em revistas internacionais, não se tratando de uma recomendação, mas sim de informação da experiência de vários pesquisadores.

Medicamentos farmacêuticos à base de canabinoides

Mevatyl ® / Sativex ® (nabiximol)

A Anvisa aprovou no Brasil o primeiro medicamento produzido à base de *Cannabis sativa*. O nabiximol (Mevatyl®) é atualmente o único produto com dosagem padronizada de CBD/THC na proporção de 1:1, com base em extensa pesquisa clínica. É indicado no tratamento da esclerose múltipla (doença em que ocorre inflamação e destruição da mielina, camada protetora das células nervosas) em pacientes adultos que apresentam sintomas relacionados à rigidez muscular e com quadro de espasticidade moderada à grave. O Mevatyl®, tetra-hidrocanabinol (THC) = 27mg/ml + canabidiol (CBD) = 25mg/ml, está recomendado para pacientes que apresentam esta doença neurodegenerativa, mas que não respondem de forma adequada a outros medicamentos antiespásticos. Sua apresentação é na forma de spray, para uso oral. Não está indicado na epilepsia, pois o THC pode agravar as crises epilépticas. Não deve ser utilizado em menores de 18 anos.

A dose de nabiximol varia de: 2,7mg de THC – 2,5mg de CBD, 1 spray/dia, a 16 sprays/dia: 43,2mg de THC – 40mg de CBD.

Início: 1 spray/dia – **Média:** 8 sprays/dia – **Máximo:** 16 sprays/dia.
(GW Pharmaceuticals, Sativex Product Monograph, 2010).

Canabidiol Prati-donaduzzi®

Frasco de 30ml contendo 6.000mg de canabidiol. Acompanha seringas dosadoras. Administração em doses entre 2,5mg a 25mg/kg/dia, podendo ser aumentada gradualmente. Dose máxima: 25mg/kg/dia.

A indicação terapêutica do produto será determinada pelos profissionais médicos na prescrição.

Epidiolex® (canabidiol)

Em 2018, o FDA aprova pela primeira vez um produto farmacêutico que contém canabidiol (CBD), derivado natural da planta *Cannabis ruderalis*, comercialmente chamado de Epidiolex®. É uma solução oral aprovada para o tratamento de convulsões associada com duas formas graves de epilepsia: síndrome de Dravet e síndrome de Lennox-Gastaut. O xarope contém 100mg por ml de CBD e apenas 0,1% de THC. O FDA avaliou os benefícios da *Cannabis* medicinal, os quais superam em muito os riscos no tratamento de crianças com dois anos ou mais anos, portadoras das síndromes de Dravet e de Lennox-Gastaut, que são extremamente difíceis de serem tratadas, pois não respondem aos medicamentos tradicionais. A aprovação do Epidiolex® pelo FDA é um fato importantíssimo e um tremendo avanço na medicina. Ela legitima o uso do CBD na comunidade médica enquanto pavimenta o caminho para mais pesquisas relacionadas aos canabinoides.

A dose inicial recomendada é de 2,5mg/kg, duas vezes ao dia (5mg/kg/dia). Após uma semana, pode ser aumentada para uma dose de manutenção de 5mg/kg duas vezes ao dia (10mg/kg/dia). (GH Pharmaceuticals, Epidiolex Product Monograph, 2018).

Marinol® (dronabinol)

A comprovação da eficácia dos componentes presentes na *Cannabis* por meio de pesquisas clínicas levou o FDA a aprovar o dronabinol, um canabinoide sintético, derivado do THC. Ele é comercializado nos EUA por sua desenvolvedora, a Solvay Pharmaceuticals, com o nome de Marinol®. É um THC sintético indicado como tratamento auxiliar de HIV/Aids, câncer, anorexia e caquexia (Beal, 1995). Está também indicado em pacientes em quimioterapia que apresentam episódios graves de náuseas e vômitos. Embora a eficácia do dronabinol seja menor quando comparada com os fitocanabinoides naturais (THC-CBD), cujo extrato possui inúmeros outros componentes ativos, oferece uma alternativa aos medicamentos tradicionais. Além disso, o dronabinol pode ocasionar efeitos colaterais.

Marinol®: (cápsula) 2,5mg ou 5,0mg ou 10mg.
Início: 5mg/dia – **Média:** 10mg/dia – **Máximo:** 40mg/dia.
Dose: 1mg a 2mg, duas vezes ao dia. Dose máxima de 6mg, dividida em três vezes ao dia.
(Abbott Products Inc. Marinol Product Monograph, 2010)

Cesamet® (nabilona)

A nabilona é outro canabinoide sintético aprovado pelo FDA como antináuseas e antiemético, principalmente para pacientes com Aids e em quimioterapia. Na véspera da quimioterapia, recomenda-se a sua ingestão à noite. Em seguida, pode ser administrado duas ou três vezes diariamente, durante todo o ciclo de quimio.

nabilone (cápsula): 0,25mg e 1mg de THC sintético.
Início: 1mg/dia - **Média:** 1mg-2mg / 2x dia - **Máximo:** 6mg/dia.
nabilone (cápsula): 0,25 mg - 1mg de THC.
Início: 1mg a 5mg/kg/dia - **Máximo:** 25mg/kg/dia.
(Comercializado como Cesamet® pela farmacêutica Valeant)

Em 1998, Geoffrey Guy, fundador da G.W. Pharmaceuticals, e seus pesquisadores desenvolveram o CBD sintético. Em 2003, o governo norte-americano patenteou o CBD como anti-inflamatório e neuroprotetor, reconhecendo assim o seu potencial terapêutico.

Pacientes portadores de doenças graves e muitas vezes incapacitantes de todo o mundo têm se beneficiado com o uso da *Cannabis* medicinal. Portadores de epilepsia, esclerose múltipla, dores neuropáticas, transtornos psiquiátricos, doenças neurodegenerativas e sindrômicas (Parkinson, Alzheimer e Tourette), estágios avançados de doenças autoimunes e inflamatórias (Lúpus, Crohn, Artrites) e alguns tipos de câncer são alguns exemplos de enfermidades que respondem à *Cannabis* medicinal, melhorando em muito a qualidade de vida desses pacientes.

Monitoramento

O sucesso do tratamento com a *Cannabis* medicinal depende muito do monitoramento dos pacientes, principalmente com o objetivo de se encontrar a dosagem terapêutica, ou seja, a dose ideal para que o indivíduo obtenha a maior eficácia medicamentosa, sem efeitos colaterais.

Na primeira consulta é fundamental identificar o fitocanabinoide ideal para o tratamento de uma determinada patologia. Atualmente, já se encontram disponíveis no mercado o tetra-hidrocanabinol (THC), o canabidiol (CBD) e a combinação CBD:THC. Portanto, temos atualmente disponível três tipos de fitocanabinoides. Na maioria das vezes, inicia-se com

CBD, pois, além de ser seguro, não é psicoativo e tem demonstrado eficácia nos casos de epilepsia refrataria e espasticidade na esclerose múltipla. Inclusive, os medicamentos Mevatyl® e Canabidiol Prati-Donaduzzi® já se encontram à venda no Brasil.

Muitas vezes é necessário adicionar o THC ao tratamento, porém, levando-se em consideração que pode causar eventos adversos como euforia, agitação e ansiedade quando utilizado em doses elevadas. Normalmente isso acontece em pacientes que possuem hipersensibilidade ao THC. Esses eventos adversos podem ser minimizados com a titulação da dose.

É sempre importante perguntar ao paciente se já usou a *Cannabis* medicinal anteriormente e se teve boa resposta. Uma vez determinado o fitocanabinoide a ser utilizado, inicia-se a determinação da dose. É um tratamento personalizado, pois cada paciente responde de uma forma individualizada. Segundo o Conselho Federal de Medicina, a dose recomendada para o tratamento da epilepsia refratária varia de 2,5mg/kg/dia a 25mg/kg/dia de CBD. A terapia canabinoide não substitui os medicamentos prescritos para uma determinada enfermidade, trata-se de uma terapia coadjuvante. É comum que pacientes polimedicados solicitem a suspensão dos medicamentos até então utilizados, acreditando que a *Cannabis* os substituirá, porém essa decisão cabe exclusivamente ao médico que os prescreveu. Não considero ético modificar a prescrição de um colega especialista.

Nos casos de dor crônica, inúmeras pesquisas científicas têm demonstrado que a *Cannabis* tem sido eficaz em diminuir e, muitas vezes, até suspender o uso de medicamentos opioides responsáveis por mais de 30 mil mortes por ano nos EUA. Entretanto, uma vez mais, a decisão de diminuir a dose ou mesmo de suspender o medicamento é do médico prescritor.

Nos casos de pacientes crônicos, é muito comum que acabem assumindo o controle do tratamento, pois com o passar do tempo desenvolvem uma percepção de quando devem aumentar ou diminuir a dose da *Cannabis* medicinal. Como não existem casos de morte por overdose com a *Cannabis*, é perfeitamente admissível que o paciente ajuste a dose com base em suas necessidades.

Estratégia terapêutica

Identificação da enfermidade: Normalmente os pacientes já têm um diagnóstico identificado pelo médico especialista.

Escolha do canabinoide a ser utilizado: CBD, THC, CBD:THC.

Definição da concentração inicial da *Cannabis*: Cálculo dos miligramas por mililitro na apresentação oleosa.

Titulação da dose: Iniciar com dose baixa e ir aumentando lentamente até obtenção do resultado esperado (*start low, go slow*).

Monitoramento semanal: Feito por mensagens, celular e WhatsApp.

Estabelecimento de metas objetivas: Importante para determinar o sucesso do tratamento. Devem estar identificadas, acordadas e registradas.

Considerar retornos: 1 – 3 – 6 meses, até se controlar da enfermidade, verificando se os objetivos estão sendo atingidos.

Avaliar os padrões de uso dos canabinoides.

Revisar as comorbidades: Diabetes (glicemia), intercorrências cardiovasculares (frequência cardíaca estável? Dor torácica? Hipertensão arterial? Sono? Ansiedade?).

Avaliar interações medicamentosas e eventos adversos.

Revisar os objetivos estabelecidos na primeira consulta. Metas SMART: específica, mensurável, alcançável, relevante e temporal.

Pesquisar resultados por meio de escalas simples e questionários: Acompanhamento por meio de diário, no qual se documentam os ganhos com o tratamento. Escalas simples de 0 a 10, em que 0 é ausência e 10 é muito.

Com o uso contínuo da dose terapêutica, normalmente não é necessário continuar escalonando a dose. Pacientes tendem a ficar tolerantes à psicoatividade, mas não à ação analgésica, antiespasmódica e ansiolítica do THC.

Dispensários de *Cannabis*

Os dispensários de *Cannabis* existem nos EUA há mais de 30 anos. Eles são como farmácias, mas comercializam exclusivamente produtos derivados da *Cannabis*. Seu objetivo é fornecer aos pacientes um local seguro para obter informações e comprar *Cannabis* cultivadas especificamente para o uso medicinal. Sua regulamentação é diferente da dos estabelecimentos recreativos de *Cannabis*. O design dos dispensários se assemelha a um consultório médico. Aconselha-se que os pacientes cheguem ali preparados, com a documentação adequada e uma lista de perguntas relacionadas à *Cannabis* e sua doença, caso tenham dúvidas.

A maioria dos dispensários possui tipos diferentes de flores e botões em exibição: de *Cannabis sativa* a híbridas de todos os tipos. São fornecidos todos os resultados de testes, permitindo que se saiba as porcentagens de THC, CBD, canabinoides menores, terpenos e flavonoides. Esses resultados asseguram a qualidade e a isenção de bolor na *Cannabis*.

Os dispensários também comercializam a *Cannabis* concentrada, como o Kief (feito a partir de tricomas retirados das flores da planta). Ele pode ser fumado em cachimbos, vaporizador ou em um papel próprio para enrolar. Já o haxixe (bango, pargo) é um preparado compactado feito a partir dos tricomas da *Cannabis sativa* (THC). Pode ser consumido na forma de doces, bebidas, fumado puro ou associado ao tabaco ou óleos de diferentes tipos e concentrações.

A *Cannabis* pode ser encontrada em diferentes produtos comestíveis, como doces e granola. Embora sejam ingeridos como uma comida qualquer, esses itens mantêm o efeito medicinal da planta. Outras opções de uso da *Cannabis* incluem os tônicos e as pomadas, que funcionam bem para o tratamento da dor.

Os dispensários têm atendentes altamente capacitados e informados para ajudar os pacientes a encontrar o produto ideal para as suas necessidades. Eles geralmente compartilham sua experiência pessoal com a *Cannabis*, elucidando os benefícios medicinais de determinada cepa, sem recomendar diretamente o seu uso.

Os efeitos da *Cannabis* são variáveis, podendo causar introversão ou extroversão. Alguns pacientes a utilizam para se relacionar socialmente ou para relaxar, dormir e diminuir a ansiedade. Determinadas variedades de *Cannabis* servem para energizar, estimular a criatividade e desinibir.

Cepas específicas da *Cannabis* variam em relação aos fitocanabinoides e aos outros componentes que contribuem nas propriedades físicas (cor, aroma e estrutura da flor) e farmacológicas da planta, ou seja, seu efeito terapêutico no corpo e no cérebro. Espécies da planta vêm sendo melhoradas por meio de técnicas genéticas avançadas para se obter propriedades específicas e os efeitos desejados. Existem mais de 200 variações genéticas e cada uma possui uma proporção de canabinoides. Em um país com o uso medicinal da *Cannabis* devidamente regulamentado, é possível adquirir a *Cannabis* sabendo a média dos teores de CBD e THC presentes nas flores e, com isso, optar pela variedade com maiores propriedades terapêuticas.

Alguns tipos de *Cannabis* recebem nomes específicos que muitas vezes têm origem no nome do produtor ou na natureza híbrida da planta, e costumam ser bastante interessantes e até divertidos. Normalmente, evitam-se nomes formais ou derivados do latim, como tradicionalmente se faz com os medicamentos farmacêuticos. A seguir temos alguns tipos de *Cannabis* e seus nomes comerciais.

AC/DC: possui alto teor de CBD (20%) associado a um nível baixíssimo de THC. É útil para tratar dor crônica, ansiedade, epilepsia, esclerose múltipla e os efeitos negativos da quimioterapia.

Harlequin: tem uma proporção 5:2 de CBD para THC, chegando a ter mais de 10% de canabidiol. Por ser de predominância *sativa*, tende a deixar o paciente alerta e com mais energia.

Charlotte's Web: tem um nível de TCH baixíssimo e quase indetectável e cerca de 20% de CBD. É uma das mais potentes nessa classe.

Remedy: extremamente relaxante, contém apenas 1% de THC e cerca de 15% de CBD.

Ringo's gift: essa é outra variedade de *Cannabis* com uma proporção de até 20:1 de CBD, fruto do cruzamento de AC/DC e Harle-Tsu.

WebGirl Scout Cookies: conhecida como GSC, é híbrida, resultado do cruzamento de OG Kush e Durban Poison, possui 19% de THC.

OG Kush: híbrida, fruto do cruzamento entre Chemdawg, Pakistani Kush e Lemon Thai. Possui altos níveis de THC.

Purple Kush: 100% *Cannabis indica*, é híbrida, cruzamento entre Hindu Kush e Purple Afghani.

Sour Diesel: variedade única de *sativa* dominante, foi denominada assim por causa do seu cheiro de diesel.

Granddady Purple: predominantemente *indica*.

White Gold: híbrida, com predominância da *Cannabis indica*, resultado do cruzamento entre White Widow e Himalayan Gold.

Apollo 11: cruzamento entre Genius e Cinderella 99 (*sativa* dominante), híbrida.

Jack the Ripper: híbrida, cruzamento de Jacks Cleaner fêmea com Space Queen macho (Amsterdã).

Ao longo dos anos as espécies acima citadas vêm sendo submetidas a processos que melhoram suas propriedades, a maioria delas relacionada com variações do teor de canabinoides. Praticamente não existem limites para as variações das espécies, mas a disponibilidade de uma cepa depende da popularidade e capacidade de se cultivar em uma determinada região. Alguns produtores dos EUA focaram em obter plantas geneticamente modificadas, com concentrações mais elevadas de canabinoides para uso medicinal.

Cannabis recreativa *versus* Cannabis medicinal

	Medicinal	Recreativa
Objetivo	Ficar bem.	Ficar alterado.
Variedades	Alto CBD, baixo THC. Fitocanabinoides: CBDA, THCA, BG, CBC, CBN, CBDV e THCV.	Alto THC, baixo CBD. Fitocanabinoides são ignorados.
Temperatura	Aquecido, pré-aquecido, puro e fresco.	Sempre aquecido ou pré-aquecido.
Efeito desejado	Bem-estar, melhora da enfermidade de base, engajamento social e calmante.	Ficar alterado.
Efeitos adversos	Sonolência e relaxamento.	Tontura, ansiedade, pânico, boca seca, confusão e ilegalidade.

Eventos adversos

A *Cannabis* é a droga ilegal mais utilizada em todo o mundo. O Relatório Mundial Sobre Drogas de 2018 mostrou que ela foi a droga mais consumida em 2016, com 192 milhões de pessoas utilizando-a ao menos uma vez no período de um ano. Mais de cinquenta milhões de brasileiros já a experimentaram e mais de 20 milhões a fumaram no último ano. O dado é do levantamento Nacional de Álcool e Drogas do Governo Federal. Essas informações são importantes, pois muito do que se sabe sobre os efeitos adversos da *Cannabis* é proveniente da experiência com seu uso recreativo (Volkow, 2014). Até há pouco tempo as pesquisas médicas eram proibidas.

É importante deixar claro que o uso abusivo da *Cannabis* em menores de 18 anos está associado com comprometimento do pensamento, memória e aprendizado. Um estudo conduzido pela Universidade de Duke, na Nova Zelândia, mostrou uma perda média de 8 pontos no QI entre aqueles que fumaram muita *Cannabis* na adolescência.

O uso precoce da *Cannabis* em jovens pode levar a uma síndrome chamada de amotivacional. Ainda não comprovada cientificamente, ela é caracterizada por passividade, apatia, conformismo, isolamento, introversão e, muitas vezes, confundida com a depressão. Os cientistas têm pesquisado a síndrome amotivacional induzida pela *Cannabis* há mais de 25 anos, mas até hoje ainda não houve comprovação (Kupfer, 1973; Comitas,1976).

Pessoas que sempre estão intoxicadas, independentemente do tipo de droga, não são capazes de ser membros produtivos da sociedade. Porém, não existem evidências específicas sobre o consumo de *Cannabis* como causador de falta de ambição, motivação e produtividade. Estudos em humanos em que os participantes receberam altas doses de *Cannabis* por vários dias ou várias semanas não demonstraram falta de motivação ou produtividade no trabalho (Walters, 1968). Inclusive, os usuários adultos de *Cannabis* recreativa tendem a ganhar maiores salários do que os não usuários (Kandel, 1990). Não foram observados declínios do QI entre aqueles que iniciaram o consumo quando adultos. Entre os estudantes universitários, o uso recreativo e excessivo de *Cannabis* está associado com repetição escolar, embora tenha sido comprovado que primeiro vem a repetição por outros motivos, depois pelo uso da *Cannabis* (Cohen, 1982; Mellinger, 1978).

O uso a longo prazo e em grande quantidade da *Cannabis* recreativa, principalmente por adolescentes, pode levar ao vício e alterar o desenvolvimento do cérebro. Podem ocorrer comprometimento cognitivo, baixo rendimento escolar e menor satisfação com a vida (Curran, 2016), bem como psicoses crônicas, incluindo esquizofrenia e depressão em pessoas com predisposição (Joshi, 2014; Graaf, 2010).

Portadores de esquizofrenia, paranoia, psicose, alucinação, alterações cognitivas e pensamento desorganizado podem ter piora dos sintomas com o uso da *Cannabis*. Além disso, é possível que ocorram alterações temporárias no pensamento, percepção e no processo de informação. O processo cognitivo mais afetado é a memória de curto prazo. Estudos feitos em laboratório com indivíduos sob a influência da *Cannabis* não apresentaram dificuldade para recordar de fatos que ocorreram previamente (Miller, 1979), entretanto, tiveram diminuição temporária da capacidade de aprender e lembrar novas informações. Não existem evidências convincentes de que o uso da *Cannabis* por um longo prazo comprometa permanentemente a memória e as funções cognitivas em adultos (Deadwyler, 1990).

Outro grupo de risco é composto por portadores de psicose, já que o uso abusivo da *Cannabis* pode desencadear um aumento da sua incidência. Entretanto, isso não quer dizer que a *Cannabis* por si só cause psicose. Um estudo realizado pela Universidade de Harvard avaliou usuários da *Cannabis* com e sem psicose. Concluiu-se que a psicose vinha principalmente da herança genética, mas que a *Cannabis* poderia, sim, precipitá-la em pacientes com história pregressa da doença.

O uso do TCH em altas concentrações por indivíduos com tendência à depressão tem efeito antidepressivo. Em contrapartida, o CBD, quando utilizado em concentrações elevadas, tem efeito depressivo. Eles possuem, portanto, efeitos opostos. Segundo o biólogo Lucas Maia, da Universidade Federal de São Paulo e pesquisador do Centro Brasileiro de Informações sobre Drogas Psicotrópicas (Cebrid), as consequências do uso da *Cannabis* medicinal no organismo podem variar de acordo com as características do paciente, como seu estado de espírito, o ambiente em que ocorre o uso e as características da droga.

Alterações vasculares como infarto do miocárdio, isquemia transitória e isquemia cerebral também têm sido descritas com o uso da *Cannabis* recreativa (Hackam, 2015; Spriggs, 2014).

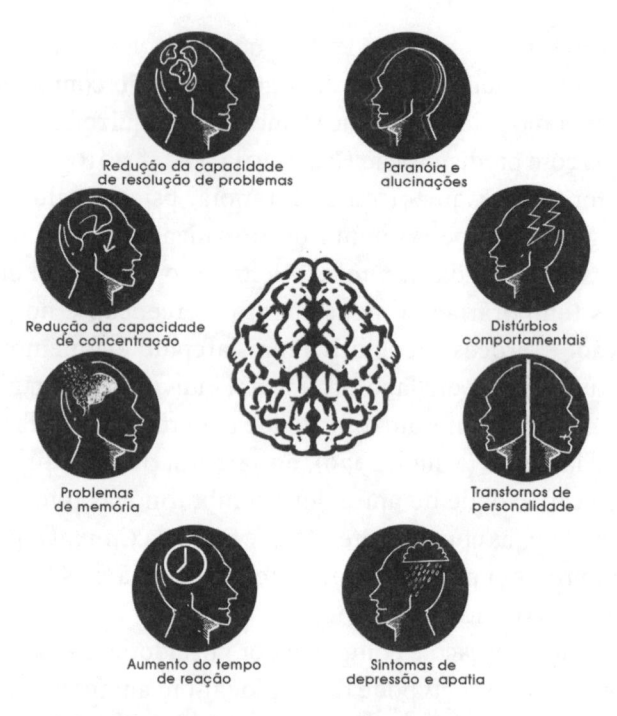

Potenciais efeitos adversos associados ao uso de *Cannabis*

Por outro lado, o uso da *Cannabis* medicinal no tratamento dos sintomas de doenças neurodegenerativas, como Parkinson, Alzheimer e esclerose múltipla tem provido informações importantes relacionadas ao comprometimento cognitivo nessas enfermidades (Karila, 2014; Turcotte, 2010). Uma metanálise que incluiu estudos clínicos sobre o uso da *Cannabis*, em um período de 40 anos, teve como objetivo quantificar os efeitos adversos desse tratamento (Wang, 2008). Um total de 31 trabalhos avaliaram o uso da *Cannabis* medicinal, incluindo 23 estudos controlados e randomizados e 8 observacionais. Nos estudos randomizados, a duração média da exposição à *Cannabis* foi de duas semanas. Foram reportados 4.779 efeitos adversos, sendo que 96,6% (4.615) destes casos não foram considerados sérios pelos pesquisadores. O evento adverso de maior incidência nos pacientes em uso de *Cannabis* medicinal foi a tontura, com uma ocorrência de 15,5% (714 eventos) (Wang, 2008). Nenhum caso de morte foi relatado e não foram observadas diferenças significativas entre os pacientes recebendo a droga ativa e o placebo (Karila, 2014).

Existe uma crença de que a *Cannabis* seria a porta de entrada para outras drogas, como cocaína ou heroína. Essa afirmação é totalmente desconectada da realidade, mas trata-se de um dos mitos mais populares do mundo. A verdade é que a maioria dos usuários de *Cannabis* nunca provou e nem experimentará drogas perigosas, pois os motivos pelos quais as pessoas buscam por cada uma dessas substâncias são completamente diferentes. Por exemplo, a *Cannabis* tem efeito relaxante enquanto a cocaína é um estimulante. Tal tese portanto não faz sentido, segundo estudo realizado pela Universidade de Pittsburgh. Duzentos e quatroze adolescentes com algum tipo de envolvimento com drogas legais ou ilegais foram acompanhados dos 10 aos 22 anos. No fim do estudo, nenhuma relação direta entre o consumo de *Cannabis* e o posterior uso de outras substâncias foi constatada. A grande maioria dos usuários de *Cannabis* não migrou para drogas perigosas (Single, 1974). Um outro dado importante é que a maioria dos usuários abandonou o uso da *Cannabis* espontaneamente, sem a necessidade de algum tipo de tratamento (Yu, 1992). Substâncias que podem oferecer abertura para outras drogas são o álcool e a nicotina. Anualmente, mais de 88 mil pessoas morrem utilizando doses letais de álcool. O mercado ilegal também pode ser considerado uma porta de entrada, pois quando o usuário compra a *Cannabis* com um traficante, pode eventualmente se deparar com a seguinte situação: "Não tenho *Cannabis*, mas tenho cocaína, ecstasy, heroína... Quer experimentar?" Raramente alguém usa cocaína pela primeira vez sem ter provado alguma bebida alcoólica ou um cigarro de tabaco, portanto, esses, sim, estimulam o uso de drogas mais pesadas (Clayton, 1981).

Além disso, médicos vêm testando com sucesso o uso da *Cannabis* medicinal justamente como uma "porta de saída" para drogas realmente perigosas e até letais (Blum, 1970). Estudos indicam que mais da metade dos usuários de *Cannabis* não consomem outras drogas e, quando acontece, o uso é esporádico. A maioria consome a *Cannabis* só de vez em quando e 90% acabam por abandoná-la um dia sem se tornarem dependentes. A *Cannabis* ajuda dependentes de crack a se livrarem do vício (Goluh, 1994), além de estimular o apetite e reduzir a ansiedade, dois problemas sérios para os viciados.

O psiquiatra Xavier, da Unifesp, incentivou dependentes de crack a usarem *Cannabis* como parte de um programa para livrá-los do vício. O resultado foi surpreendente: cerca de 70% abandonaram o crack e depois pararam espontaneamente com o uso da *Cannabis*. Um estudo que incluiu mais de 4 mil fumantes de *Cannabis* concluiu que seu uso leva a uma diminuição do consumo de álcool, tabaco e outras drogas perigosas (O'Connell, 2007).

Pesquisas realizadas nos EUA revelaram que apenas um em cada cem usuários de *Cannabis* também utiliza cocaína de forma regular. Uma clínica em Los Angeles, batizada de High Sobriety, incentiva o uso da *Cannabis* medicinal como substituto para drogas perigosas. Um estudo publicado na revista *Clinical Psychology Review* mostra que a *Cannabis* ajuda as pessoas a abandonarem o álcool e outras substâncias mais nocivas, como os medicamentos analgésicos e anti-inflamatórios que possuem alta capacidade de dependência. O mesmo estudo aponta para evidências de que a *Cannabis* pode ajudar no combate à depressão, estresse pós-traumático e ansiedade.

Trabalhos recentes sugerem que as pessoas podem estar usando a *Cannabis* como medicamento para reduzir o uso de drogas potencialmente prejudiciais, como analgésicos a base de opioides, conta Zah Walsh, professor na Universidade da Columbia Britânica. Cento e quinze pessoas morrem diariamente pelo uso de opioides. Heroína, cocaína e anfetamina podem ser letais. Por outro lado, como já mencionamos, nunca ninguém morreu por overdose de *Cannabis*.

Não existe nada na *Cannabis* que desperte o interesse por outras drogas. Esse tipo de conexão é um absurdo. Seria como afirmar que nas pessoas que andam de bicicleta despertarão um desejo incontrolável de andar de motocicleta.

Gestação

Não existem estudos sobre o consumo e os efeitos da *Cannabis* durante a gravidez. Sabe-se que o sistema endocanabinoide é utilizado para guiar axônios na embriogênese, portanto, é razoável admitir que isso seria um problema para gestantes e lactantes. Até que se comprove a ação da *Cannabis* nessas populações, é aconselhável que elas sejam consideradas grupo de risco, para o qual a *Cannabis* é contraindicada.

Atividade locomotora

A *Cannabis* diminui a atividade motora fazendo com que a pessoa se movimente menos, podendo chegar até a um estado de sonolência, principalmente com o uso do CBD. Porém, dependendo do princípio ativo, seus efeitos podem ser diferentes. Por exemplo, se o paciente estiver utilizando o THC, a reação pode ser oposta, levando a uma sensação de euforia e intensificação de movimentos. Já o uso combinado do CBD com o THC pode ter efeitos menos pronunciados, uma vez que o CBD diminui o efeito psicótico do THC. Tudo o que envolve os efeitos da *Cannabis* pode parecer ambíguo. Existem análises que mostram que esses efeitos são bidirecionais, dependendo do princípio ativo, da dose, da metabolização e da pessoa.

Frequência cardíaca

As pessoas que utilizam o THC pela primeira vez podem apresentar um aumento da frequência cardíaca (já o CBD pode levar ao efeito oposto, de diminuição). Elas podem se sentir incomodadas e ansiosas, o que pode representar um risco no caso de histórico pessoal ou familiar de transtorno de ansiedade ou pânico. Como consequência, pode haver aumento das chances de infarto do miocárdio em populações suscetíveis.

Diminuição da temperatura e aumento do apetite

A diminuição da atividade motora causada pelo CBD pode levar a uma redução da temperatura corporal e a um estímulo do sistema digestivo aumentando o apetite. Boca seca e olhos avermelhados também são alguns dos efeitos observados após o seu uso.

Humor

A *Cannabis* pode provocar relaxamento e calma, bem como uma sensação de angústia e ansiedade. Como já sabemos, uma concentração maior de THC tende a induzir reações de ansiedade, dependendo das características da substância e do paciente.

Aparelho respiratório

Um estudo publicado na revista científica JAMA (*Journal of the American Medical Association*), em 2012, avaliou os efeitos da *Cannabis* na função pulmonar. Os pesquisadores investigaram a associação entre o uso da *Cannabis* e os possíveis efeitos adversos sobre a função pulmonar em mais de 5 mil indivíduos. Os resultados mostraram que o uso crônico (mais de 10 anos) esteve associado a um declínio da capacidade pulmonar (Sridhar, 1994; Wu, 1998). Porém, o uso moderado por até sete anos não causou grandes prejuízos aos pulmões, diferentemente do que foi constatado em fumantes de tabaco que, com a mesma frequência de uso, já apresentavam fortes efeitos adversos. Fumar *Cannabis* moderadamente não causa doença pulmonar, pois seus usuários a consomem muito menos que os tabagistas. Não existem relatos de câncer pulmonar em decorrência do uso de *Cannabis* (Huber, 1991).

Os achados sobre a associação entre tabagistas e infecção pulmonar em portadores do HIV são inconclusivos. É necessária a realização de novas pesquisas para descobrir o eventual dano do consumo (fumo) de *Cannabis* em pessoas imunodeprimidas (Pride, 1990; Hollister, 1992; Barbers, 1991).

Infecções

Não existem comprovações científicas de que usuários de *Cannabis* sejam mais suscetíveis a infecções que os não usuários. Também não existem evidências de que a *Cannabis* diminua a resistência a doenças sexualmente transmissíveis.

Lesão cerebral

Nenhum estudo foi capaz de detectar lesões cerebrais causadas pela *Cannabis*, mesmo quando utilizada por períodos prolongados. Hábitos como ingerir bebidas alcoólicas, cheirar cola, lança-perfume, benzina ou éter destroem neurônios, mas a *Cannabis* não.

Embora várias pesquisas tenham sido realizadas, nada se comprovou sobre o uso da *Cannabis* e a morte dos neurônios. Essa história começou nos Estados Unidos, na década de 1970, quando o uso da *Cannabis* começou a ser associado a um comportamento preguiçoso e improdutivo devido ao relaxamento causado por ela (a chamada "síndrome do sofá"). A justificativa se deu por meio de estudos com animais que receberam altas doses de THC, inclusive injetável, até 100 vezes acima do limite normal para o consumo humano regular. Um estudo recente em que macacos foram forçados a inalar entre quatro a cinco cigarros de *Cannabis* diariamente, por um período de um ano, não mostrou evidências de anormalidades cerebrais. Portanto, os relatos especulativos feitos há mais de 25 anos de que a *Cannabis* mataria as células cerebrais representam um mito, pois não existe nenhuma comprovação científica. Ao contrário, a *Cannabis* estimula a neogênese.

Um estudo realizado na Universidade de Northwestern, nos Estados Unidos, indicou que as modificações cerebrais que ocorrem com o uso prolongado da *Cannabis* estão relacionadas à perda de memória temporária, mas que foi totalmente reversível. A pesquisa foi realizada com estudantes, com idade média de 16 anos, que fumavam diariamente, durante três anos. As anormalidades cerebrais e os problemas de memória foram constatados dois anos após eles terem interrompido o consumo. O estudo relaciona o uso crônico da *Cannabis* a anormalidades cerebrais que parecem durar pelo menos alguns anos após os adolescentes terem parado de fumar. Mais estudos são necessários para mostrar definitivamente que a *Cannabis* é responsável pelas alterações cerebrais, perda de memória de curto prazo e demência a longo prazo. Esse mito surgiu no século XIX, quando os ingleses acreditavam que o Bhang, chá de *Cannabis*, preparado pelos indianos, causava demência. Atualmente, depois de anos de pesquisas, sabemos que a *Cannabis* não causa demência. Experiências que comparavam pessoas que não fumavam *Cannabis* com usuários assíduos, que consumiam cinco baseados por dia, há mais de 15 anos, mostraram diferenças sutis nos resultados de memória e atenção. A mesma pesquisa evidenciou que o uso diário de álcool em excesso causa mais sequelas. Quando comparada com outras drogas, a *Cannabis* é uma das mais benignas, muito mais que o álcool e tabaco. O problema é o preconceito que a sociedade tem em relação a ela. (Westalake, 1991; Slikker, 1992; Mathias, 1996).

Insanidade

Não existem evidências científicas de que a *Cannabis* cause insanidade ou doença mental em adolescentes ou adultos (Fossier, 1931; Chopra, 1969; Nahas, 1994), assim como não leva os usuários a cometerem homicídios, roubos e agressões. As taxas de crimes como assalto, assassinato e estupro não aumentaram nos onze estados norte-americanos que legalizaram a *Cannabis* entre 1990 e 2006. O dado é do estudo realizado por médicos da Universidade de Dallas.

Com base em dados do FBI, o levantamento aponta que crimes como homicídios e assaltos até diminuíram nos estados norte-americanos após a liberação da *Cannabis*. Estudos provam que a *Cannabis* reduz a hostilidade, agressividade e raiva, mesmo em pessoas que estão sendo provocadas (Harrison, 1992; Leukefeld, 1974; Fagan, 1990). O crime mais comum entre usuários da *Cannabis* recreativa é o fato de estarem comprando uma droga que é ilegal, portanto, estão ferindo a lei e podem ser presos.

Alguns usuários podem apresentar ansiedade, pânico e paranoia, mas em caráter temporário. O uso de altas doses raramente pode causar psicose temporária em função da intoxicação. Isso geralmente ocorre quando a flor da *Cannabis* é ingerida. A *Cannabis* normalmente não causa alterações profundas no comportamento das pessoas (Spunt, 1994). Estudos longitudinais indicam que, a longo prazo, o uso mais intenso está relacionado com um risco maior de transtorno de humor e desenvolvimento de doença bipolar (Sanches, 2010).

Grupos de risco

- Pacientes com idade inferior a 18 anos.
- História de hipersensibilidade aos canabinoides.
- Pacientes psicóticos, com transtornos de humor e de ansiedade.
- Irritação pulmonar, tosse e problemas respiratórios (se inalado).
- Gravidez e lactação.
- Uso de medicações concomitantes, em especial opioides e benzodiazepínicos.
- Doença hepática ou renal grave.
- Doença cardiovascular pode aumentar as chances de infarto em polações suscetíveis.

Eventos terapêuticos

Alguns dos efeitos adversos da *Cannabis* medicinal podem ser considerados como terapêuticos. A sialorreia (salivação excessiva), causada pela doença de Parkinson, esclerose lateral amiotrófica (ELA) e outras doenças, pode ser tratada com o CBD, que causa boca seca (xerostomia). Até o momento, os pesquisadores da Universidade de Buenos Aires, na Argentina, foram os que mais pesquisaram a associação de *Cannabis* medicinal e xerostomia (boca seca). Segundo estudo publicado pela instituição (2006), os seres humanos possuem receptores de canabinoides nas glândulas submandibulares, as quais são responsáveis pela produção de mais de

60% da saliva. Durante a pesquisa, descobriu-se que a anandamida (AEA), agonista endocanabinoide, liga-se aos receptores canabinoides presentes nas glândulas, bloqueando a ação da norepinefrina e metacolina, que induzem a produção de saliva.

O CBD possui efeito sedativo. As plantas com alto teor tendem a causar mais sono e relaxamento, sendo útil aos pacientes com insônia.

Um estudo recente com mais de 4 mil fumantes de *Cannabis* concluiu que o seu uso leva a uma diminuição do uso de álcool, tabaco e outras drogas perigosas (O'Connell, 2007).

O THC pode aumentar o apetite (larica), estimular a fome e combater a anorexia nos pacientes portadores de câncer, HIV/Aids e outras enfermidades debilitantes. O CBD, ao contrário, diminui o apetite.

Estudos mostraram a eficácia da *Cannabis* medicinal em reduzir dores neuropáticas em várias doenças, como esclerose múltipla, artrite reumatoide, diabetes, câncer dentre outras. Cerca de um terço dos pacientes com HIV/Aids sentem dor neuropática intensa. Os efeitos analgésicos do uso terapêutico da *Cannabis* estão mais que comprovados.

Os efeitos colaterais da quimioterapia no tratamento do câncer podem ser devastadores, causando episódios graves de náuseas e vômitos, muitas vezes incontroláveis. A *Cannabis* medicinal, especificamente o THC, ativa os receptores CB1, encontrados no bulbo encefálico, inibindo essas reações adversas da quimio (*New England Journal of Medicine*, Meyer, 1987). Além disso, a falta de apetite e perda de peso são frequentes nesses pacientes. Os efeitos colaterais no tratamento com quimioterápicos podem ser tão debilitantes que os pacientes abandonam o tratamento, optando pela morte. Já aqueles que fazem uso da *Cannabis* medicinal têm 3,3 vezes mais chances de continuar o tratamento.

Pacientes com Aids em estágio terminal e que apresentam caquexia se beneficiam do uso da *Cannabis* medicinal, pois ela estimula a fome e o ganho de peso proporcionando uma melhor qualidade de vida.

Os efeitos analgésicos da *Cannabis* podem, inclusive, substituir medicamentos como opioides, anti-inflamatórios e outros, reduzindo a dose e os eventos colaterais desses fármacos. Estudo realizado sobre a equivalência na redução de dor mostrou que 10mg de THC = 60mg de codeína = 8mg de morfina, e que 20mg de THC = 120mg de codeína = 15mg de morfina (Noyes, 1975).

Um trabalho científico publicado na revista *Neuroscience*, pelo Dr. Jorge Buzaid, demonstrou que os canabinoides atuam em uma área relacionada à memória (hipocampo cerebral).

Quando se utiliza a *Cannabis*, os neurônios não passam a funcionar mais ou menos. O que ocorre é um desalinhamento do disparo de vários neurônios. Ela dessincroniza a resposta neural, o que permite que associações que antes eram improváveis se tornem possíveis. Em outras palavras, ela aumenta a criatividade e a flexibilidade cognitiva, pois dessincroniza a atividade neuronal. Estudo feito na Universidade de Londres a considerou como estimulador da criatividade. Os pesquisadores confirmaram que seu uso aumentou a fluência verbal. Este teste avalia a capacidade da pessoa em falar o maior número de palavras, começando com uma determinada letra. A *Cannabis* também aumenta a criatividade por atuar nos neurônios do hipocampo cerebral (motivação, emoção, aprendizado e memória). Importante ressaltar que a maioria dos efeitos adversos está relacionado principalmente ao uso do THC (euforia) e são dose-dependente, ou seja, quanto maior a dose utilizada, maior a chance de eventos adversos. O CBD, por não ser psicoativo, é praticamente isento de eventos adversos.

Dependência

Sabe-se que 5% a 8% dos usuários de *Cannabis* podem se tornar dependentes, principalmente pelo uso do THC. A porcentagem é baixa se comparada a outras substâncias como álcool (15%), cocaína (17%), heroína (23%) e nicotina (32%).

Especial atenção deve ser tomada com o uso de canabinoides sintéticos produzidos em laboratório. Em geral, seus efeitos tóxicos podem causar acidente vascular cerebral, lesão hepática, renal e até a morte.[1]

---

[1] https://www.ncbi.nlm.nih.gov/pubmed/?term=synthetic+cannabinoid+death.

Canabinoides sintéticos

Atualmente os canabinoides sintéticos vêm sendo usados com maior frequência. Isso ocorre em razão dos novos produtos desenvolvidos. No entanto, a incidência de mortes tem aumentado (Al-Matrouk, 2018). Um estudo revisou a avaliação de 510 pacientes que utilizaram canabinoides sintéticos e drogas ilícitas. Os resultados revelaram que o uso de canabinoides sintéticos estava associado a seis casos de morte (*Forensic Sci Int*, 2019).

Estudos de segurança

Um estudo clínico controlado e prospectivo, realizado em 2015 com o objetivo de determinar a segurança da *Cannabis* no tratamento da dor, foi considerado o maior a avaliar a segurança a longo prazo de seu consumo. Foram incluídos 431 pacientes, maiores de 18 anos, portadores de dor crônica, não oncológica, com mais de seis meses de duração. Os indivíduos foram divididos em dois grupos: um com 215 pacientes (incluindo 141 usuários de *Cannabis* e 74 ex-usuários) e um grupo-controle, com 216 pessoas que nunca tinham utilizado *Cannabis*. Uma dose padrão de *Cannabis* herbal com 12,5% de THC, 2,5g por dia, foi administrada pelo período de um ano. Os resultados mostraram que não houve aumento dos eventos adversos nesse grupo comparado com o controle (que não utilizou a droga). Os usuários de *Cannabis* tiveram um risco leve a moderado aumentado para eventos adversos. Não houve diferença entre os grupos em relação à função cognitiva, bioquímica, renal, pulmonar e hematológica. Por outro lado, houve melhora significativa dos níveis de dor, angústia, estado de ânimo e qualidade de vida nesses pacientes (Ware, Wang, Shapiro, Collet, COMPASS Study, *Journal of Pain*, 2015).

Pesquisas científicas

- Síndrome amotivacional (McGlothlin, 1968).

- Segurança e eficácia de um novo quimioterápico canabinoide, KM-233, para o tratamento de glioma de alto grau (Duntsch, 2001).
- Neuroproteção por tetra-hidrocanabinol, o principal composto ativo da maconha, contra a toxicidade *in vivo* induzida pela Ouabain (Stelt, 2001).
- Efeito neuroprotetor do canabidiol, um componente não psicoativo da *Cannabis sativa*, na toxicidade induzida por beta-amiloide em células PC12 (Iuvone, 2003).
- Efeito neuroprotetor do tetra-hidrocanabinol e canabidiol na neurotoxicidade da retina induzida por aspartato (El-Remessy, 2003).
- Eficácia, segurança e tolerabilidade do extrato de *Cannabis* administrado por via oral no tratamento de espasticidade em pacientes com esclerose múltipla — estudo randomizado, duplo-cego, controlado por placebo (Vaney, 2004).
- Canabidiol atenua a nefrotoxicidade induzida pela cisplatina diminuindo o estresse oxidativo, a inflamação e a morte celular (Pan, 2005).
- Comparação do canabidiol, antioxidantes e diuréticos na neurotoxicidade reversa induzida por álcool (Hamelink, 2005).
- Estudo sobre canabinoides na esclerose múltipla (CAMS) — dados de segurança e eficácia por 12 meses de acompanhamento (Zajicek, 2005).
- Efeitos neuroprotetores do canabidiol em diabetes experimental (El-Remessy, 2006).
- Mecanismos moleculares de proteção dos canabinoides contra toxicidade neuronal (Kim, 2006).
- Canabidiol não psicoativo previne o acúmulo de príons e protege os neurônios contra a toxicidade dos príons (Dirikoc, 2007).
- Potencialização da citotoxicidade induzida por canabinoides no linfoma de células do manto por meio da modulação do metabolismo da ceramida (Gustafsson, 2009).
- Sinalização endocanabinoide na neurotoxicidade e neuroproteção (Pope, 2010).
- Segurança e efeitos colaterais do canabidiol, um constituinte da *Cannabis sativa* (Bergamaschi, 2011).
- Efeitos do canabinoide na ventilação e falta de ar — um estudo piloto de eficácia e segurança (Pickering, 2011).
- Efeito protetor do canabidiol contra a hepatotoxicidade do cádmio em ratos (Fouad, 2013).

- Tetra-hidrocanabinol previne neurotoxicidade induzida por metanfetamina (Castelli, 2013).
- Canabidiol resgata toxicidade aguda e apreensão hepática induzidas pela cocaína (Vilela, 2015).
- Receptores de canabinoides CB1 e defesa sob demanda contra toxicidade (Marsicano, 2015).
- *Cannabis* no gerenciamento da dor — Estudo de avaliação da segurança — COMPASS (Ware, 2015).
- Segurança e toxicologia de canabinoides (Sachs, 2015).

Overdose

"Ao contrário de muitos medicamentos prescritos todos os dias, a Cannabis nunca causou uma única morte por overdose."
– Joycelyn Eiders, médica ex-cirurgiã geral dos EUA

De acordo com o Centro para Controle e Prevenção de Doenças (*Center for Disease Control and Prevention*; CDC) dos EUA, a overdose causada por medicamentos contendo opioides mata anualmente mais de 42 mil norte-americanos. Em 2018, foram 72 mil óbitos. A maioria das vítimas consumiu remédios vendidos legalmente, receitados por médicos. Os especialistas relacionam isso ao excesso de prescrições de medicamentos farmacêuticos contendo opioides. Embora o uso de drogas ilícitas, como cocaína e heroína, tenha sido responsável por algumas mortes, a grande maioria (mais de 40%) dos óbitos envolveu prescrições médicas de opioides. O número é superior ao total de mortos somados nas últimas três guerras em que os Estados Unidos estiveram envolvidos. São 197 mortos por dia, 1 a cada 7,3 minutos, o que torna a crise de medicamentos contendo opioides a mais letal de todos os tempos naquele país.

Além disso, as práticas clínicas relacionadas ao gerenciamento da dor crônica estão abaixo do ideal. Aproximadamente 60% de todas as mortes causadas por overdose não intencional de analgésicos opioides ocorreram em pacientes com prescrições receitadas por médicos. No total, 80% dos pacientes em uso de analgésicos opioides receberam prescrições médicas de baixa dosagem, as quais corresponderam a 20% das overdoses fatais. Os 10% de pacientes que tomaram altas doses de analgésicos opioides prescritos corresponderam a 40% das mortes por overdose. A dor crônica é uma das razões mais frequentes para a prescrição de opioides. Este grupo de pacientes de alto risco tem se beneficiado com o uso da *Cannabis* medicinal, principalmente os que já estão recebendo analgésicos opioides e começam o tratamento concomitante a ela, obtendo uma melhor analgesia e conseguindo diminuir a dose dos fármacos em uso.

Um estudo realizado durante cinco anos reportou que nos estados norte-americanos em que o uso da *Cannabis* medicinal estava aprovado, o consumo de opioides foi 6% menor se comparado aos estados em que seu uso é considerado ilegal. Em outro trabalho observou-se uma queda ainda maior, de 8%. Nele, pesquisadores da Universidade da Califórnia relataram que a *Cannabis* medicinal demonstrou bons resultados em reduzir o consumo de opioides e o seu abuso, evitando assim inúmeras mortes.

No mundo todo não se tem um único relato de morte por overdose de *Cannabis*. O álcool é responsável pelo óbito de 88 mil pessoas por ano que ingerem doses letais. Na lista de drogas perigosas, a *Cannabis* aparece no fim, depois do álcool e da nicotina.

Interação medicamentosa

O CBD e o THC inibem a família da isoenzima CYP2C em baixas concentrações. Alguns dos medicamentos metabolizados pela CYP2C são: repaglinida, celecoxibe, varfarina, lansoprazol, omeprazol, diclofenaco, ibuprofeno, naproxeno, diazepam e citalopram.

Tanto o CBD como o THC inibem a família da isoenzima CYP3A4 em altas concentrações. Os fármacos metabolizados pela CYP3A4 são: alfentanil, everolimus, midazolam, sinvastatina, atorvastatina, claritromicina, eritromicina, cetoconazol, estradiol, progesterona e voriconazol.

O CBD e o THC ativam a família da isoenzima CYP1A2. Os medicamentos metabolizados pela CYP1A2 são: duloxetina, melatonina, teofilina, tizanidina, amitriptilina e varfarina.

A rifampicina diminui a concentração máxima (Cmax) e a área sob a curva da concentração-tempo do CBD e THC (Stout, 2014). O cetoconazol aumenta a concentração máxima e a área sob a curva da concentração-tempo do THC e CBD (Stout, 2014). A depuração da teofilina é maior nos fumantes assíduos de *Cannabis* (Jusko, 1978). O metabolismo do clobazam é inibido pelo CBD, aumentando assim as concentrações séricas desse fármaco (Geffrey, 2015).

Monitoramento do paciente

Nenhum regime de monitoramento está disponível até o momento internacionalmente. O *Clinical Guidance: for the use of medicinal Cannabis products in Queensland* (2018) recomenda usar o programa de monitoramento dos opioides. Como a *Cannabis* medicinal é metabolizada no fígado (Citocromo P450), alguns pacientes não respondem a ela devido às alterações genéticas. A norma é iniciar com uma dose baixa e ir aumentando lentamente, semana após semana. As doses dependem do produto utilizado, variações individuais, desenvolvimento de tolerância, interação com outras drogas e exposição previa à *Cannabis* (Queensland, 2017).

Indicações da *Cannabis* medicinal no Brasil

A Anvisa permitiu excepcionalmente a importação de produtos que possuam as substâncias canabidiol e/ou tetra-hidrocanabinol, quando realizada por pessoa física, para uso próprio e para tratamento de saúde mediante prescrição médica. As demandas sobre a importação de canabidiol por pacientes tiveram início em 2014. O acesso excepcional levou à elaboração, em 2015, da RDC 17/2015, que define os critérios e os procedimentos para importação.

De 2015 a 2020, mais de 15 mil pacientes foram autorizados a importar o produto e a quantidade de médicos prescritores ultrapassa 1.300.

A seguir, trazemos o número de solicitações de importação da *Cannabis* medicinal para o tratamento das 20 doenças mais frequentemente autorizadas pela Anvisa:

- Epilepsia: 7.082 (60,7%)
- Autismo: 1.168 (10%)
- Doença de Parkinson: 580 (5%)
- Dor crônica: 570 (4,9%)
- Câncer: 528 (4,5%)
- Ansiedade: 274 (2,3%)
- Transtorno de tecidos moles: 274 (2,3%)
- Paralisia cerebral: 186 (1,5%)
- Esclerose múltipla: 162 (1,4%)
- Retardo mental: 136 (1,2%)
- Transtorno depressivo: 134 (1,1%)
- Fibromialgia: 84 (0,7%)
- Demência: 76 (0,6%)
- Neuropatia: 76 (0,6%)
- Transtorno de desenvolvimento: 70 (0,6%)
- Transtorno mental: 66 (0,5%)
- Transtorno do sono: 56 (0,48%)
- Doença de Alzheimer: 52 (0,44%)
- Transtorno hipercinético: 48 (0,41%)
- Doença degenerativa do sistema nervoso: 46 (0,39%)

Indicações da *Cannabis* medicinal nos Estados Unidos

A *Cannabis* medicinal é legalizada na maioria dos estados norte-americanos. A BDS Analytics estima que seu mercado movimente 40 bilhões de dólares e gere mais de 400 mil empregos no país. Em 1996, os eleitores do estado da Califórnia aprovaram a proposta 215 "Ato do uso compassivo", ou seja, a lei da *Cannabis* medicinal. Foi um referendo no qual os eleitores votaram a favor de que médicos pudessem prescrever a *Cannabis*. Em 2004, o governo da Califórnia entrou em ação e aprovou o primeiro pedido estadual para licenciar e regular os dispensários.

As enfermidades mais aceitas pelos estados norte-americanos para o tratamento com a *Cannabis* medicinal são: dor crônica, doença de Alzheimer, epilepsia, doença de Parkinson, câncer, espasticidade, colite ulcerativa, caquexia, anorexia, náusea, vômito, estresse pós-traumático, doença de Crohn, HIV/Aids e esclerose múltipla, bem como seus respectivos sintomas.

Além disso, dados dos dispensários norte-americanos mostram que os pacientes procuram a *Cannabis* medicinal para tratar as seguintes patologias: dor crônica (97%), insônia (80%), ansiedade (79%), transtorno do estresse pós-traumático (77%), câncer (70%), artrite (67%), depressão (65%), doença de Crohn (63%), cefaleia (61%), náuseas (55%), espasmo muscular (52%,) apetite (51%), neuropatia (50%), esclerose múltipla (43%), epilepsia (42%), glaucoma (40%), adição a drogas (35%), HIV/Aids (32%), doença de Alzheimer (25%), transtorno do espectro autista (22%), caquexia (20%), pesadelos (19%), síndrome de Tourett (18%) e hepatite C (16%).

Efeito placebo – efeito nocebo

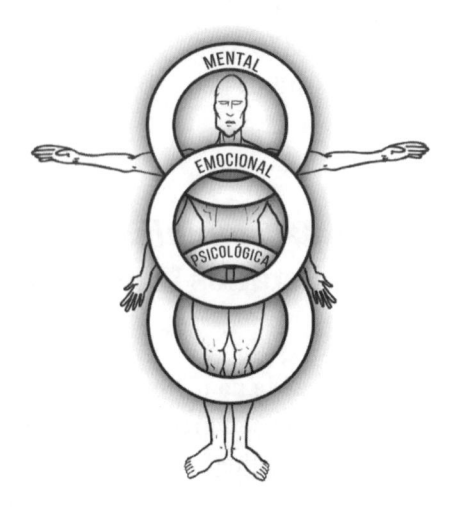

> *"Todo homem e toda mulher são os arquitetos da sua própria cura e do seu próprio destino."* - Buda

Fiz residência em clínica médica e *fellowship* em medicina de família nos EUA. Trabalhei com pesquisa clínica na Universidade de São Paulo (USP) e na Universidade da Flórida, na área de farmacologia e bioquímica. Tenho vários artigos publicados em revistas nacionais e internacionais. Após a minha formação acadêmica, iniciei minha carreira profissional na indústria farmacêutica no Brasil e nos EUA. Fui presidente de importantes indústrias, como Bristol-Myers Squibb, Pfizer, Pharmacia & Upjohn e Monsanto. Mesmo como presidente de grandes empresas, sempre participei do desenvolvimento de medicamentos em doenças como câncer, artrite, epilepsia, depressão e várias outras. Desde o início, como pesquisador no Departamento de Farmácia/Bioquímica da Universidade de São Paulo, uma coisa que me intrigava nas pesquisas com medicamentos era o efeito placebo e o efeito nocebo.

Em pesquisas clínicas conduzidas com extremo rigor científico é fundamental a utilização de placebo para se comparar a eficácia do medicamento em desenvolvimento. Normalmente, utiliza-se açúcar ou farinha de trigo no preparo dos comprimidos de placebo, ou seja, substâncias inertes e sem eficácia terapêutica. Para introduzir um novo medicamento no mercado, os cientistas têm que provar que o fármaco a ser testado é mais eficaz que o placebo e que os efeitos colaterais não são superiores aos do placebo. Nesse tipo de pesquisa, adota-se uma metodologia em que o estudo deve ser randomizado, controlado, duplo-cego e comparado com o placebo. Esse é o padrão "ouro" para construir uma sólida evidência científica.

O termo "controlado" diz respeito a determinadas variáveis que são controladas. No estudo randomizado, os grupos de pacientes (grupo que recebe o medicamento e grupo que recebe o placebo) utilizados no experimento têm seus integrantes escolhidos de forma aleatória ou ao acaso (como por sorteio). Duplo-cego significa que nem os médicos que conduzem a pesquisa, nem os pacientes que recebem os comprimidos, sabem o que estão tomando. Tudo é meticulosamente planejado a fim de reduzir ao máximo a probabilidade de desvios e erros. Se durante a pesquisa alguém for muito beneficiado pelo medicamento ou começar a sofrer eventos adversos, o pesquisador paralisa o experimento e abre os dados, de modo que todos possam desfrutar os efeitos positivos ou que o estudo seja suspenso em função dos efeitos colaterais.

De uma forma geral, comparam-se os resultados de eficácia do medicamento testado com os resultados dos pacientes que receberam o placebo que "teoricamente" não deveria ter eficácia terapêutica nem efeitos colaterais. Após o término do estudo, os envelopes são abertos e se identifica quem tomou o placebo e quem tomou o medicamento. Os resultados são comparados e avaliados estatisticamente. Em estudos para testar a eficácia de medicamentos, é frequente obtermos respostas positivas no grupo placebo. Surpreendentemente, os pacientes que recebem placebo podem apresentar melhora clínica e muitas vezes até cura. Dependendo da enfermidade, a cura com o placebo ultrapassa os 50% dos pacientes (efeito placebo). O que é interessante notar é que, em muitos estudos, até 26% dos pacientes no grupo placebo apresentaram efeitos colaterais (efeito nocebo). Nas pesquisas clínicas já é esperado que um em cada quatro participantes interrompa o uso do placebo alegando efeitos adversos.

O efeito placebo não é o resultado de fenômenos puramente psicológicos em pessoas frágeis ou debilitadas. Toda vez que ocorre alguma alteração no organismo, seja psicológica ou física, o cérebro entra em ação liberando endocanabinoides e outros mediadores com ação específica nos inúmeros sistemas do corpo. O cérebro humano é mestre na arte de antecipar, reagir com rapidez, mesmo na simples expectativa de um estímulo doloroso, provocando a liberação de endocanabinoides e moduladores químicos: é uma reação de proteção do organismo. O fato de ter fé, acreditar, ter expectativas positivas, esperar bons resultados e ser otimista pode prolongar a vida, diminuir o risco de doenças e até fortalecer o sistema imunológico. Além disso, é comprovado que o pensamento positivo ajuda no tratamento ou até na cura de doenças. Isso já é o suficiente para trazer benefícios à saúde e ao bem-estar. Nesse caso, estamos diante do efeito placebo.

O efeito nocebo é o seu oposto, e acontece quando uma substância inerte (por exemplo, um comprimido feito com farinha), que não é nociva ao organismo, incita sintomas de doenças e efeitos colaterais nos pacientes que a utilizam.

A catastrofização (tendência a ver as situações de forma negativa) pode desencadear o efeito nocebo, que também surge por fatores psicossociais e contextuais, como, por exemplo, alguma experiência prévia malsucedida ou traumática, falha anterior no tratamento de uma enfermidade, expectativa negativa com o tratamento ou falta de confiança no médico. O pessimismo tem como consequência o estresse, o diabetes e a solidão. Quando sentimos dor, a simples sugestão verbal de que ela se tornará mais intensa é o suficiente para desencadear o aumento na sua intensidade. Nestes casos estamos falando do efeito nocebo. Nesse momento, os endocanabinoides ativam o eixo hipotalâmico-pituitário-ansiedade. Muitas vezes, a simples informação do médico sobre possíveis efeitos colaterais de um medicamento ou a sua leitura na bula já são suficientes para desencadeá-los.

Um estudo realizado com o betabloqueador atenolol, usado em casos de hipertensão arterial e doenças cardiovasculares, apresentou alta incidência de disfunção erétil nos pacientes alertados para esse efeito colateral. Trinta e um por cento dos pacientes notificados sobre a eventual possibilidade de ocorrer disfunção erétil relataram apresentar o problema, enquanto 16% daqueles que não foram alertados também tiveram esse efeito colateral. Resultados semelhantes ocorreram com a finasterida, utilizada no tratamento da hiperplasia prostática benigna. Recém-nascidos submetidos a punções venosas de repetição muitas vezes começam a chorar assim que a enfermeira passa o algodão com álcool na sua pele. Portanto, não se trata apenas de experiências subjetivas; a pessoa não "acha" simplesmente que está com mais dor, há, sim, mudanças fisiológicas desencadeadas por expectativas negativas.

Várias áreas cerebrais, principalmente as relacionadas ao sistema de modulação da dor, estão envolvidas neste fenômeno. Além disso, a colecistocinina, um potente hormônio diretamente envolvido neste processo, está ligado à hipersensibilidade da dor. A maneira como determinado procedimento médico é explicado pode ter um efeito significativo na dor que o paciente sente.

Em uma experiência com mulheres em processo de parto, foram dadas duas explicações diferentes sobre a injeção peridural. Um grupo ouviu que sentiria uma dor nas costas, como uma ferroada de abelha, e depois ficaria anestesiado. Já o outro grupo recebeu a informação de que a injeção era para anestesiar e que não sentiria dor durante o parto. O primeiro grupo teve uma pontuação significativamente maior na escala de dor, ou seja, sentiu muito mais dor que o segundo grupo.

Como forma de abordar o problema, o essencial para profissionais de saúde em geral é evitar interações negativas e promover uma boa relação médico-paciente, fazendo com que os pacientes se sintam seguros e com expectativas de melhora da doença. É importante ressaltar os efeitos benéficos dos medicamentos. Em quase 100% dos casos de efeitos colaterais os pacientes informam aos médicos o que estão sentindo, portanto, não há necessidade de enfatizar em demasia os efeitos adversos. Além disso, os pacientes com atitudes positivas, que acreditam e têm fé que melhorarão, alteram a fisiologia do corpo de uma forma também positiva, podendo até curar-se naturalmente, mesmo sem o uso de medicamentos.

Existe um exemplo muito simples que comprova o poder da mente em alterar a fisiologia do nosso organismo. Imagine-se abrindo a geladeira, pegando um limão suculento, cortando ao meio e espremendo metade em sua boca. Pense no suco escorrendo pelos lábios, a acidez cítrica sensibilizando suas papilas gustativas. Tenho certeza que só de imaginar essa cena as suas glândulas salivares produziram muita saliva! Muitas vezes é até possível sentir o aroma do limão, mas tudo isso não passa de pura imaginação, pois você não estava chupando limão nenhum, estava apenas imaginando. Sem dúvida, aquilo que a nossa mente pode imaginar tem a capacidade de alterar a nossa fisiologia.

O efeito placebo é muito potente, pois pode até mesmo curar doenças como o câncer. Uma pesquisa publicada recentemente por cientistas chineses mostrou que a crença na eficácia de um tratamento pode ser transmitida indiretamente de uma pessoa para outra. Os pesquisadores avaliaram a eficácia de um creme para proteção solar da pele. Ele foi passado no antebraço dos pacientes que, posteriormente, eram submetidos a uma fonte de calor de 48 graus Celsius nessa área. Não se tratava de um estudo duplo-cego, pois os médicos sabiam qual creme estavam aplicando, mas os pacientes não tinham conhecimento do que estavam recebendo, se era filtro solar ou um creme comum. Observou-se que quando os médicos aplicavam o filtro solar, os pacientes relatavam menos dor, faziam menos expressões de dor e reagiam menos emocionalmente, totalmente diferente daqueles que recebiam o creme placebo. A crença dos próprios médicos na eficácia do creme verdadeiro foi tão intensa que acabou sendo transmitida para os pacientes, resultando em proteção (Chen, 2019).

Mais surpreendente ainda foi o resultado de um estudo alemão com estudantes durante os exames finais. Os alunos foram divididos em dois grupos para que a ansiedade e habilidade de controlar as emoções fosse medida durante o período das provas. Um grupo foi medicado durante duas semanas com uma pílula sem qualquer efeito. Mesmo sabendo que se tratava de placebo, esse grupo apresentou uma redução significativa de ansiedade e maior capacidade de lidar com as próprias emoções. Talvez isso tenha ocorrido porque os pesquisadores informaram sobre a existência do efeito placebo, que era positivo e que os ajudaria a diminuir a ansiedade, e foi exatamente o que acabou ocorrendo na prática (Scheffer, 2019).

Pacientes com câncer que são treinados a praticar visualizações, como imaginar que o tumor está sendo devorado por pequenas piranhas ou bombardeado por descargas elétricas potentes, capazes de diminuir seu tamanho e matar as células cancerígenas, são alguns exemplos bem-sucedidos.

O efeito placebo é regulado no nosso organismo por inúmeros processos fisiológicos já bem conhecidos, como o processo inflamatório, imunológico, a reparação molecular, a multiplicação celular, dentre outros.

Segundo Jan Mikolásek, a natureza pode fazer milagres com plantas medicinais, mas isso é apenas metade da cura, a outra metade é crer nela. A *Cannabis* é uma planta maravilhosa, mas as pessoas têm que acreditar que ela ajudará e que é eficaz. Do contrário, ela não terá utilidade, como destaca o Professor Lumir Hanus, descobridor da anandamida.

O sistema endocanabinoide tem o poder de transformar as nossas intenções em processos biológicos. É o maquinário que faz com que as pessoas sejam mais felizes e saudáveis. Nós, seres humanos, temos a capacidade de melhorar sozinhos, mesmo sem tomar medicamentos. Temos vários microexércitos que lutam dentro de nós contra invasores, reduzindo as substâncias tóxicas, produzindo novas células, diminuindo a intensidade de processos fora do controle, cuidando, harmonizando e curando. É por isso que a descoberta do sistema endocanabinoide vem mudando a forma de se ver a medicina. Ao que tudo indica, ele é uma espécie de sala de comando de todos esses processos, cujo objetivo é manter o corpo em perfeito equilíbrio (homeostase), ou seja, sem doença.

Ao liberar endocanabinoides, o sistema endocanabinoide tem o poder de ativar um efeito placebo. Ao longo de sua evolução, a planta *Cannabis* foi lentamente aprendendo a manejar esse controle. Ela aprendeu, com o passar de gerações, a produzir mais de milhares de moléculas que se encaixam nos receptores semelhantes aos endocanabinoides produzidos pelo nosso próprio corpo. Essa capacidade de regular o sistema endocanabinoide é útil para o tratamento de inúmeras enfermidades. Quando queremos a cura, ele comanda os processos fisiológicos, liberando endocanabinoides para se atingir esse objetivo. Quando a cura não é desejada, ele simplesmente não ativa os processos para obtê-la.

Quando estamos deprimidos, sem ver sentido na vida, a utilização de *Cannabis* medicinal pode transformar essa situação. De acordo com estudo recente, conduzido por Universidades dos EUA, o cérebro produz o endocanabinoide anandamida como um prêmio. Por exemplo, a sensação de bem-estar após um exercício intenso se dá devido à liberação da anandamida pelo cérebro, que promove a liberação de endorfinas.

Manter relações duradoras e satisfatórias e que nos fazem bem também libera anandamida, assim como comer chocolate. Um estudo publicado recentemente mostrou que há uma relação entre a produção de oxitocina (a molécula do abraço) e a anandamida (a molécula da felicidade), que são responsáveis pelos sentimentos de êxtase e felicidade que em determinadas situações são experimentadas por nós. Para testar melhor essa relação, pesquisadores da Califórnia mediram a produção de anandamida em duas condições, uma de isolamento e outra de socialização. O que descobriram foi que no ambiente de socialização os níveis de anandamida no cérebro aumentaram. Quando os pesquisadores estimularam os neurônios cerebrais associados à produção de oxitocina, encontraram níveis elevados de anandamida e descobriram um notável aumento no prazer obtido por meio de boas interações sociais, bem como do tempo que a pessoa passa nessa "troca de felicidade". As conclusões desses estudos sugerem que o aumento dos níveis de anandamida é uma forma de premiar interações sociais positivas.

Em 1938, a Universidade de Harvard iniciou um estudo sobre a felicidade que durou 80 anos. Foram entrevistados 724 jovens dos mais diversos tipos. Os pesquisadores descobriram que um fator determinante para a felicidade era a qualidade de seus relacionamentos. As pessoas mais felizes do estudo não só estavam profundamente conectadas com os seus amigos, família e comunidade, mas também viviam mais do que aqueles que não estavam. Descobriu-se também que o isolamento social e a solidão estão associados com morte prematura. Além disso, as pessoas que tinham o maior nível de satisfação em seus relacionamentos aos 50 anos eram os mais saudáveis e viveram até os 80 anos de idade ou mais.

Está cientificamente comprovado que pensamentos positivos produzem substâncias poderosas e os pensamentos negativos produzem substâncias tóxicas. A *Cannabis* é uma planta "esperta". Sua estratégia evolutiva, imensamente bem-sucedida, consiste em atender o que as pessoas "pedem" para ela fazer. Depois de milhões de anos fazendo esse trabalho, ela se tornou uma espécie de faz-tudo, carregando no néctar da sua flor o molho de chaves que abre as portas da regulagem geral de tudo que precisamos para cuidar bem do nosso organismo.

Você deve estar se perguntando por que estou falando sobre efeito placebo, certo? Muito simples: há várias indicações para o uso da *Cannabis* medicinal e muitas delas não foram comprovadas cientificamente, mas existem inúmeros relatos de melhora ou mesmo cura com o seu uso em diversas enfermidades. Até que estudos e pesquisas sejam feitos para comprovar a real eficácia da *Cannabis* em todos esses casos, não se pode descartar o poderoso efeito placebo. Isso ocorre porque os pacientes e os médicos que prescrevem *Cannabis* medicinal possuem altas expectativas de melhora. Alguns relatam que ela é milagrosa e transformou suas vidas e a de seus filhos. Existem inúmeros relatos de casos de famílias com crianças epilépticas e autismo, cujo impacto positivo em toda a família foi muito grande. O que parece ser um milagre é simplesmente a resposta que inúmeras pessoas obtêm com a *Cannabis* medicinal, um impacto positivo no dia a dia de suas vidas.

A *Cannabis* não é milagrosa, no sentido de que não pode ser explicada. Existem muitos dados científicos provenientes de inúmeros estudos clínicos. Além disso, atualmente sabemos da importância do pensamento positivo. Quando a *Cannabis* é integrada aos medicamentos prescritos pelo médico e associada à aromaterapia, massagens, acupuntura, acompanhamento psicológico e alimentação adequada, com certeza haverá uma diferença significativamente maior nos resultados. Como médico, nunca proibi meus pacientes de utilizarem medicina alternativa ou uma abordagem holística para seus problemas. Ao contrário, tudo que não for causar mal, é sempre bem-vindo. Já observei situações inacreditáveis de cura somente pelo poder da mente, verdadeiros milagres racionalmente impossíveis de serem explicados. Também já presenciei casos de extrema negatividade em que os pacientes se entregam à doença e falecem. O efeito placebo é mais evidente nas doenças cujo envolvimento emocional é mais intenso, como, por exemplo, em ansiedade, insônia, alterações de humor e na dor aguda e crônica. Muitos médicos até utilizam o placebo para o tratamento de doenças, pois sabem que ele pode modificar a forma como as pessoas se sentem, ajudando a melhorar os sintomas e até aumentando a chance de sucesso do tratamento medicamentoso.

A Dra. Jennifer Martin, Diretora do *Australian Centre of Cannabinoid Clinical Research and Excellence* e pesquisadora da Universidade de Newcastle, faz parte de um grupo internacional cujo objetivo é desenvolver uma base de sólidas evidências científicas com a *Cannabis* medicinal. De acordo com ela, estudar a *Cannabis* medicinal é difícil, particularmente em condições complexas como é o caso de dor crônica. As pessoas podem se sentir melhor com a mesma dor. Em estudos comparados com placebo, 30% a 50% dos indivíduos no grupo placebo relatam melhoras. "Estamos encontrando a necessidade de incluir em nossos estudos novas métricas que avaliem outros benefícios que não somente a melhora da dor. Quando testamos os canabinoides, comparando com outras drogas, temos que incluir outros parâmetros, como a ansiedade causada pela doença, a qualidade de vida, a influência dos cuidadores e médicos e todo tipo de ações que influenciam e afetam os pacientes com dor. São fatores importantes, mas que não são tradicionalmente levados em consideração quando utilizamos uma nova terapia", explicou ela. Prescrever a *Cannabis* não se trata apenas de considerar as evidências científicas, mas sim levar em conta que o paciente seguiu a orientação do seu médico, tentou todas as medicações possíveis e, mesmo assim, não encontrou a solução para a sua dor. "É uma decisão crucial, que tem que ser tomada conjuntamente entre o paciente e seu médico", diz a Dra. Jennifer.

Existem inúmeros trabalhos feitos com *Cannabis* medicinal para o tratamento da ansiedade e da síndrome pós-traumática. Eles apontaram bons resultados, demonstrando melhora no sono, apetite, socialização, nos relacionamentos e na mobilidade. Dor, ansiedade e qualquer outra doença semelhante devem ser tratadas como enfermidades multifatoriais. Já está comprovado cientificamente que o sistema endocanabinoide tem o poder de transformar as nossas intenções em processos biológicos e que é o maestro do nosso organismo, fazendo funcionar a farmácia que possuímos dentro de nós, comandando todos os outros sistemas, mantendo o equilíbrio e fazendo com que as pessoas sejam mais saudáveis e felizes.

Estilo de vida canábico

Utilizar a *Cannabis* medicinal, não fumar, limitar o uso de álcool, exercitar-se pelo menos 30 minutos (cinco vezes por semana), reduzir o estresse, praticar yoga, pilates, acupuntura, aromaterapia, fazer tratamento corporal (massagem) e mental (meditação), ter uma dieta rica em semente de cânhamo, vegetais e frutas, reduzir ou eliminar o uso de açúcar, consumir carnes e ovos de animais não confinados, perder peso! Esse menu descrito aqui propõe abordagens para um estilo de vida saudável. O paciente deve seguir o seu bom senso e escolher as que mais lhe agradam. Por exemplo, se não gosta de acupuntura, faça pilates ou outra atividade, como caminhar, massagem ou aromaterapia. Enfim, o segredo é fazer o que gosta e o que lhe dá mais prazer. Assim, você será recompensado com a produção de anandamida, a molécula da felicidade.

Potencial terapêutico da *Cannabis* medicinal

"A Cannabis medicinal é uma substância de grande potencial terapêutico, capaz de melhorar a qualidade de vida de pessoas que sofrem de ansiedade, depressão, câncer, HIV/Aids e outras enfermidades crônicas."
– Dr. Sidarta Ribeiro

A maioria dos pacientes com dor crônica geralmente é tratada com o que chamamos de polifarmácia, ou seja, utilizam uma grande lista de medicamentos (quatro ou mais), que inclui um anti-inflamatório alternando com acetaminofeno, para alívio da dor, um relaxante muscular, um antidepressivo, um benzodiazepínico para ansiedade, um opioide, outro opioide para controle das crises, um medicamento para dormir, um laxativo, um inibidor de bomba de prótons para refluxo gastroesofágico (gastrite) devido ao uso de anti-inflamatórios e gabapentina para dor neuropática. Um exemplo de uma lista típica de medicamentos prescritos ao paciente antes do tratamento com *Cannabis* medicinal inclui: oxicodona (opioide analgésico para dor) 30mg, a cada 6 horas; metadona (analgésico narcótico para crise de dor) 10mg, a cada 12 horas; ibuprofeno (dor inflamatória) 800mg, a cada 4-6 horas; gabapentina (dor neuropática) 300mg, duas vezes ao dia; ciclobenzaprina (espasmo muscular) 10mg, duas vezes ao dia; amitriptilina (dor neuropática e depressão) 25mg, três vezes ao dia; pantoprazol (para a gastrite que ocorre em decorrência do uso dos anti-inflamatórios) 40mg, uma vez por dia; zolpidem (insônia) 10mg, ao deitar; dulcolax (laxante) três vezes ao dia.

Além de todos esses fármacos, muitos outros são usados para o controle de doenças concomitantes, como diabetes ou hipertensão. O paciente fica deprimido não só com o uso de tantos medicamentos, mas também por estar cronicamente doente, o que acaba afetando tremendamente sua qualidade de vida e a razão de viver. Nesse contexto, surge outro círculo vicioso, em que a dor crônica interrompe seu sono, dificulta o dia a dia e, além disso, causa depressão e ansiedade. Existem várias razões para se utilizar a *Cannabis* medicinal nesses pacientes, pois seu extrato possui inúmeros agentes terapêuticos que, além de atuar em diversas enfermidades, podem substituir todas essas drogas farmacêuticas ou pelo menos reduzi-las significativamente, evitando a polifarmácia.

A *Cannabis* não apenas tem ação anti-inflamatória, relaxante muscular e propriedades analgésicas, mas também melhora o humor, reduz a ansiedade, promove sono reparador e é capaz de potencializar o efeito analgésico dos opioides, podendo, assim, diminuir sua dose utilizada. Os pacientes podem atingir os mesmos resultados, se não melhores, no alívio da dor utilizando a *Cannabis* e baixas doses de opioides (Abrams, 2011).

Diminuir a dose de opioides significa aumentar a segurança e reduzir os efeitos adversos indesejáveis, como o risco de depressão cardiorrespiratória e morte (Lucas, 2011). Em 2017, um relatório, publicado pela Academia Nacional de Ciências, Engenharia e Medicina dos Estados Unidos, mostrou evidências científicas de que a *Cannabis* medicinal oferece inúmeros benefícios, muito além do tratamento de uma única enfermidade.

Nos dias atuais, essa é a principal razão pela qual os pacientes solicitam a *Cannabis*, que é tão eficaz quanto os medicamentos de prescrição médica e praticamente isenta de efeitos colaterais, como tenho repetido. O valor em reduzir o uso de analgésicos e anti-inflamatórios em pacientes com dor crônica é enorme. Um estudo demostrou que, na Califórnia, no período de 2010 a 2013, o uso da *Cannabis* medicinal levou a uma redução nas vendas de medicamentos farmacêuticos de 25%, resultando em uma economia de 165 milhões de dólares para o governo norte-americano (Bradford, 2016). Basicamente, as pessoas preferem pagar pela *Cannabis* a utilizar os medicamentos farmacêuticos fornecidos gratuitamente. Isso comprova a confiança dos pacientes na sua eficácia.

A planta como um todo, ou seja, seu extrato natural, é terapeuticamente mais eficaz e mais seguro que seus componentes isolados, sintetizados artificialmente em laboratório. De acordo com o *National Institute of Allergy and Infectious Disease* (NIAID) dos EUA, mais de 80 doenças ocorrem como resultado do sistema imune agredindo os próprios órgãos, tecidos e células. Alguns exemplos incluem diabetes, artrite reumatoide, lúpus eritematoso e doença inflamatória intestinal. Vários trabalhos sugerem que a *Cannabis* medicinal atua positivamente, regulando o sistema imunológico e reduzindo a inflamação. De acordo com o relatório publicado pelo *National Center for Biotechnology Information* dos EUA, "o fato de ambos os receptores, CB1 e CB2, estarem presentes nas células imunes, sugere que os canabinoides têm uma participação importante em modular o sistema imunológico". É a ciência utilizando uma planta milenar e confirmando sua ação terapêutica por meio de estudos apresentados por pesquisadores do mais alto nível, rompendo paradigmas e abrindo as portas para uma medicina inovadora, personalizada e, acima de tudo, natural.

Agora, veremos as enfermidades mais frequentes que são tratadas com canabinoides e o que as evidências científicas dizem em relação ao uso da *Cannabis* medicinal como agente terapêutico. Importante ressaltar que ela é um medicamento maravilhoso, mas não é panaceia, pois não cura todas as vezes, não cura todas as pessoas e não cura todas as doenças.

"Mentes são como paraquedas: só funcionam abertas." – James Dewar

Epilepsia

> *"Os homens pensam que a epilepsia é divina, meramente porque não a compreendem. Se eles denominassem divina qualquer coisa que não compreendem, não haveria fim para as coisas divinas."* - Hipócrates

A epilepsia é a ocorrência espontânea e imprevisível de convulsões, ou seja, de "sinais e sintomas transitórios devido a atividades excessivas das células cerebrais, sincrônicas e anormais" (Simonato, 2018). É uma alteração temporária e reversível do funcionamento do cérebro, que não tenha sido causada por febre, drogas ou distúrbios metabólicos. Durante alguns segundos ou minutos, uma parte do cérebro emite sinais incorretos, que podem ficar restritos a esse local ou se espalhar. Se ficarem restritos, a crise será chamada parcial, e se envolverem os dois hemisférios cerebrais, é chamada de generalizada. Por isso, algumas pessoas podem ter sintomas mais ou menos evidentes de epilepsia, não significando que o problema tenha menor importância se a crise for menos aparente.

Crises de ausência: a pessoa apenas apresenta-se "desligada" por alguns instantes, podendo retomar o que estava fazendo em seguida. Em crises parciais simples, o paciente experimenta sensações estranhas, como distorções de percepção ou movimentos descontrolados de uma parte do corpo. Pode sentir um medo repentino, um desconforto no estômago, ver ou ouvir de maneira diferente. Se, além disso, perder a consciência, a crise será chamada de parcial complexa.

Crise parcial complexa: corresponde mais ou menos ao que se chamava de epilepsia do lobo temporal, ou seja, uma descarga epileptiforme focal que se origina em um dos lobos temporais e posteriormente se dissemina para os lobos temporais dos dois hemisférios cerebrais. Depois do episódio, enquanto se recupera, a pessoa pode sentir-se confusa e ter déficits de memória. Dos três milhões de indivíduos com epilepsia no Brasil, aproximadamente 700 mil são refratários, ou seja, não respondem aos tratamentos farmacológicos tradicionais. Cada ano são diagnosticados 350 mil novos casos, sendo 76 mil deles refratários. Cerca de 50 mil pessoas morrem anualmente por causa das crises convulsivas. De acordo com a *American Epilepsy Society*, existem mais de 50 milhões de indivíduos com epilepsia no mundo. Grande parte das síndromes epilépticas tem início na infância, e cerca de 50% dos casos de epilepsia ocorrem em crianças menores de cinco anos.

Epilepsia benigna da infância: surge tipicamente entre os três 3 e 13 anos e a sua remissão ocorre antes dos 16, por isso é considerada uma epilepsia benigna.

Síndrome de Dravet: forma rara e grave de epilepsia, também conhecida como epilepsia genética da infância ou epilepsia mioclônica severa. Estima-se ter uma incidência de um em cada 40 mil nascimentos. É uma doença progressiva e incapacitante, que se manifesta no primeiro ano de vida e frequentemente é confundida com convulsões febris.

Síndrome de Lennox-Gastaut: também chamada de encefalopatia epiléptica da infância, é outra síndrome rara. Sua incidência atual é de cerca de duas por 100 mil crianças. É caracterizada por convulsões frequentes, de diversos tipos, que geralmente não melhoram completamente com os medicamentos anticonvulsivantes.

Síndrome de Rett: mutação genética rara que afeta o desenvolvimento do cérebro em meninas. Apesar de ser causada por uma mutação genética, a síndrome de Rett raramente é hereditária. Os lactentes parecem saudáveis durante os primeiros seis meses de vida, mas ao longo do tempo perdem rapidamente a coordenação, a fala e o uso das mãos. Os sintomas podem se estabilizar por anos.

CDKL5: condição genética rara, descrita pela primeira vez em 2004, relatada inicialmente em meninas. Inclui características da síndrome de Rett, ou seja, problemas de desenvolvimento, perda de habilidades na fala, movimentos repetitivos da mão e problemas na escrita. A incidência é de aproximadamente um em cada 20 mil.

Síndrome de West: é uma das encefalopatias epilépticas que surgem na lactância, sendo caracterizada por espasmos infantis, interrupção do desenvolvimento e uma alteração específica no eletroencefalograma, chamada de hipsarritmia.

Síndrome de Doose: caracteriza-se por crises epilépticas do tipo mioclônicas e estão presentes em todos os casos com severidade variável. São breves, isoladas ou em pequenas séries proximais. Podem ser fotossensíveis, geralmente envolvem os membros superiores, seguidas de perda súbita do tônus muscular e consequente queda do paciente no chão. Tem prognóstico menos favorável, podendo cursar com retardo mental leve a acentuado.

Cannabis medicinal e epilepsia

"Temos evidências científicas sólidas e concretas que o canabidiol é eficaz em reduzir as crises epilépticas." - *Dr. Orrin Devinsky, New York University*

Pesquisadores da Universidade de Reading, na Inglaterra, confirmaram em modelos animais as propriedades anticonvulsivantes do canabidiol (CBD), bem como a redução nas frequências das crises epilépticas. Com base nesses resultados, eles iniciaram estudos nos quais o pentilenotetrazol, substância química conhecida por produzir convulsões semelhantes às crises epilépticas, foi administrado em ratos. O canabidiol administrado na dose de 100mg/kg exerceu efeitos anticonvulsivantes com redução significativa na incidência de convulsões graves e mortalidade, em comparação com animais tratados com placebo (Jones, 2010).

O sistema endocanabinoide (SEC) é responsável no corpo humano pela manutenção da homeostase e do equilíbrio do sistema nervoso central, por meio de estimulação ou inibição dos receptores canabinoides encontrados no cérebro. Com base nesse conhecimento, neurocientistas italianos iniciaram estudos clínicos para avaliar a relação entre a atividade epiléptica e a quantidade de endocanabinoides presente no líquido encefalorraquidiano de humanos. Pacientes portadores de epilepsia do lobo temporal foram comparados com o grupo controle, formado por indivíduos sadios. O objetivo era determinar a presença da anandamida (endocanabinoide produzido pelo corpo) no líquido encefalorraquidiano. Os resultados revelaram uma significativa redução da quantidade de anandamida em pacientes epilépticos, quando comparados com o grupo sadio, sugerindo que a diminuição ou falta de anandamida estaria relacionada com a epilepsia (Romigi, 2010).

Pediatras alemães conduziram, em 2003, pesquisas com pacientes pediátricos portadores de várias alterações neurológicas, incluindo a epilepsia. As crianças foram tratadas com tetra-hidrocanabinol (THC), com doses variando de 0,04mg a 0,14mg por quilo de peso. Os autores concluíram que em crianças e adolescentes comprometidos neurologicamente, o THC conferiu melhora do grau de espasticidade e distonia, bem como demonstrou atividade anticonvulsivante (Rüdiger, 2003).

Um grupo internacional de pesquisadores da Holanda e da Itália conduziram outra pesquisa em pacientes pediátricos portadores de crises epilépticas e que não respondiam aos medicamentos antiepilépticos prescritos. Uma solução oleosa de canabidiol foi administrada a esses pacientes. Os resultados demonstraram que na maioria das crianças tratadas com o CBD houve uma melhora das crises epilépticas igual ou superior a 25%, apesar da baixa dose administrada. Todos os pacientes apresentaram melhora da consciência e da espasticidade (aumento do tônus muscular, envolvendo hipertonia e hiperreflexia). Nenhum efeito colateral que necessitasse a descontinuação do CBD foi observado (Pellicia, 2005).

Diversas evidências a respeito do potencial terapêutico dos dois componentes presentes na *Cannabis*, o CBD e o THC, indicam sua relevância clínica no tratamento das epilepsias. Extratos padronizados com alto teor de canabidiol têm se mostrado eficazes na redução da frequência e severidade das convulsões. O mecanismo de ação anticonvulsivante do canabidiol consiste em atuar nos receptores canabinoides, bem como estimular ou bloquear os receptores não canabinoides, modulando a excitação dos neurotransmissores, dos canais de cálcio, e aumentando ou normalizando os níveis de endocanabinoides. O canabidiol, por meio da sua ação anti-inflamatória, inibe reações inflamatórias no cérebro que podem aumentar a excitabilidade das células nervosas e comprometer sua sobrevivência. Além disso, possui ação neuroprotetora, de regeneração de células (neogênese) e antioxidante, reduzindo o estresse e a toxicidade oxidativa.

O THC possui efeito anticonvulsivante, uma vez que inibe a liberação de GABA. Tolerância medicamentosa é quando a resposta medicamentosa é reduzida, o que ocorre quando o fármaco é usado repetidamente e o corpo se adapta à sua presença constante. Isso pode ocorrer com o THC, o que limita seu uso clínico em epilepsia. Além disso, o THC possui efeito psicoativo e no desenvolvimento do cérebro, não sendo recomendado para menores de 18 anos. A dose de THC normalmente é baixa e pode ser associada ao CBD. Alguns pacientes têm melhores resultados com baixa dose de THC adicionada ao CBD, evitando assim o efeito psicoativo, ou seja, a euforia. Outros canabinoides que possuem efeito anticonvulsivante são:

- **CBDV (canabidivarina):** mostrou efeito anticonvulsivante em vários modelos animais. Age tanto no receptor CB1 como no receptor CB2. Inibe a captação da anandamida, ativa os canais TRPV1 e TRPA1, sendo eficaz por via oral, com efeitos aditivos quando administrado com CBD.
- **THCA (ácido tetra-hidrocanabinólico):** Trata-se da forma ácida do THC. É encontrado na *Cannabis* crua, em sua forma natural. O THCA é transformado em THC pela oxidação que ocorre com a secagem das flores ou o aquecimento da planta, processo conhecido como descarboxilação. O ácido tetra-hidrocanabinólico, precursor do THC, é um potente anti-inflamatório e possui ação anticonvulsivante.

O componente CBD da *Cannabis* é muito conhecido por possuir efeitos anticonvulsivantes. Ao contrário do THC, o CBD não ativa diretamente os receptores CB1, mas exerce seu efeito indiretamente ao atingir uma ampla gama de receptores não canabinoides e ao bloquear a captação de neurotransmissores, diminuindo, portanto, a neurotransmissão e a excitabilidade neuronal.

São muitos os relatos empíricos bem-sucedidos de pacientes e familiares que utilizaram extratos de *Cannabis* no tratamento da epilepsia. Nos últimos anos, inúmeros estudos clínicos comprovaram que o canabidiol diminuiu a frequência de convulsões em 85% nas crianças com epilepsia refratária quando comparado aos anticonvulsivantes tradicionais. Em 14% dos pacientes, o CBD as eliminou completamente e, em alguns deles, diminuiu sua frequência de cerca de 50 convulsões por dia para duas a três ao mês. Também foi relatada melhora do sono e humor. Além disso, os pacientes foram capazes de parar de tomar sua medicação anticonvulsivante, o que ajudou a eliminar os sérios efeitos colaterais causados por essas drogas. A *Cannabis* medicinal provou, dessa forma, que diminui as crises epilépticas sem efeitos secundários importantes.

O Prof. Elisaldo Carlini, da Escola Paulista de Medicina da Unifesp, foi um dos pioneiros a comprovar a ação anticonvulsivante do canabidiol. Em seus estudos iniciais (1973), com camundongos, demonstrou que o extrato da *Cannabis sativa* protegia os animais de agentes convulsivantes. Posteriormente, em 1980, realizou um estudo duplo-cego, randomizado, controlado, no qual 15 pacientes portadores de epilepsia, que até então não haviam se beneficiado com as drogas conhecidas, foram divididos em dois grupos. Um deles recebeu a dose de 200mg/300 mg por dia de CBD, durante cinco meses, e o outro recebeu placebo. Do grupo que recebeu CBD, quatro dos oito pacientes ficaram completamente livres de crises epilépticas, três melhoraram parcialmente e apenas um não apresentou nenhuma melhora. Dentre aqueles que receberam placebo, apenas um relatou ligeira melhora. Os efeitos adversos foram mínimos (Cunha; Carlini; Mechoulam, 1980).

O prof. Mechoulam, da Universidade de Israel, publicou em 1978 os resultados de uma avaliação com nove pacientes com epilepsia, os quais foram divididos em dois grupos: quatro pacientes receberam canabidiol 200mg por dia e 5 pacientes tomaram placebo. A duração da avaliação foi de três meses. Dois dos quatro pacientes tratados com CBD deixaram de ter convulsões. Enquanto isso, no grupo placebo, todos continuaram tendo crises convulsivas.

Um trabalho realizado pelo dr. Joao Leite, de Ribeirão Preto (SP), mostrou o efeito protetor do CBD em modelos de estado epiléptico prolongado.

Uma enquete foi realizada com pais participantes de um grupo do Facebook, para avaliar o uso da *Cannabis* em seus filhos, todos portadores de formas graves de epilepsia. De um total de 19 pais que responderam à enquete, 16 relataram redução acentuada das crises epilépticas em seus filhos durante o tratamento com o extrato de *Cannabis*. Dois pais reportaram ausência total de convulsões e oito relataram uma diminuição de aproximadamente 80% das crises (Porter e Jacobson, 2013).

Um total de 19 crianças com formas grave de epilepsia foram tratadas com canabidiol. Treze delas possuíam síndrome de Dravet, quatro tinham síndrome de Doose, uma apresentava síndrome de Lennox-Gastaut e a outra, epilepsia idiopática. O canabidol reduziu a frequência das crises convulsivas em 84% dos pacientes (16/19); 11% das crianças (2/19) ficaram totalmente livres de convulsões; 62% (8/19) relataram mais de 80% de redução na frequência das crises; e 32% (6/19) observaram diminuição de 25% a 60% das convulsões. Outros efeitos benéficos foram o aumento da atenção, melhora no comportamento e do sono (Porter, 2013).

Um estudo duplo-cego, randomizado e controlado por placebo foi publicado no *New England Journal of Medicine*, demonstrando que a *Cannabis* medicinal e seus componentes diminuíram as crises epilépticas em crianças. Considerando-se que o canabidiol não é psicoativo, ele não afeta a cognição ou faz os pacientes ficarem energizados ou eufóricos. O estudo incluiu 120 crianças com idade entre dois a 18 anos, portadores da síndrome de Dravet, uma doença genética grave que se manifesta na tenra infância e resulta em crises epilépticas refratárias, frequentes e prolongadas. As doses de CBD administradas foram de 5mg/kg/dia, 10mg/kg/dia ou 20mg/kg/dia. O grupo canabidiol teve uma redução média de 39% das crises por mês. O grupo placebo teve uma redução de 13% das crises por mês. Se comparado ao placebo, o uso do CBD resultou em uma redução significativa na frequência do número de crises convulsivas em crianças e adultos jovens com síndrome de Dravet (Devinsky, 2017).

O Dr. Orrin Devinsky, do Langone Medical Center da Universidade de Nova York, disse: "Temos evidências científicas sólidas e concretas de que o canabidiol é eficaz em reduzir as crises epilépticas". A *Cannabis* medicinal não cura epilepsia, mas diminui significativamente as crises. Dr. Devinsky foi autorizado pelo FDA a conduzir um estudo aberto com um produto contendo 98% de CBD, cujo nome comercial é Epidiolex®, fabricado pelo GW Pharmaceuticals. A dose diária foi gradualmente aumentada até o máximo de 25mg/kg/dia, associada aos medicamentos que as crianças já utilizavam. Os resultados dos 23 pacientes, cuja média de idade era de 10 anos, demonstraram que 39% tiveram redução de 50% de suas crises convulsivas e três dos nove portadores da síndrome de Dravet apresentaram ausência total das crises epilépticas. Os pacientes que utilizaram o CBD eram crianças com síndromes epilépticas heterogêneas, que não responderam a qualquer outro fármaco ou que tiveram sérios efeitos colaterais com os medicamentos disponíveis no mercado.

A eficácia e segurança do Epidiolex® (canabidiol) em crianças e adultos jovens no tratamento de epilepsia resistente foi avaliada em 265 pacientes com epilepsia refratária ao tratamento. Durante pelo menos três meses, o canabidiol foi administrado em doses crescentes de 5mg/kg/dia até atingir a dose máxima de 25mg/kg/dia. A redução média das crises foi de 45% em todos os pacientes avaliados. Naqueles com síndrome de Doose, a redução das crises epilépticas foi de 63%. Já nos portadores da síndrome de Lennox-Gastaut, essa diminuição foi de 71%, sendo que 9% deles ficaram totalmente livres das crises convulsivas (Devinsky, 2015).

Um trabalho publicado no *Journal of Clinical Pharmacy and Therapeutics* avaliou 201 pacientes pediátricos com epilepsia e que foram tratados com CBD. A dose inicial foi de 1mg/kg/dia, a cada 8 horas, com incrementos de 0,5mg a 1,0mg/kg/dia, até se obter o resultado esperado. A dose média foi de 5mg/kg/dia a 12mg/kg/dia. No total, 138 pacientes (68%) tiveram redução das crises epilépticas. Dentre os 27 que não tiveram convulsões, oito deixaram de utilizar as drogas antiepilépticas. Além disso, 80 pacientes deixaram de usar uma ou mais drogas prescritas. Os efeitos colaterais foram mínimos e passageiros, como diarreia e sonolência. Houve melhora da atenção, do humor, do sono, da energia, do apetite e do foco. Os pacientes necessitaram de menor número de visitas médicas e de hospitalizações com o uso de CBD (Santos, 2015).

A eficácia do extrato de canabidiol no tratamento de epilepsia pediátrica também foi avaliada em 117 crianças, incluindo 53 com síndrome de Lennox-Gastaut. Os resultados foram: 85% dos pacientes tiveram redução das crises, 14% tiveram ausência total das crises, 53% tiveram melhora do sono, 73% melhoraram o estado de atenção, 63% melhoraram o comportamento e 33% melhoraram o apetite (Hussain, 2015).

Vários estudos com pacientes psiquiátricos demonstraram que o canabidiol é tão eficaz quanto os medicamentos antiepilépticos de última geração. Outra grande vantagem é que não apresenta os efeitos adversos comuns aos fármacos anticonvulsivantes, como ganho de peso, psicoses, ansiedade, depressão e vários outros.

Um estudo feito em onze centros norte-americanos mostrou que as doses do canabidiol utilizadas no tratamento de epilepsia variavam de 0,5mg a 25mg por dia em crianças, sendo que em alguns dos trabalhos chegaram a 50mg. Nos adultos as doses variaram de 100mg a 600mg, chegando em alguns casos a 1.500mg por dia.

A *Cannabis* tem sido utilizada empiricamente por séculos no tratamento de convulsões. Após vários anos, finalmente o FDA confirmou sua eficácia, aprovando em 2018 o primeiro medicamento para o tratamento de convulsões associadas com formas graves de epilepsia, síndrome de Dravet e síndrome de Lennox-Gastaut, que são extremamente difíceis de serem tratadas, pois não respondem aos medicamentos tradicionais. O Epidiolex® contém 100mg por ml de CBD e apenas 0,1% de THC. O FDA avaliou os benefícios da *Cannabis* medicinal, os quais superam em muito os riscos no tratamento de crianças com dois anos ou mais de idade. O Epidiolex® foi aprovado após testes de eficácia em 516 crianças com formas graves de epilepsia. "A aprovação do Epidiolex® pelo FDA é um fato importantíssimo e um tremendo avanço da medicina, pois legitima o uso do canabidiol na comunidade médica, enquanto pavimenta o caminho para mais pesquisas relacionadas ao canabinoides", disse o Dr. Scott Gottlieb. Os dados científicos até agora disponíveis permitem concluir que o canabidiol definitivamente desempenha um papel importante no controle das epilepsias difíceis de serem tratadas com os medicamentos tradicionais.

Dose e administração do CBD

Idade	Dose inicial	Manutenção	Dose máxima
Adultos	75mg/dia Titulação: 75mg a cada semana	75mg-400mg/dia	400mg/dia
Crianças	2,5 mg/kg/dia Titulação: aumentos de 5mg/kg/dia até 25mg/kg/dia	Desconhecida	25mg/kg/dia
Observação	Em duas doses tomadas via oral (sublingual)		

A dose inicial do Epidiolex® recomendada pela GW Pharmaceuticals para crianças é de 2,5mg/kg/dia, duas vezes ao dia (5mg/kg/dia). Após uma semana, ela pode ser aumentada para uma dose de manutenção de 5mg/kg/dia, duas vezes ao dia (GW Pharmaceuticals, Epidiolex® Product Monograph, 2010).

	Semana 1	Semana 2	Semana 3	Semana 4
Dosagem	5 mg/kg/dia	10 mg/kg/dia	15 mg/kg/dia	20 mg/kg/dia

Casos clínicos

A mãe de Izaiah postou no Facebook uma foto do filho segurando um cartaz que dizia o seguinte: "Meu nome é Izaiah, tenho 8 anos e sou portador de epilepsia incurável. Nenhum medicamento farmacêutico foi capaz de controlar minhas convulsões. Eu tinha crises convulsivas a cada 30/45 minutos. Hoje estou livre dos medicamentos que tomava e já faz seis meses que não tenho convulsões."

"O canabidiol devolveu a vida ao meu filho", disse a mãe. Ela relata que atualmente o menino vai à escola, tem amigos, relaciona-se com todos, e sua família voltou a levar uma vida normal. Izaiah tem um tio com epilepsia que ficou mentalmente comprometido em função das inúmeras convulsões que teve e que nunca foram controladas. Os medicamentos antiepilépticos não faziam nenhum efeito, só o deixavam dopado. A mãe de Izaiah viu qual seria o futuro do filho e recusou aceitá-lo.

MH é portadora de crises epilépticas em sequência (cerca de 50 crises por dia) desde a infância. Não respondia a praticamente nenhum medicamento. O exame de imagem pet-scan era normal. Seu médico optou por implantar um estimulador do nervo vago. Ela melhorou um pouco, mas não muito. Ficava agressiva, hipersexualizada, roía as unhas e tinha muitos problemas com a madrasta. O uso de medicamentos antiepilépticos fez com que dobrasse de peso. Tomava dois antipsicóticos e dois neurolépticos. Iniciou tratamento com canabidiol e praticamente ficou livre das crises epilépticas. Emagreceu, voltou a frequentar a escola e seu relacionamento com a madrasta melhorou bastante.

BF tem 5 anos e é portador de CDKL5, uma desordem genética rara que atinge centenas de crianças no mundo e cuja principal característica são convulsões desde o início da vida. BF tinha de 30 a 80 convulsões por semana. Cada convulsão é um risco de morte, pois pode causar hipóxia cerebral severa e alterações no desenvolvimento neurológico. As convulsões não melhoravam, mesmo com o uso de vários medicamentos anticonvulsivantes. Em algumas ocasiões chegou a tomar mais de dez medicamentos simultaneamente. Devido aos efeitos colaterais, não conseguia andar, falar ou se alimentar. Passou a usar o canabidiol e suas crises diminuíram acentuadamente. Além disso, foi possível reduzir a dose de vários medicamentos que estavam causando efeitos colaterais importantes. BF voltou a viver!

GS tem 6 anos e sofre de epilepsia desde que nasceu. O parto foi muito difícil. Devido ao sofrimento fetal durante o mesmo, foi necessário o uso do fórceps, o que causou paralisia facial e lesão cerebral. Apresentava, em média, 10 convulsões por mês e seis internações hospitalares por ano. Fazia uso de seis anticonvulsivantes, todos na dose máxima. GS passava praticamente o dia todo dormindo, como se estivesse dopada. Não se relacionava, não se alimentava adequadamente e não conseguia ficar acordada. É como se estivesse esperando a morte. Passou a utilizar canabidiol e sua melhora foi significativa. "O canabidiol devolveu a vida à minha filha", comentou a mãe. Agora, ela participa das brincadeiras com os irmãos, tem se alimentado bem e se comunica melhor. Raramente tem convulsões e reduziu para três os medicamentos prescritos pelo neurologista.

Pedro teve anóxia cerebral por causa de um parto complicado. As condições de seu parto geraram uma lesão cerebral chamada síndrome de West. Aos três meses de vida, começou a ter convulsões, cerca de 40 por dia. O uso de medicamentos anticonvulsivantes não surtia efeito. O quadro só apresentou melhoras com o uso da *Cannabis* medicinal. "Há um ano e meio ele está com as crises epiléticas controladas. Tem sete meses que praticamente não tem crises", conta a mãe. O canabidiol usado por Pedro é em comprimidos e ele toma apenas um por dia. O menino já chegou a tomar mais de 15 comprimidos por dia de vários medicamentos de prescrição médica. A *Cannabis* medicinal melhorou seu sono e apetite, recuperou seu peso e a qualidade de vida. Agora ele interage socialmente, brinca e até dá risada.

JS odiava dormir. Desde os seis anos, logo após adormecer, ela acordava abruptamente com crise epiléptica. Nunca tinha crises durante o dia. As crises epilépticas aconteciam assim que entrava em estado de sono. Recebeu o diagnóstico de epilepsia noturna. Aos 37 anos, suas crises de epilepsia noturna ainda não estavam controladas. Apesar do tratamento com inúmeros medicamentos, continuava tendo de dezoito a vinte convulsões por mês. Após cuidadosa titulação de canabidiol e monitoramento da atividade epiléptica, seu neurologista atingiu a dose terapêutica de 2,5mg por quilo de peso por dia de canabidiol. Com um ano de uso de *Cannabis* medicinal, JS passou a ter duas a três convulsões por mês. "Sinto-me uma nova pessoa, antes eu acordava com náuseas, tonturas, com braços e pernas se contraindo. Via luzes, muitas luzes. Com a *Cannabis* medicinal tenho dormido bem e não acordo mais com aquela estranha sensação. Meus músculos não doem mais. Durmo bem e me sinto livre", comentou JS.

A administração CBD:THC de uma cepa conhecida como Charlotte's Web reduziu a frequência das convulsões de uma criança com síndrome de Dravet de quase 50 vezes por dia para apenas duas a três no período noturno. Além disso, ela deixou de usar as drogas antiepiléticas prescritas (Maa e Figi, 2014).

Pesquisas científicas

- Administração crônica de canabidiol a voluntários saudáveis e pacientes epilépticos (Cunha, 1980).
- Canabinoide cerebral no chocolate (Di Tomaso, 1996).
- Avaliação do papel dos receptores CB1 nos efeitos anticonvulsivantes do canabidiol (Wallace, 2001).
- O sistema canabinoide endógeno regula a frequência e a duração das crises em modelo de epilepsia do lobo temporal (Wallace, 2003).
- Avaliação do canabidiol e medicamentos em convulsões resistentes na síndrome de Dravet (Wallace, 2003).
- *Cannabis* na epilepsia pediátrica (Lorenz, 2004).
- Ativação do receptor canabinoide CB1, que modula as propriedades anticonvulsivantes dos canabinoides nos modelos neuronal, hipocampal, da epilepsia adquirida e do status epiléptico (Blair, 2005).
- Tratamento com CBD na epilepsia pediátrica (Pelliccia, 2005).
- Canabidiol exibe propriedades antiepileptiformes e antissépticas *in vitro* e *in vivo* (Jones, 2009).
- Redistribuição de receptores canabinoides CB1 no hipocampo pode ter participação na epilepsia (Falenski, 2009).
- Canabidiol possui propriedades antiepilépticas e anticonvulsivantes *in vivo* e *in vitro* (Jones, 2010).
- Anandamida pode prevenir epilepsia (Romigi, 2010).
- Epilepsia induzida por pilocarpina (Karlocai, 2011).
- Canabidivarina é anticonvulsivante em camundongos e ratos (Hill, 2012).
- Canabidiol exerce efeitos anticonvulsivantes em modelos animais de lobo temporal (Jones, 2012).
- Canabidivarina (CBDV) suprime aumentos induzidos pelo pentilenotetrazol (PTZ) na expressão gênica relacionada à epilepsia (Amada, 2013).

- Relatório de uma pesquisa com pais sobre o uso de *Cannabis* enriquecido com canabidiol na epilepsia resistente ao tratamento pediátrico (Porter, 2013).
- Extratos de *Cannabis* rico em canabidivarina são anticonvulsivantes em camundongos e ratos, por meio de um mecanismo independente do receptor CB1 (Hill, 2013).
- *Cannabis*, canabinoides e zumbido (Smith, 2014).
- Relato de caso: avaliação do canabidiol em epilepsia (Cilio, 2014).
- Canabidiol: farmacologia e potencial terapêutico na epilepsia e outros distúrbios neuropsiquiátricos (Devinsky, 2014).
- Evidências do papel fisiológico dos endocanabinoides na modulação do limiar e gravidade das crises na epilepsia resistente ao tratamento – Epidiolex® (Devinsky, 2014).
- O bloqueio do canal de sódio por canabinoides não confere efeitos anticonvulsivantes (Hill, 2014).
- Relato de caso: *Cannabis* medicinal em epilepsia (Maa, 2014).
- Uso da *Cannabis* medicinal na epilepsia: mito ou realidade (Detyniecki, 2015).
- Redistribuição de receptores canabinoides CB1 nas fases aguda e crônica da (incompleto).
- Canabidiol resgata toxicidade hepática aguda induzida por cocaína (Vilela, 2015).
- Canabinoides no tratamento de epilepsia (Friedman, 2015).
- Canabinoides na epilepsia pediátrica – ciência real ou irreal (Filloux, 2015).
- Pós-tratamento com canabidiol melhora comportamento relacionado a ratos epilépticos e ativa a via de autofagia de células hipocampais, junto com a defesa antioxidante na fase crônica da convulsão, induzida por pilocarpina (Hosseinzadé, 2015).
- *Cannabis* medicinal enriquecida com CBD na epilepsia pediátrica intratável (Tzadok, 2016).
- Análise dos elementos de sinalização endocanabinoide e proteínas relacionadas com linfócitos de pacientes com síndrome de Dravet (Rubio, 2016).
- Status atual da maconha artesanal para o tratamento da epilepsia nos Estados Unidos (Sulak, 2016).
- Base farmacológica da terapia em epilepsia com *Cannabis* medicinal (Reddy, 2016).

- Duração do extrato de *Cannabis* por via oral em coorte de pacientes pediátricos com epilepsia (Treat, 2017).
- Estudo multicêntrico sobre o uso de canabidiol no tratamento de crises epilépticas refratárias na síndrome de Dravet (Devinsky, 2017).
- Canabidiol em pacientes com convulsões associadas à síndrome de Lennox-Gastaut. Um estudo fase III, randomizado, duplo-cego e controlado por placebo (Thiele, 2018).
- *Cannabis* na gestão e tratamento de convulsões em epilepsia – uma revisão científica (American Herbal Pharmacopeia, 2019).
- content/uploads/2019/10/Understanding-Cannabinoids-and-Epilepsy.pdf).
- Canabinoide cerebral no chocolate (Di Tomaso, 1996).
- Canabidiol possui propriedades antiepilépticas e anticonvulsivas *in vivo* e *in vitro* (Jones, 2010).
- Anandamida pode prevenir epilepsia (Romigi, 2010).
- Redistribuição de receptores canabinoides CB1 no hipocampo, pode ter participação na epilepsia (Falenski, 2009).
- Tratamento com CBD na epilepsia pediátrica (Pelliccia, 2005).
- Estudo multicêntrico sobre o uso de canabidiol no tratamento de crises epilépticas refratárias na Síndrome de Dravet (Devinsky, 2017).

Esclerose múltipla (EM)

"Viver é enfrentar um problema atrás de outro. O modo como você o encara é que faz toda a diferença." – Benjamin Franklin

A esclerose múltipla (EM) é uma doença neurológica, crônica, autoimune, degenerativa que afeta o cérebro, medula espinhal e nervos ópticos. É causada quando o sistema imunológico do paciente começa a atacar seus próprios neurônios. Isso acontece porque o sistema imune confunde as células saudáveis com "intrusas", e as ataca provocando lesões cerebrais e medulares. Nesse ataque, o sistema imune do paciente destrói a mielina, uma bainha protetora que envolve os nervos. Os danos à mielina causam interferência na comunicação entre o cérebro, a medula espinhal e outras áreas do sistema nervoso central. Esta condição pode resultar na deterioração dos próprios nervos, em um processo potencialmente irreversível. Ao longo do tempo, a degeneração da mielina provocada pela doença vai causando lesões no cérebro que podem levar à atrofia ou perda de massa cerebral. Em geral, pacientes com EM apresentam perda de volume cerebral até cinco vezes mais rápida do que o normal.

Infelizmente, a EM ainda não tem cura e os principais sintomas são: fadiga, depressão, fraqueza muscular, alteração do equilíbrio, dores articulares, disfunção intestinal e da bexiga. Os sintomas variam amplamente, dependendo da quantidade de danos e dos nervos que são afetados. A EM se caracteriza por ser uma doença potencialmente debilitante. Pessoas com casos graves podem perder a capacidade de andar ou falar claramente. Nos estágios iniciais da doença, a EM pode ser de difícil diagnóstico, uma vez que os sintomas aparecem em intervalos e o paciente pode ficar meses ou anos sem qualquer sinal da doença. Os pacientes são geralmente jovens, em especial mulheres de 20 a 40 anos. A EM atinge cerca de 2,5 milhões de pessoas no mundo, sendo aproximadamente 35 mil brasileiros. A doença não tem cura, mas os tratamentos podem reduzir sua progressão da doença e ajudar a controlar os sintomas. As causas exatas da EM não são conhecidas, mas há dados interessantes que sugerem que a genética, o ambiente em que a pessoa vive e até mesmo infecções virais possam desempenhar um papel no desenvolvimento da doença. Embora a causa ainda seja desconhecida, a EM tem sido foco de muitos estudos no mundo todo, o que tem possibilitado uma constante e significativa melhora na qualidade de vida dos pacientes.

Acredita-se que a EM pode, em parte, ser determinada geneticamente. Parentes de pessoas com EM têm maior risco de desenvolver a doença. Irmãos de um portador têm um risco 2% a 5% maior de ter EM. No entanto, experiências com gêmeos idênticos indicam que a hereditariedade pode não ser o único fator envolvido. Se a EM fosse determinada exclusivamente pela genética, gêmeos idênticos teriam riscos idênticos. No entanto, um gêmeo idêntico tem uma chance de 30% de desenvolver a EM.

Alguns pacientes com EM nascem com uma predisposição genética que, ao ser exposta a algum agente ambiental, desencadeia uma resposta autoimune exagerada, dando origem à doença. A falta de exposição ao sol nos primeiros meses ou anos de vida também é considerada por especialistas como um fator ambiental que predispõe o surgimento da EM. Estudos sugerem que alguns vírus, tais como o Epstein-Barr (mononucleose), varicela-zoster e aqueles presentes na vacina da hepatite, podem ter relação com a EM. Até o momento, no entanto, essa hipótese não foi definitivamente confirmada.

Existem cada vez mais evidências sugerindo que hormônios, incluindo os sexuais, podem afetar e ser afetados pelo sistema imunológico. Por exemplo, tanto o estrógeno quanto a progesterona, dois importantes hormônios sexuais femininos, podem suprimir alguma atividade imunológica. A testosterona, o principal hormônio masculino, também pode atuar como um supressor de resposta imune. Durante a gravidez, os níveis de estrogênio e progesterona são muito elevados, o que ajuda a explicar por que as mulheres grávidas com EM geralmente têm menor atividade da doença. Os níveis mais elevados de testosterona em homens podem parcialmente explicar o fato de que as mulheres têm mais chances de desenvolver a doença do que eles, uma vez que a testosterona também pode inibir o sistema imunológico. Contudo, os fatores hormonais isoladamente não são suficientes para explicar a maior prevalência da doença em mulheres.

O tratamento da EM geralmente consiste na administração de drogas que visam retardar sua progressão, gerenciar os sintomas e aumentar o tempo de recuperação dos ataques autoimunes que afetam o cérebro, nervos ópticos e a medula espinhal.

Cannabis medicinal e esclerose múltipla (EM)

"Existem evidências substanciais e conclusivas de que a Cannabis medicinal melhora os sintomas da espasticidade e da dor crônica presente em pacientes com esclerose múltipla." - Academia Nacional de Ciências e Engenharia dos EUA

Estudos mostram que o uso de derivados da *Cannabis* medicinal, tais como o canabidiol (CBD) e o tetra-hidrocanabinol (THC), são aliados fundamentais no tratamento da EM, tendo em vista seus efeitos sobre o sistema nervoso dos pacientes avaliados. Eles incluem diminuição da liberação de citocinas inflamatórias, decréscimo de apoptose (morte celular), da espasticidade muscular e da dor neuropática.

O CBD-THC presente no nabiximol (Mevatyl®, Sativex®) mostrou-se eficaz em reduzir a dor dos pacientes em 30% em relação aos valores basais. A combinação CBD-THC representa uma verdadeira sinergia farmacológica, em que a associação fornece um efeito terapêutico maior do que a soma dos efeitos individuais desses compostos, ou seja, o chamado efeito comitiva ou *entourage* (Duncan, 2008). Pesquisadores da Universidade da Califórnia reportaram, em 2008, que a *Cannabis* medicinal reduzia a espasticidade muscular (contração muscular) na EM. Esse resultado foi confirmado em 2016 por um estudo duplo-cego, randomizado, controlado com placebo, utilizando-se o Sativex®, que é comercializado no Brasil com o nome de Mevatyl®.

Esse produto está à venda e disponível na Europa e em vários países, como Estados Unidos, Canadá, Nova Zelândia, Brasil dentre outros. Já está comprovado que a *Cannabis* medicinal reduz de forma considerável os espasmos associados à esclerose múltipla, os tiques característicos da síndrome de Tourette, as dores neuropáticas e miopáticas (Izzo, 2009). Boa parte desses efeitos está relacionado com a redução da sincronia neuronal causada pelos canabinoides (Robleer, 2006; Robbeet 2009), possivelmente inibindo as oscilações neurais patológicas e restaurando um funcionamento cerebral mais saudável.

A *Cannabis* medicinal proporciona alívio da dor, do sofrimento gastrointestinal, dos espasmos musculares e até da paralisia que muitas vezes acompanha a EM. Os pacientes com EM frequentemente experimentam dor severa como resultado do ataque constante ao seu sistema nervoso central, resultando na perda da capacidade de movimentar os músculos, membros e até mesmo a perda de visão. Estudos em vários países demonstraram a importância da *Cannabis* medicinal na prática clínica pelos efeitos analgésicos e de antiespasticidade (Bonfa, 2008). A *Cannabis* medicinal pode substituir algumas das drogas prescritas, que geralmente possuem muitos efeitos colaterais e, na maioria das vezes, são pouco eficazes. O THC tem um poderoso efeito anti-inflamatório sobre o sistema nervoso central que, por sua vez, auxilia na capacidade de combater a doença. Promove também a neurogênese, ou seja, a criação de novas células cerebrais que auxiliam a recuperação dos ataques periódicos. THC e CBD, ambos encontrados na *Cannabis* medicinal, atuam nos receptores de dor no cérebro ajudando a aliviar a dor da EM, melhorando a digestão, a inflamação intestinal e estimulando o apetite do paciente. Também ajuda no sono, fazendo o paciente adormecer mais rapidamente e a dormir por mais tempo, tendo um sono repousante. O uso da *Cannabis* medicinal no tratamento da EM foi amplamente estudado e sua eficácia é comprovada clinicamente.

Além disso, um estudo clínico feito com Sativex®, com THC:CBD na proporção 1:1 spray, mostrou melhora do sono, da espasticidade, da qualidade de vida, da habilidade de caminhar, além de reduzir a dor. Seu uso foi bem tolerado com mínimos efeitos colaterais (Markova, 2018).

Em outro estudo duplo-cego, randomizado, placebo-controlado, 30 pacientes foram submetidos ao uso de cigarros contendo 4% de THC. Houve melhora significativa da dor e da espasticidade ($p < 0,001$) (Corey, Bloom, 2010).

Um trabalho publicado em 2018 avaliou 33 pacientes com EM e, após quatro semanas de uso de Sativex®, observou-se uma *down regulation* (desregulação) do sistema imunológico mais pronunciada naqueles que responderam melhor a ele (Sorosina, 2018).

Uma meta-análise de 14 estudos clínicos duplos-cegos, comparados com placebo, avaliou 2.280 pacientes portadores de espasticidade. Onze estudos incluindo 2.138 pacientes comprovaram o efeito benéfico da *Cannabis* medicinal na melhora da paralisia associada à EM. Três estudos com 142 pacientes avaliaram a espasticidade causada por lesão da medula espinhal e a melhora significativa com o uso da *Cannabis* medicinal (Whiting, 2015).

Estudos clínicos analisaram o nabiximol (Sativex®, Mevatyl®), dronabinol (Marinol®), nabilone (Cesamet®), THC/CBD, ECP002A (THC sintético) e a *Cannabis* fumada em pacientes com EM. Avaliou-se também os resultados de uma meta-análise da Academia Americana de Neurologia, em que 1.177 pacientes foram avaliados em 17 estudos clínicos. A análise geral dos estudos mostrou que o extrato oral de *Cannabis* medicinal, THC predominante e nabiximol foram os mais eficazes em reduzir a espasticidade dos pacientes. Não houve efeito sobre a pontuação de espasmos Ashworth (resistência passiva ao alongamento de tecidos moles) (Koppel, 2014).

Existe também um estudo, publicado em 2012, no *Canadian Medical Association Journal*, que avaliou 30 pacientes com EM portadores de contrações dolorosas e que não respondiam a outros medicamentos. A administração de *Cannabis* medicinal fumada reduziu em 2,74 pontos na escala de Ashwort (que avalia o tônus muscular) quando comparado com placebo. Tal observação mostrou-se estatisticamente significativa (p < 0,001) (Corey-Bloom, 2012). Os pacientes relataram diminuição da dor e melhora da qualidade de vida. O THC se liga aos receptores nos nervos e músculos aliviando a dor e diminuindo a espasticidade. O CBD diminui os efeitos deletérios da EM por um mecanismo anti-inflamatório, por meio da redução da produção de citocinas, atenuando a ativação das células da micróglia, o que retarda o padrão evolutivo da doença (Mecha, 2013).

A dor crônica frequentemente afeta pessoas com EM e está associada com neuropatia, insônia e fadiga. Devido à falta de opções terapêuticas para estes sintomas, o uso de *Cannabis* vem crescendo nos pacientes com EM. Pesquisadores da Universidade de Michigan avaliaram a prevalência do uso de *Cannabis* em pacientes portadores de EM nos EUA. Dos 1.217 entrevistados, 1.027 (84%) responderam a um questionário sobre o uso de *Cannabis*. Entre estes, 427 (42%) endossaram seu uso e 386 (90%) deste subgrupo já a utilizavam de forma medicinal. A conclusão desse estudo, que foi publicado no *Multiple Sclerosis Journal*, foi que quase metade dos pacientes portadores de EM utiliza a *Cannabis*.

Mevatyl®/Sativex® (nabiximol)

A Anvisa aprovou no Brasil o primeiro medicamento produzido à base de *Cannabis sativa*. A medicação é indicada a pacientes adultos que apresentam sintomas relacionados à rigidez muscular, com quadro de espasticidade moderada à grave decorrente da esclerose múltipla.

O Mevatyl® contém 27mg/ml de tetra-hidrocanabinol (THC) e 25mg/ml de canabidiol (CBD). Ele é indicado para pacientes que apresentam EM, mas que não respondem de forma adequada a outros medicamentos. Resultados de estudos clínicos mostram uma melhora significativa da EM com a utilização de Mevatyl® na apresentação de spray oral. Ele não é indicado para epilepsia, pois o THC pode agravar as crises epilépticas, e não deve ser utilizado em menores de 18 anos.

As doses de nabiximol variam de: 2,7mg de THC – 2,5mg de CBD, 1 jato/dia, a 16 jatos/dia: 43,2mg de THC – 40mg de CBD. Início: 1 jato/dia – Média: 8 jatos/dia – Máximo: 16 jatos/dia. (GW Pharmaceuticals, Sativex Product Monograph, 2010).

As metas de tratamento na EM são a redução da espasticidade, o que leva ao alívio da dor e dos espasmos, melhora do sono e da qualidade de vida bem como ao aumento da mobilidade (Queensland, 2017).

Casos clínicos

Em 2016, a Dra. Amanda Morrow publicou em uma importante revista médica o relato do caso de uma paciente com espasticidade severa e a resposta que obteve com o uso de canabidiol. A paciente, neste caso, sofria de lesão na medula espinhal decorrente de um acidente de carro. Tinha feito uso de analgésicos e anti-inflamatórios sem sucesso. Os espasmos musculares eram frequentes e intensos, causando muita dor. Decidiu-se inserir no seu abdômen um dispositivo (chamado de bomba) para liberar continuamente baclofeno, um medicamento que reduz e alivia a rigidez excessiva dos músculos e dos espasmos, relaxando a musculatura. Ele atua como agonista do receptor GABA. Mesmo assim, a paciente reclamava das dores. Foi quando a Dra. Amanda sugeriu associar ao tratamento extrato de canabidiol na apresentação oleosa. Durante um período de três meses, a melhora do estado geral e da dor foi significativa, a paciente foi capaz de reduzir o uso do relaxante muscular em mais de 40% e apresentou melhora da espasticidade, da dor e não sentiu nenhum efeito colateral. Retornou às suas atividades diárias com melhora da qualidade de vida.

GC foi diagnosticado com EM aos 26 anos, após relatar dormência nas pernas. Na época, seu médico estimou cinco anos de vida útil ao jovem, dizendo que teria vários problemas, como falta de visão, dificuldade para andar e segurar objetos. O tratamento tradicional consistia no uso de cinco medicamentos por dia. Segundo o paciente, "os efeitos colaterais eram piores do que os sintomas da doença". O medo de piorar fez com que procurasse vários especialistas, até que um deles indicou o uso da *Cannabis* medicinal. "Ela me devolveu a vida, pois reduziu os sintomas da EM e não me causou efeitos colaterais. Para quem não passaria cinco anos vivo, já estar há 20 anos de pé, por causa da *Cannabis* medicinal, não é pouca coisa. Sem ela eu teria ficado inválido, de cama ou provavelmente já estaria morto", comentou GC.

Pesquisas científicas

- Canabinoides controlam a espasticidade e o tremor em modelos de esclerose múltipla (Blake, 2000).
- Canabinoides: uma visão geral. Implicações terapêuticas no vômito e náusea após quimioterapia para câncer, na promoção do apetite, na esclerose múltipla e na neuroproteção (Mechoulam, 2001).
- Canabinoides e esclerose múltipla (Partwee, 2002).
- O canabidiol fornece proteção duradoura contra os efeitos deletérios da inflamação em um modelo viral de esclerose múltipla (Zajucek, 2003).
- Ação terapêutica de canabinoides em um modelo murino de esclerose múltipla (Martin, 2003).
- Canabinoides para tratamento da espasticidade e outros sintomas relacionados à esclerose múltipla (estudo CAMS) – estudo multicêntrico, randomizado, controlado por placebo (Zajcek, 2003).
- O efeito da *Cannabis* no tremor em pacientes com esclerose múltipla (Fox, 2004).
- Estudo sobre canabinoides na esclerose múltipla: dados de segurança e eficácia durante 12 meses de acompanhamento (Zajicek, 2005).
- Estudo randomizado e controlado de medicamentos à base de *Cannabis* na dor na esclerose múltipla (Rog, 2005).
- O sistema endocanabinoide é desregulado na esclerose múltipla e na encefalomielite autoimune experimental (Centonze, 2007).
- Canabinoides no tratamento da espasticidade associada à esclerose múltipla (Malfitano, 2008).
- Efeitos psicopatológicos e cognitivos dos canabinoides terapêuticos na esclerose múltipla – um estudo cruzado, duplo-cego, controlado por placebo (Aragona, 2009).
- Extratos de *Cannabis* no tratamento da espasticidade na esclerose múltipla – uma revisão sistemática (Lakhan, 2009).
- Estudo duplo-cego, randomizado, placebo-controlado, com um grupo paralelo de Sativex® em indivíduos com sintomas de espasticidade devido à esclerose múltipla (Novotna, 2010).
- Efeitos da *Cannabis* na função cognitiva em pacientes com esclerose múltipla (Honarmand, 2011).

- Eficácia, segurança e tolerabilidade do extrato de *Cannabis* administrado por via oral no tratamento de espasticidade em pacientes com esclerose múltipla – estudo cruzado, randomizado, duplo-cego, controlado por placebo (Honarmand, 2011).
- Modulação canabinoide de distúrbios neuroinflamatórios (Saito, 2012).
- *Cannabis* fumada na espasticidade causada por esclerose múltipla – um estudo randomizado, controlado por placebo (Bloom, 2012).
- Terapia sintomática na esclerose múltipla – o papel dos canabinoides no tratamento da espasticidade (Leussink, 2012).
- Experiências clínicas com canabinoides no tratamento da espasticidade na esclerose múltipla (Fernandez, 2013).
- Canabinoides inibem a neurodegeneração em modelos de esclerose múltipla (Price, 2013).
- Canabidiol protege dos efeitos deletérios causados pela inflamação em modelo viral de esclerose múltipla (Mecha, 2013).
- Interação entre os efeitos protetores do canabidiol e da palmitoiletanolamida no modelo experimental de esclerose múltipla em camundongos (Rahimi, 2015).
- Sativex® no tratamento da espasticidade relacionada à esclerose múltipla – papel da modulação corticospinal (Russo, 2015).
- Dados de estudo observacional do THC-CBD. Evolução da espasticidade resistente à esclerose múltipla e sintomas associados (Trojano, 2016).
- Canabinoides – Implicações terapêuticas no vômito, náuseas, aumento do apetite e neuroproteção na Esclerose Múltipla (Cooke, 2020).

Dor crônica

"Aliviar a dor é obra divina." - Hipócrates

A dor crônica pode ser definida como uma sensação de desconforto, angústia ou sofrimento por um período prolongado. Ela pode estar associada à lesão tecidual, real ou potencial e ocorrer como resultado de várias situações. Além disso, pode levar a complicações graves, como depressão, insônia e outras enfermidades. Lidar com a dor crônica muitas vezes se torna uma difícil e longa jornada. Geralmente, ela começa como um problema aparentemente simples, mas que, aos poucos, parece não ter fim, levando a sentimentos de desesperança, depressão, isolamento social e muitos outros problemas. A Organização Mundial da Saúde (OMS) estima que cerca de 30% da população mundial apresente dor crônica.

A dor crônica é geralmente descrita como uma dor que persiste por mais de três meses ou por mais de um mês após a resolução de uma lesão aguda ou acompanha uma lesão que não cura. Outros critérios apontam um mínimo de seis meses de dor para considerá-la como crônica. Há também um critério mais flexível, que a descreve como uma dor que se estende para além do período esperado da cura. É muito difícil precisarmos exatamente em que ponto uma dor aguda se transforma em crônica, pois a dor é uma experiência subjetiva e que pode variar muito em cada caso.

As causas de dor crônica incluem lesões (hérnia de disco, ligamento rompido), doenças crônicas (câncer, artrite, diabetes), e várias enfermidades primárias (dor neuropática, fibromialgia, cefaleia crônica).

Costuma-se dividir a dor crônica em dois tipos, de forma mais geral: a dor nociceptiva, ligada a uma lesão no tecido, e a dor neuropática, que se relaciona a alguma lesão nos nervos. Em muitos casos, não há uma explicação clara sobre os motivos da persistência da dor, mesmo depois do tratamento. As pessoas costumam associar a dor a um sinal de que há alguma doença no corpo. Muitas vezes, ainda fazem a comparação da intensidade da dor com a gravidade da doença. Na dor crônica esta relação não acontece dessa forma. Dores muito intensas podem não estar relacionadas a nenhuma doença específica.

A dor neuropática é um complexo estado de dor crônica, geralmente acompanhada por lesão tecidual. Nesta condição, as fibras nervosas tornam-se danificadas e assim disfuncionais. Estas fibras danificadas enviam sinais incorretos para outros centros de dor resultando em um estado de dor crônica. Outro problema comum em relação à dor crônica é que tratamentos que costumam funcionar com as dores agudas nem sempre funcionam para ela e, em alguns casos, chegam a piorar o quadro clínico. Por exemplo, o repouso costuma ser indicado para uma dor mais aguda, como a de uma fratura de osso. Por sua vez, em um caso de dor crônica, o repouso excessivo é contraindicado, pois leva a um enfraquecimento dos músculos e ligamentos, além de reduzir as atividades da pessoa, intensificando o sentimento de impotência e podendo desencadear um quadro de depressão.

Uma dor que se estende por mais de seis meses não costuma ter uma resolução simples. Por isso, na grande maioria dos casos, o tratamento mais preconizado é o interdisciplinar, envolvendo profissionais de diversas áreas da saúde, como medicina, enfermagem, fisioterapia, psicologia, dentre outros.

Alguns recursos muito utilizados no tratamento de dores crônicas incluem o uso de medicamentos, como anti-inflamatórios, antidepressivos, analgésicos ou mesmo anticonvulsivantes, dependendo de cada caso em particular e da gravidade da situação. Os procedimentos intervencionistas, como radiofrequência, bloqueios anestésicos, estimulação elétrica, exercícios físicos, psicoterapia, relaxamento, acupuntura e terapia cognitiva-comportamental também ajudam.

Além desses recursos, muitas vezes é necessário promover uma mudança de hábitos de vida. Lidar com uma dor persistente costuma ser um desafio complexo e, para que seja bem-sucedido, será fundamental investir em uma vida mais saudável, desde os aspectos nutricionais, com uma dieta balanceada, atividades de lazer e manter uma vida mais ativa e significativa. Tudo isso influenciará muito nos resultados do tratamento indicado e na maneira como a dor será encarada. Apesar de ser um problema de difícil solução, a dor crônica pode ser gerenciada satisfatoriamente. Mesmo quando não é possível encontrar uma cura definitiva para o problema, é sempre possível buscar uma melhor qualidade de vida e, consequentemente, com menos dor.

Cannabis medicinal e dor crônica

A *Cannabis* medicinal é uma ferramenta importante na gestão do paciente com dor crônica, podendo diminui-la em até 30% nas escalas de dor. O canabidiol (CBD), um dos principais componentes da *Cannabis*, vem sendo usado como medicamento no tratamento da dor crônica desde os primórdios da civilização. Além disso, vem se mostrando um grande aliado para garantir uma melhor qualidade de vida desses pacientes, oferecendo enorme benefício físico e emocional, sem causar mudanças comportamentais.

Muitos pacientes optam pelo uso da *Cannabis* medicinal para não se tornarem dependentes da morfina ou de outras drogas. Uma das explicações para o aumento do uso de canabinoides pode ser a chamada "crise dos opioides", em que a dependência e as mortes por overdose têm gerado um grande impacto social. O canabidiol atua nas vias que causam dor, ativando receptores capazes de reduzi-la e diminuindo a inflamação associada à dor crônica. Alterações que frequentemente envolvem as vias da serotonina relacionada com ansiedade e depressão também estão presentes na dor crônica. Uma vez que o canabidiol atua nas vias serotoninérgicas, trata-se de uma excelente opção para quem sofre de dor crônica.

Em 1996, a Califórnia foi o primeiro estado norte-americano a legalizar a *Cannabis* medicinal para o tratamento da dor. Mais tarde, outros estados seguiram o mesmo caminho. "O consumo público da *Cannabis* já ultrapassou nosso conhecimento científico, disse o Dr. Chen, diretor do Instituto de Pesquisa de *Cannabis* da Universidade da Califórnia, em Los Angeles. A *Cannabis* medicinal tem sido usada por muito tempo como analgésico e pode ser incorporada em diversos tratamentos de dor, podendo inclusive ser associada a outros medicamentos.

Ainda hoje, os opioides são uma das medicações mais utilizadas no tratamento da dor crônica e uma das mais perigosas. Mesmo assim, não são tão eficientes como a *Cannabis* medicinal devido à miríade de efeitos colaterais que podem acompanhar o seu uso. Por exemplo, os opioides podem causar dependência física, têm o potencial de uso exagerado e, como já mencionamos, podem causar muitos efeitos adversos graves, até a morte por overdose. A administração de baixas doses de canabinoides e de doses subterapêuticas de morfina produzem importante potencialização do efeito antinociceptivo (efeito que anula ou reduz a percepção e transmissão de estímulos que causam dor) devido à ação sinérgica das duas substâncias. Além disso, o THC aumenta o efeito antinociceptivo da morfina por meio da ativação dos receptores kappa e delta. A administração concomitante melhora a eficácia e a segurança, uma vez que os canabinoides não causam depressão respiratória.

As encefalinas (neurotransmissores narcóticos secretados pelo encéfalo semelhantes à morfina) se ligam a receptores opioides no cérebro, aliviando a dor e produzindo uma sensação de euforia. As dinorfinas (opioide endógeno secretado pelo organismo) podem ser estimuladas diretamente pelos canabinoides (Jensen, 2015).

Com o objetivo de conduzir uma revisão sistemática dos benefícios e eventos adversos da *Cannabis* medicinal, avaliou-se 79 pesquisas, incluindo um total de 6.462 participantes. A maioria dos estudos mostrou melhora dos sintomas de dor crônica com o uso de *Cannabis* medicinal. Os eventos adversos foram mínimos, quase inexistentes. Os autores confirmaram que existem evidências científicas que apoiam o uso de canabinoides no tratamento de dor crônica e da espasticidade (Whiting, 2015).

Apesar de os estudos selecionados para a metanálise serem heterogêneos, os canabinoides se mostraram eficazes no tratamento de dor crônica, principalmente para pacientes com dor neuropática (Aviram, 2017)

Em janeiro de 2017, o artigo "The health effects of *Cannabis* and canabinoids: The current state of evidence and recommendations for research", confirmou que existem evidências conclusivas de que os canabinoides são eficazes no tratamento da dor crônica em adultos, além de terem efeito antieméticos e melhorar a espasticidade na esclerose múltipla.

O Diretor do Centro de Pesquisas da Universidade da Califórnia (em San Diego), Dr. Igor Grant, diz que pacientes que sofrem de dor neuropática obtêm alívio com o uso da *Cannabis* medicinal: "Nós não temos medicamentos fantásticos, eficazes para esse tipo de tratamento. Utilizamos medicamentos analgésicos, anti-inflamatórios, antiepilépticos e antidepressivos com modesto efeito na maioria dos pacientes. O importante é que a *Cannabis* medicinal é eficaz quando comparada com os medicamentos tradicionais".

A inclusão da *Cannabis* medicinal no tratamento de pacientes que sofrem de dor grave e crônica mostrou que muitos deles foram capazes de diminuir o uso de medicamentos opiáceos ou até mesmo eliminá-los completamente. A *Cannabis* medicinal é um analgésico potente, que exerce os seus efeitos por meio do sistema endocanabinoide. Muitos pacientes melhoraram sua qualidade de vida com o uso da *Cannabis* medicinal. Eles relatam menos depressão, melhores hábitos de sono, da alimentação, além de tornarem-se mais produtivos.

O Dr. Sunil Agarwal publicou um artigo de revisão no *The Clinical Journal of Pain* descrevendo uma busca no PubMed, feita em dezembro de

2013. O objetivo era determinar a porcentagem de resultados positivos e negativos de ensaios randomizados e controlados sobre *Cannabis* medicinal e dor. A busca identificou 38 estudos publicados especificamente sobre dor. Desses, 27 (ou 71%) mostraram resultados positivos, o que significa que os canabinoides demonstraram efeitos estatisticamente significativos no alívio da dor. Os estudos investigaram também uma variedade de síndromes dolorosas, tais como: dor crônica, dor neuropática, hiperalgésica, alodinia (mudança na sensação da dor), espasticidade, artrite reumatoide, fibromialgia, dor relacionada ao câncer e outras doenças de difícil controle, como dor neuropática crônica e dor relacionada ao HIV.

Outra revisão sistemática de 15 estudos relacionados ao uso de canabinoides em dor neuropática crônica, envolvendo 1.619 pacientes, mostrou significativa redução da dor, superior a 30% ($p = 0,004$) em comparação com o placebo (Petzke, 2016).

Um estudo avaliou a interação entre o tetra-hidrocanabinol e a gabapentina em um modelo de dor neuropática em camundongos. A coadministração com gabapentina aumentou a janela terapêutica do THC. A conclusão do estudo é que o THC pode ser um eficaz coadjuvante aos medicamentos utilizados para a dor neuropática.

Um estudo realizado em Israel avaliou 901 idosos, com mais de 65 anos, portadores de dor crônica, tratados com a *Cannabis* medicinal durante seis meses. Evidenciou-se significativa melhora da dor e da qualidade de vida; ademais, ela se mostrou segura e eficaz na população idosa (Abuhasira, 2019).

Outra pesquisa, um estudo duplo-cego, randomizado, controlado por placebo, analisou 15 pacientes com dor crônica radicular idiopática. Foram realizadas avaliações da dor e varreduras cerebrais (prova neurológica) no estado de repouso no início e após a administração de THC sublingual. O objetivo do estudo foi caracterizar as alterações cerebrais funcionais envolvidas na modulação do THC na dor. Em cada visita, os pacientes recebiam óleo de THC ou óleo placebo sublingual (0,2 mg/kg/dia). O THC reduziu significativamente a dor quando comparado com o placebo (Weizman, 2018).

Os pesquisadores Lynch e Campbell, em 2011, fizeram uma revisão de 18 pesquisas clínicas, com um total de 766 participantes, todos com dor crônica não causada por câncer. Os resultados mostraram um efeito analgésico significativo dos canabinoides em comparação ao placebo, em 15 das 18 pesquisas. As enfermidades estudadas incluíam dor neuropática, dor crônica, dor decorrente da artrite reumatoide, da fibromialgia e da EM. Não foram relatados eventos adversos importantes.

Martin-Sanchez, em 2009, avaliou 18 estudos duplo-cego, randomizados, de *Cannabis* medicinal comparado com placebo, que mostraram a redução significativa da intensidade da dor com o uso da *Cannabis*.

Em 2015, Whiting fez uma revisão de 28 pesquisas em que a *Cannabis* foi comparada ao placebo em 2.454 pacientes portadores de dor crônica. Os estudos mostraram uma melhora significativa com a utilização de *Cannabis* medicinal.

Sessenta e seis pacientes com dor neuropática resultante da esclerose múltipla foram avaliados. Eles foram divididos em dois grupos, um recebeu *Cannabis* medicinal e o outro placebo. O tratamento com *Cannabis* medicinal foi superior ao placebo na redução da intensidade de dor (Rog, 2005).

Serpell, em 2014, avaliou 246 pacientes com dor neuropática. O grupo THC/CBD comparado com placebo mostrou redução significativa da severidade da dor.

Quinze pacientes com dor crônica decorrente da esclerose múltipla foram avaliados em um estudo. O grupo que recebeu *Cannabis* medicinal teve menos dor quando comparado com o grupo placebo (Turcotte, 2015).

Vinte e três pacientes com dor neuropática pós-traumática foram avaliados. A inalação de *Cannabis* contendo THC foi superior ao placebo na redução da intensidade da dor (Wire, 2010).

Trinta e oito pacientes com dor neuropática foram divididos em dois grupos: um recebeu *Cannabis* medicinal e o outro placebo. O grupo em uso da *Cannabis* experimentou significativo alívio da dor em comparação com placebo (Wilsey, 2008).

Trinta e nove pacientes com dor neuropática periférica foram avaliados após 120 minutos da administração de *Cannabis* ou placebo. Os que receberam *Cannabis* relataram significativa redução da intensidade da dor. Já os que receberam placebo não obtiveram redução da dor (Wilsey, 2013).

Berman, em 2004, avaliou 48 pacientes com dor neuropática tratados com *Cannabis* medicinal ou placebo. A *Cannabis* foi superior na redução da dor. Nurmikko, em 2007, também fez a mesma avaliação com 125 pacientes portadores de dor neuropática. O resultado foi idêntico, sendo a *Cannabis* medicinal superior ao placebo na diminuição da intensidade da dor.

Abrams, em 2007, estudou 55 pacientes portadores de Aids com dor neuropática tratados com a *Cannabis* fumada ou cigarros de placebo. O primeiro cigarro reduziu a dor em 72% *versus* 15% no grupo placebo. A *Cannabis* reduziu a dor diária em 34% *versus* 17% com placebo.

Ellis, em 2009, avaliou 34 pacientes com neuropatia associada ao HIV. A *Cannabis* medicinal ou o placebo foram administrados quatro vezes por dia, durante cinco dias consecutivos, em um período de duas semanas. A redução da dor foi maior com a *Cannabis* medicinal.

Wallace, em 2013, estudou o uso de *Cannabis* medicinal em 16 pacientes com neuropatia diabética. Foi administrado spray oral de 1%, 4% e 7% de THC e comparado com o grupo que recebeu placebo. Houve uma diferença estatisticamente significativa em todas as doses quando comparadas ao placebo. Importante relatar que as doses de *Cannabis* medicinal com maior concentração foram mais eficazes no alívio da dor que as doses mais baixas.

Uma meta-análise incluiu 18 estudos avaliando o tratamento da dor crônica com a *Cannabis* medicinal ou com placebo. A *Cannabis* medicinal foi superior e demonstrou significativa redução da intensidade da dor crônica (Martin-Sanchez, 2009).

Seis estudos duplos-cegos controlados por placebo avaliaram 266 pacientes com o uso da *Cannabis* medicinal para o controle da dor crônica. Todos os trabalhos apontaram melhora no alívio da dor com *Cannabis* medicinal quando comparada ao placebo (Dashpande, 2015).

Um estudo duplo-cego, comparado com placebo, incluindo 58 pacientes com artrite reumatoide, mostrou que o nabiximol administrado uma vez por dia, durante cinco semanas, melhorou a dor matinal em repouso e em movimento, bem como a qualidade do sono (Blake, 2006).

O extrato de THC:CBD na proporção 1:1 foi administrado a um grupo de pacientes com dor crônica e comparado com outro grupo que recebeu placebo. Houve uma redução de mais de 30% da dor com a *Cannabis* medicinal (*Journal of Pain and Symptoms Management*, fevereiro, 2010).

A associação THC+CBD demonstrou eficácia no controle da dor neuropática induzida por paclitaxel, por ação direta nas terminações nervosas e no controle da inflamação, das citocinas e dos neurotransmissores (*British Journal of Pharmacology*).

Seis ensaios randomizados, duplos-cegos e controlados (n = 226) analisaram o uso da *Cannabis* medicinal na dor neuropática. Todos eles indicaram um benefício estatisticamente significativo em termos de alívio da dor (Deshpande, 2015).

Duas revisões recentes, uma publicada no *Journal of the Medical American Association* (JAMA), e a outra no *American Academy of Neurology*, concluíram que existem evidências científicas de que os canabinoides são benéficos no tratamento da dor neuropática crônica e na dor causada pelo câncer. Estas revisões incluíram cerca de 28 estudos, com um total de mais de 2.400 pacientes. Adicionalmente, revisões sistemáticas cujo foco foi exclusivamente a dor neuropática crônica também concluíram que os canabinoides são seguros, eficazes e oferecem uma opção terapêutica no tratamento desse tipo de dor.

O diabetes afeta 382 milhões de pessoas, sendo que 60% a 70% são acometidas por alguma forma de neuropatia (Fid, 2013). A neuropatia diabética periférica é a manifestação mais comum, ocorrendo em cerca de 50% dos pacientes. É caracterizada por dor espontânea, hiperalgesia e alodinia. As terapias atuais (pregabalina, duloxitina e tapentadol), em geral, são ineficazes. Inúmeros pacientes diabéticos têm utilizado a *Cannabis* medicinal com muito sucesso.

Uma meta-análise avaliou a eficácia da *Cannabis* na dor neuropática. Dezesseis estudos com 1.750 pacientes foram revisados, sendo dez deles com Sativex®, dois com nabilona e dois com a *Cannabis* inalada. Quinze estudos foram controlados por placebo e outro optou por comparação a um analgésico opioide. A conclusão foi que a *Cannabis* medicinal foi eficaz no alívio da dor se comparada ao placebo, atingindo 50% ou mais de alívio da dor (Mucke, 2018).

Foi realizado um estudo com 2.970 pacientes com câncer e dor crônica no período de 2015 a 2017. Um total de 1.144 pacientes foi avaliado. Antes do tratamento com a *Cannabis* medicinal, 53% deles se queixavam de dor e, após seis meses da utilização da *Cannabis* medicinal, apenas 4,6% dos pacientes ainda apresentavam o sintoma.

Um trabalho buscou avaliar a qualidade de vida de 1.165 pacientes com dor crônica antes e depois do uso da *Cannabis* medicinal. Inicialmente (na linha de base), apenas 19% referiam boa qualidade de vida. No entanto, após o uso de *Cannabis* medicinal, 69,5% reportaram melhora na qualidade de vida. Além disso, 33,9% dos pacientes inseridos no estudo utilizavam opioides. Depois do uso da *Cannabis* medicinal, 36% descontinuaram, 10% diminuíram a dose e 51% mantiveram a dose habitual de opioides (Schleider, 2018).

Um estudo duplo-cego, randomizado, comparado com placebo, avaliou a eficácia da *Cannabis* medicinal no tratamento de 177 pacientes com dor crônica decorrente de câncer metastático avançado. Os pacientes foram divididos em três grupos: um recebeu THC, outro THC:-CBD e o terceiro recebeu placebo. O grupo THC:CBD foi o que apresentou a melhor redução da dor (superior a 30%). Altas doses de THC foram mais bem toleradas quando administradas simultaneamente ao CBD (Johnson, 2010).

Um estudo observacional, prospectivo, foi realizado com 106 pacientes com câncer. Os pacientes faziam uso de extrato de *Cannabis* medicinal obtido de dispensários em Israel. Náuseas, vômitos, fadiga, perda de peso, anorexia, constipação, disfunção sexual, alterações do sono e dor tiveram melhora significativa. Setenta por cento dos pacientes usavam medicamentos para a dor e, com o uso da *Cannabis* medicinal, conseguiram reduzir a dose em 43%. Cinquenta por cento dos pacientes com dor severa relataram melhora da dor e 33% foram capazes de diminuir o uso de ansiolíticos e antidepressivos (Bar-Sela, 2013).

Trinta e um pacientes com dor resultante da artrite reumatoide foram tratados com Sativex® (CBD:THC 1:1) *versus* 27 com placebo. Aqueles utilizando Sativex® obtiveram melhora estatisticamente significativa da dor em movimento, dor em repouso e durante o sono. Nenhum paciente abandonou o tratamento. Praticamente não houve registro de efeitos adversos (Blake, 2006).

Quarenta pacientes com fibromialgia foram tratados com nabilona (sintético de THC) e comparados com os que receberam o placebo. Os tratados com a nabilona tiveram significativa redução da dor e da ansiedade ($p < 0,02$), (Sckrabek, 2008).

Pesquisadores avaliaram 431 pacientes com dor crônica não relacionada ao câncer durante um ano. Dentre eles, 215 fizeram uso de *Cannabis* medicinal e 216 utilizaram placebo. Eles observaram melhora significativa da intensidade da dor, do componente sensorial da dor, da qualidade de vida e do humor no grupo tratado com a *Cannabis* medicinal (Ware, 2015).

O Centro de Controle de Doenças dos EUA reportou, em 2017, 47.600 mortes decorrentes do uso de opioides. Nos estados norte-americanos em que a *Cannabis* medicinal está aprovada, houve 25% menos mortes por opioides (Backuber, 2014) e menos prescrições destes (Bradford, 2016). Nos estados em que o uso recreativo da *Cannabis* é permitido, bem como o acesso a dispensários, houve redução da mortalidade anual por opioides de 20% a 35% (Chan, 2019).

O efeito analgésico e anti-inflamatório do extrato de *Cannabis* (*full spectrum*) foi estudo para o tratamento da dor neuropática associada à esclerose múltipla. Ela se mostrou extremamente benéfica para os pacientes (Maayah, 2020).

Foram avaliados 244 pacientes utilizando *Cannabis* medicinal. Observou-se que 64% deles diminuíram o uso de opioides (p = 0,0002), 45% tiveram melhora da qualidade de vida, bem como diminuição da utilização de outros medicamentos (Boenke, 2016).

Uma revisão sistemática de estudos clínicos avaliando a redução da dor com a administração de *Cannabis* medicinal em adultos mostrou que ela foi mais eficaz como terapia coadjuvante na dor da esclerose múltipla refratária. No entanto, essa melhora não foi tão evidente no câncer em estágio avançado. No caso de dor reumática crônica, os resultados foram promissores (Reham, 2020).

Uma avaliação de 1.248 pacientes utilizando *Cannabis* medicinal mostrou que 35,8% abandonaram os opioides e 14% os ansiolíticos e benzodiazepínicos (Corroon, 2017).

Em um trabalho com 271 pacientes no qual se instituiu o tratamento com a *Cannabis* medicinal, foi possível substituir o uso de opioides em 30% deles, de benzodiazepínicos em 16% e do álcool em 25% (Lucas, 2017).

O uso da *Cannabis* medicinal na dor lombar foi avaliado por meio de uma revisão sistemática em que se concluiu que ela é um tratamento em potencial nesse cenário (Lucas, 2020).

A *Cannabis* medicinal está indicada como tratamento coadjuvante ou quando ocorre falha de outros medicamentos utilizados para o controle da dor. Antes de ser prescrita, deve-se pesquisar o antecedente pessoal, social e psiquiátrico do paciente, bem como o abuso de substâncias químicas. A via de administração mais indicada é a oral (óleos, spray oral ou cápsulas). Essa via tem um pico de ação mais baixo e duração mais prolongada em relação à inalada. Nos casos de dor crônica, a formulação mais prescrita é a relação THC:CBD um para um. A dose de canabinoides deve ser individualizada, com o objetivo de prescrever a menor possível, com o maior número de efeitos benéficos. Estudos mostram que é um medicamento seguro e com baixas taxas de dependência (cerca de 9%). Casos de morte por overdose não existem. Pode ser prescrito para idosos. Deve-se ter cuidado ao prescrever para atletas, pois o THC pode fazer parte da lista antidoping. Nestes casos, deve-se utilizar o canabidiol isolado.

Em um relatório de 2019, elaborado por cientistas da Academia Nacional de Ciência, Engenharia e Medicina dos EUA, foram revisados todos os trabalhos científicos disponíveis sobre o uso da *Cannabis* medicinal no tratamento da dor crônica (cerca de 10 mil). A maioria deles foi classificada como bom.

Vinte e oito estudos randomizados, controlados por placebo, incluindo 2.454 pacientes foram analisados. Os pesquisadores chegaram à conclusão de que existem evidências substanciais e definitivas de que a *Cannabis* é eficaz no tratamento da dor crônica. Eles afirmam que a dor crônica é, de longe, o motivo mais comum pelo qual as pessoas buscam a *Cannabis* medicinal. Além disso, observaram também que ela é eficaz nos espasmos musculares da esclerose múltipla. Outros tipos de espasmos musculares também respondem ao tratamento com a *Cannabis* medicinal. Um exemplo são os espasmos de diafragma, refratários a outros medicamentos.

Os achados de um estudo publicado em 2019, no *Journal of Psychoactive Drugs*, indicam que, dentre mil indivíduos que utilizavam *Cannabis* medicinal, 65% o faziam para dor crônica. Destes, 80% reportaram que ela é muito ou extremamente útil no alívio da dor. Isso fez com que 82% destes indivíduos reduzissem ou suspendessem o uso de medicamentos analgésicos e 88% foram capazes de abandonar o uso de opioides (Bachhuber, 2019).

O impacto da *Cannabis* medicinal na dor intermitente e crônica em pacientes utilizando opioides para o alívio da lombalgia foi avaliado clinicamente. Os resultados demonstraram que a *Cannabis* medicinal funcionou como uma alternativa às prescrições de opioides em mais da metade dos pacientes com dor lombar e atuou como um adjunto na diminuição do uso crônico de opioides (Takakua, 2020).

Resultados reportados pela *American Academy of Neurology*, em 2019, revelaram que a *Cannabis* medicinal aliviou a dor crônica, melhorou o sono e a ansiedade em pacientes portadores de doenças como a esclerose lateral amiotrófica (ELA), doença de Parkinson, neuropatia, esclerose múltipla e lesões da corda espinhal. Os achados mostraram que a *Cannabis* medicinal é bem tolerada por pacientes com mais de 75 anos (Cassels, 2019).

Um estudo randomizado, controlado, avaliou os efeitos da *Cannabis* e vias de administração no controle da dor, eficácia e segurança. O autor concluiu que o uso da *Cannabis* medicinal foi eficaz em reduzir diferentes tipos de dor com bom perfil de segurança (Rabgay, 2020).

A terapia com canabinoides pode ser considerada crônica em pacientes com dor neuropática após falha de outros medicamentos. Os pacientes com dor neuropática crônica têm sua capacidade laboral reduzida e muitos perdem a produtividade. Nesse contexto, a *Cannabis* medicinal é uma ferramenta importante no tratamento.

Sua eficácia está claramente comprovada em inúmeros estudos já apresentados. Os principais efeitos relatados são: diminuição da dor, aumento da tolerância à dor, melhora da qualidade de vida e retorno às atividades diárias. A *Cannabis* medicinal é uma boa opção para casos de dor refratária, falhas terapêuticas ou falta de eficácia dos medicamentos de prescrição médica. Os efeitos colaterais dependem da dose e da quantidade de CBD e THC utilizados. No geral, são leves, como boca seca, diarreia, tontura, dificuldade de dirigir, entre outros. Além disso, deve-se pesquisar o antecedente pessoal, social e psiquiátrico dos pacientes, bem como o eventual abuso de substâncias químicas.

A maioria dos estudos clínicos aqui apresentados é sobre o uso da *Cannabis* medicinal no tratamento de dor crônica. A via de administração indicada é geralmente a mucosa oral, na forma de óleos, spray oral e cápsulas. A formulação mais utilizada é a relação THC:CBD 1:1. A combinação dos dois canabinoides gera menos efeitos adversos, em função do efeito *entourage* ou comitiva, em que o canabidiol interage com o tetra-hidrocanabinol diminuindo sua ação psicoativa. A dose de canabinoides deve ser individualizada, com o objetivo de prescrever sempre a menor dose possível, com o máximo de efeitos benéficos e o mínimo de eventos adversos. O acompanhamento médico deve ser feito com retornos em curto espaço de tempo, titulando-se a dose, até se encontrar a janela terapêutica, ou seja, a dose ideal.

Estudo CONCEP – *Cannabis oil for chronic non cancer pain treatment. Safety and efficacy of Medical Cannabis oil in the treatment of patients with chronic pain.*

O estudo foi iniciado em 1º de janeiro de 2019 e tem o término previsto para 30 de janeiro 2021, com um total de 309 pacientes.

CBD: Iniciar com 10mg de CBD e titular até 80mg, durante 12 semanas.

CBD+THC: Iniciar com 10mg CBD + 10mg THC e titular até 80mg, durante 12 semanas.

Avaliação de resultados: 1 - severidade da dor; 2 - intensidade da dor; 3 - função física; 4 - saúde mental; 5 - função social; 6 - saúde física; 7- avaliação da depressão; 8 - avaliação da ansiedade; 9 - qualidade do sono; 10 - uso de analgésicos.

Dosagem com CBD

Semanas	1ª	2ª	3ª	4ª	5ª	6ª	7ª	8ª
Dose diária	10mg	20mg	30mg	40mg	50mg	70mg	80mg	80mg

Dosagem CBD + THC

Alívio da dor: início com 7,5mg de CBD + 7,5mg de THC, três ou quatro vezes ao dia (Pratical Pain Management). Essa posologia geralmente é indicada para os pacientes preocupados com o efeito psicoativo do THC (euforia).

Alívio da dor: iniciar com 15mg de CBD + 15mg de THC e aumentar progressivamente para 30mg CBD + 30mg THC e assim sucessivamente, até obtenção do alívio da dor, sem eventos adversos.

Casos clínicos

Paciente do sexo feminino, 54 anos, professora, portadora de neuropatia diabética. Desenvolveu diabetes há aproximadamente oito anos. No último, passou a apresentar dor intensa no nervo ciático que a impede de dormir e caminhar. Depois da cirurgia bariátrica, perdeu bastante peso e seu diabetes está controlado, porém a dor ciática continua. Fez uso de gabapentina e opioides, os quais se mostraram ineficazes. Foi prescrito durante o dia extrato de *Cannabis*, alta proporção de THC:CBD (24:1), em gotas, via sublingual, e à noite extrato de baixa proporção de THC:CBD (1:24). A partir do quinto dia observou-se alívio da dor, melhora do estado geral e disposição. Voltou a caminhar, retomou suas funções didáticas e refere melhora do sono.

DB é uma mulher de 64 anos, aposentada, portadora de síndrome da dor regional complexa, caracterizada por intensa dor crônica no braço direito, sem causa específica. Não sabe precisar exatamente quando começou, mas acredita que teve início há mais ou menos 10 anos. Consultou vários médicos e fez inúmeros exames, mas nunca se encontrou a causa dessa dor. Durante esse período tem feito uso de analgésicos, anti-inflamatórios e obteve melhora apenas com o uso de morfina. Está preocupada, pois acredita que está ficando viciada e usando doses cada vez maiores e mais frequentes. Iniciou o uso de CBD:THC (24:1) e vem diminuindo gradativamente a dose e frequência de uso da morfina. A paciente está se sentindo bem, as crises de dor são menos frequentes e espera parar de usar a morfina com ajuda do canabidiol.

AJ se envolveu em um acidente de carro há sete anos, que resultou em 13 fraturas esqueléticas e várias lesões músculo-esqueléticas. Apresenta dificuldade para caminhar, intensa dor crônica e, segundo seu ortopedista, ocorreu lesão permanente de vários nervos e músculos. Não consegue mais exercer sua profissão de marceneiro e sua qualidade de vida piorou acentuadamente. Diz estar deprimido e sem razão para viver. Foi prescrita *Cannabis* medicinal, extrato integral de THC/CBD, 50mg, sublingual uma vez por dia. Com a titulação cuidadosa da dose, obteve-se melhora da dor, sem os efeitos colaterais dos outros medicamentos que vinha fazendo uso. Relata também melhora da depressão e que vem se alimentando melhor, inclusive ganhando peso.

FG sofre com dores constantes pelo corpo há vários anos. É diabética e hipertensa. Faz uso diário de mais de 15 medicamentos, o que a deixa ansiosa em função da grande quantidade. Alguns de seus sintomas são atribuídos a efeitos colaterais desses fármacos. Passou a fazer uso de extrato de *Cannabis* rico em CBD, e este tem amenizado sua dor. "A dor não tem passado por completo, pois tenho duas doenças sobrepostas. No entanto, tem melhorado bastante. Não há cura com o canabidiol, mas há conforto e ele tem trazido muito alívio para mim", comenta ela.

ML e RP sofriam de dores crônicas desde um sério acidente de carro, o que causou lesões de vários nervos e fratura de ossos. Drogas como a morfina e a oxicodona estavam à disposição com um simples apertar de botão enquanto estiveram hospitalizados, mas nunca pediram para utilizá-los, não queriam fazer parte das estatísticas dos opioides. RP disse que recusou prescrições de opioides, pois sabia que eram perigosamente aditivas. "Comecei a usar a *Cannabis* medicinal ao invés de opioides e nunca mais voltei atrás." AJ parou de usar opioides enquanto internado devido aos sérios efeitos adversos que sofreu.

JP teve uma encefalite autoimune após infecção viral, o que ocasionou atrofia de parte do seu cérebro. Passou a apresentar movimentos musculares involuntários acompanhados de uma dor tão intensa que o incapacitava de caminhar. Tinha dificuldade de se alimentar e problemas de memória. Apresentou vários episódios de convulsões. Deixou de trabalhar, não se comunicava e vivia isolado. Duas semanas após uso de óleo de *Cannabis* medicinal, rico em CBD, ele praticamente renasceu. Deixou de ter crises convulsivas, voltou a andar, jogar futebol e até dançar. Sua qualidade de vida melhorou muito e continua fazendo uso de canabidiol.

Um paciente do sexo masculino, 47 anos, da área de construção civil, sofreu um acidente no trabalho e foi diagnosticado com hérnia de disco na região lombar. Tinha muita dificuldade de trabalhar. Foi tratado com opioides, relaxante muscular, anti-inflamatórios e injeções epidural. A dor persistia e ele se recusava a fazer cirurgia. Foi prescrito extrato integral com alto teor de THC. Depois disso, o paciente relatou alívio da dor, melhora do apetite e voltou a trabalhar.

AF tinha uma longa história de dor intensa devido à gota, uma forma de artrite causada pelo acúmulo de cristais de ácido úrico nas articulações. Quando tinha episódios de gota, seu dedão e o pé inflamavam e a dor era insuportável. Não conseguia andar nem trabalhar. Os analgésicos e anti-inflamatórios utilizados em nada ajudavam. Seu médico sugeriu iniciar tratamento com a *Cannabis* medicinal, o qual foi aceito pelo paciente. Iniciou tratamento com extrato oleoso contendo 25mg de canabidiol (*full spectrum*). Aplicava o óleo nos pés e nas áreas doloridas. Utilizou também CBD:THC na proporção 20:1, cápsula gel, rica em beta-carofileno, para ser tomado via oral. O tratamento iniciou com uma cápsula gel de 25mg, três vezes ao dia, e foi aumentado para duas cápsulas, três vezes ao dia, totalizando 150mg diários. Após duas semanas, AF apresentou melhora significativa, voltou a caminhar e trabalhar novamente.

Pesquisas científicas

- Diferenças de sexo nos efeitos antialodínicos, anti-hiperalgésicos e antiedema do tetra-hidrocanabinol em ratos (Craft, 2003).
- O sistema endocanabinoide e seu papel no comportamento nociceptivo (Cravatt, 2004).
- Interação analgésica sinérgica entre tetracanabinol e morfina (Roberts, 2005).
- Papel do sistema endocanabinoide no controle da dor e implicações terapêuticas no manejo de dor aguda e crônica (Manzanares, 2006).
- Avaliação da eficácia de analgésicos não opioides em modelos experimentais de dor em voluntários saudáveis: uma revisão atualizada (Stihl, 2008).
- Canabinoides no tratamento de dor difícil de tratar (Ther, Risk Manag, 2008).
- Uso de canabinoide na dor crônica e em cuidados paliativos (Bonfá, 2008).
- *Cannabis* no gerenciamento da dor. Estudo da avaliação da segurança – COMPASS (Russo, 2008).
- Direcionando os receptores CB2 e o sistema endocanabinoide no tratamento da dor (Anand, 2009).
- Revisão sistemática e meta-análise da *Cannabis* medicinal em dor crônica (Martin-Sanchez, 2009).
- *Cannabis* fumado na dor neuropática crônica: estudo controlado e randomizado (Ware, 2010).

- Uso medicinal dos canabinoides: revisão sistemática e meta-análise (Whiting, 2010).
- Interação canabinoide na dor crônica (Abrams, 2011).
- Canabinoides no tratamento de dor crônica não oncológica (Linch, 2011).
- Canabinoides em crianças: boa experiência no tratamento da dor e espasticidade em oncologia (Gottschling, 2011).
- Resultados da pesquisa no tratamento da dor em adultos com paralisia cerebral (Hirsh, 2011).
- Lesão, dor e uso de opioides prescritos a ex-jogadores da Liga Nacional de Futebol Americano, NFL (Cotler, 2011).
- Agonista seletivo dos receptores canabinoides CB2 reduz a dor e a inflamação sem efeitos comportamentais dos canabinoides (Kinsey, 2011).
- Hiperalgesia com doses baixas de anestésico local, lidocaína, envolvendo sinalização canabinoide: um estudo utilizando ressonância magnética (RM) em camundongos (Bosshard, 2012).
- Sistemas de administração de canabinoides baseados em complexos de inclusão supramolecular e nano cápsulas poliméricas para tratamento da dor neuropática (Diaz, 2012).
- Implicações clínicas no uso de canabinoides nas doenças reumáticas (Fitzcharles, 2012).
- Os canabinoides suprimem a dor inflamatória e neuropática atuando nos receptores alfa-3-glicina (Xiong, 2012).
- Prescrição da *Cannabis* medicinal para redução de danos (Collen, 2012).
- Papel dos canabinoides no tratamento de lesões músculo-esqueléticas (Russo, 2013).
- Canabidiol inibe a dor neuropática induzida pelo paclitaxel por meio dos receptores 5-HT1A, sem diminuir a função do sistema nervoso ou a eficácia da quimioterapia (Ward, 2013).
- O sistema endocanabinoide, canabinoides e dor (Fine, 2013).
- Receptores canabinoides CB2 regulam a sensibilidade central e as respostas à dor associadas à osteoartrite da articulação de joelho (Burston, 2013).
- Osteoartrite da articulação do joelho (Burston, 2013).
- Receptores canabinoides e dor (Starowicz, 2013).

- Os efeitos farmacológicos e clínicos da *Cannabis* medicinal (Borgelt, 2013).
- Canabinoides na dor neuropática (Fine, 2014).
- Benefícios terapêuticos da *Cannabis* medicinal: uma pesquisa com pacientes (Webb, 2014).
- Superando a dose-resposta em forma de sino do canabidiol usando extrato de *Cannabis* enriquecido com canabidiol (Gallily, 2015).
- Uso de medicamentos prescritos para dor em pacientes utilizando *Cannabis* medicinal (Perron, 2015).
- Farmacoterapia na dor neuropática em adultos (Finnerup, 2015).
- Tratamento combinado com morfina e tetra-hidrocanabinol (THC) em macacos *Rhesus*: tolerância e abstinência antinociceptiva (Gerak, 2016).
- Ctenitoxin-PN1, um peptídeo da *Phoneutria nigriventis* (veneno de aranha) possui efeito antinociceptivo envolvendo sistemas opioides e canabinoides em ratos (Emerich, 2016).
- Experimento exploratório com humanos em laboratório avaliando a *Cannabis* vaporizada no tratamento da dor neuropática e doenças da medula espinhal (Wesley, 2016)
- Efeito da *Cannabis* medicinal em pacientes com dor crônica (Haroutounian, 2016).
- Canabinoides no tratamento da dor crônica (Doles, 2017).
- Uso da *Cannabis* medicinal na melhora da dor e sintomas no final da vida (Croker, 2019).
- Óleo de *Cannabis* para o tratamento da dor crônica não relacionada ao câncer (CONCEPT, 2019).
- Os efeitos da *Cannabis*, canabinoides e suas vias de administração no controle da dor, eficácia e segurança (Rabgay, 2020).
- Impacto da *Cannabis* medicinal na dor intermitente e crônica em usuários de opioides com lombalgia (Takakua, 2020).
- Uso da *Cannabis* medicinal em dor lombar (Lucas, 2020).
- Uso de nabiximols no tratamento da dor crônica (GW Pharmaceuticals, 2020).
- Revisão de estudos clínicos na redução da dor com o uso de *Cannabis* medicinal (Reham, 2020).
- Efeito analgésico e anti-inflamatório do extrato de *Cannabis* na dor neuropática associada à esclerose múltipla (Maayah, 2020).

Ansiedade

"Nosso cérebro é o melhor brinquedo já criado: nele se encontram todos os segredos, inclusive o da felicidade." - Charles Chaplin

A ansiedade é uma condição perturbadora, angustiante e muito comum. No mundo, são registrados 284 milhões casos de pessoas ansiosas (aproximadamente 4% da população mundial), das quais 62% do sexo feminino (170 milhões). Já o Brasil tem a maior taxa de pessoas com transtornos de ansiedade, de acordo com a Organização Mundial de Saúde (OMS). Estima-se que 18,6 milhões (9,3%) de brasileiros sofram de algum tipo de transtorno de ansiedade.

A ansiedade é um sentimento comum para o ser humano. Desde a infância nos sentimos ansiosos com acontecimentos que estão por vir, como uma festa ou uma viagem. Isso pode ocorrer quando a antecipação de um evento futuro está associada a pensamentos e sentimentos não enraizados no momento presente.

Enquanto os episódios de ansiedade podem ser considerados parte de uma vida normal, a ansiedade crônica e constante pode debilitar a qualidade de vida de uma pessoa. De fato, tais interferências são capazes de produzir alterações fisiológicas reais, a curto e a longo prazo, podendo causar depressão e doenças sistêmicas, como a hipertensão arterial. Estima-se que duas em cada 10 pessoas sofrem com algum tipo de ansiedade (Kessler, 2005).

Aproximadamente 18% da população adulta sofre de ansiedade, mas apenas um terço procura por tratamento. Isso significa que dois terços sofrem desnecessariamente.

A ansiedade é uma preocupação intensa, excessiva e persistente. O medo, em determinadas situações, pode ser considerado importante, ou seja, um sinal de alerta. Contudo, quando se torna exagerado, especialmente em situações cotidianas, acaba se tornando patológico (Rey; Pacini; Chavira, 2006). Isso ocorre quando a pessoa deixa de fazer as coisas simples do dia a dia com o intuito de evitar o desconforto que sente em decorrência da ansiedade. Ela pode ser moderada ou grave e é bem difícil de controlar, pois atinge alto grau de intensidade em poucos minutos. Além disso, pode durar muito tempo e, geralmente, está acompanhada de sintomas físicos, como elevação da frequência cardíaca, respiração rápida, sudorese, sensação de cansaço, distúrbios do sono, tremedeira, enjoos e tonturas. Todos esses sintomas caracterizam a crise de ansiedade. Ela atrapalha as relações sociais, as atividades profissionais e pode até destruir relacionamentos. Todas as pessoas, sejam elas crianças ou adultas, já tiveram ansiedade em algum momento da vida. Não se sabe a causa da ansiedade, provavelmente está relacionada com experiências traumáticas vividas, além de características hereditárias ou, até mesmo, um efeito colateral de algum medicamento. Pode também ser um indicador de doença subjacente, quando os sintomas se tornam excessivos e interferem na vida cotidiana. Imagine então se os sintomas de uma crise de ansiedade forem potencializados. É o que acontece na síndrome do pânico, um transtorno caracterizado por crises de ansiedade repentina e intensa, com forte sensação de medo ou mal-estar físico, acompanhadas de sintomas como perda de foco visual, dificuldade de respirar, sensação de irrealidade, suor frio, boca seca, pensamentos catastróficos e medo de morte iminente. As crises podem acontecer em qualquer lugar ou momento, durando em média de 15 a 30 minutos. Cerca de 70% dos casos da síndrome do pânico acontecem entre mulheres, principalmente as mais jovens, na faixa de 15 aos 25 anos. Fatores socioeconômicos como pobreza, desemprego e estilo de vida em grandes cidades têm contribuído para o aumento de casos de transtornos de ansiedade. Outras condições que também podem desencadeá-la são:

Estresse pós-traumático – distúrbio caracterizado pela dificuldade de se recuperar após vivenciar ou testemunhar um acontecimento assustador. A condição pode durar meses ou anos, com gatilhos que podem trazer memórias do trauma acompanhado por intensas reações emocionais ou físicas.

Transtorno ansioso social generalizado (TAS) ou fobia social – ansiedade intensa e persistente diante de situações que exigem desempenho em público ou interação social. Os sintomas físicos presentes nessas ocasiões incluem tremor, suor e ruborização da face. Os pacientes com fobia social sofrem por antecedência quando sabem que terão que interagir com outras pessoas em atividades e eventos. A preocupação é desproporcional à circunstância real e é difícil de controlar. Outros sintomas que podem estar presentes são preocupações não razoáveis e que não condizem com a realidade, como, por exemplo, dor muscular (pescoço, ombro), sudorese, tremores e cefaleia. O TAS tende a se tornar crônico e raramente é resolvido sem tratamento.

Transtorno obsessivo-compulsivo – o paciente tem obsessões e compulsões repetidas. As compulsões são atos repetitivos que tentam aliviar a ansiedade causada pelas obsessões e podem se manifestar como uma mania de lavar as mãos repetidamente, tomar banho várias vezes ao dia ou checar se as portas e janelas estão fechadas, repetidamente.

Agorafobia – transtorno de ansiedade em que a pessoa teme e muitas vezes evita lugares ou situações que podem fazer com que ela entre em pânico.

A importância do diagnóstico e tratamento da ansiedade é fundamental para se evitar outras doenças associadas.

Os médicos Grace e Graham, do Hospital de Nova York, foram os primeiros a estudar a relação entre ansiedade e hipertensão arterial (1952). Na conclusão do trabalho escreveram que "a hipertensão arterial ocorre quando o indivíduo se sente obrigado a estar preparado constantemente para resolver todos os tipos de problemas" (Grace; Graham, 1952).

Pesquisadores do *Center for Disease Control and Prevention*, dos EUA, conduziram um trabalho com 3.310 indivíduos, normotensos (sem hipertensão), sem doenças crônicas, pelo período de 22 anos. O estudo confirmou resultados anteriores, em que os indivíduos com ansiedade e depressão desenvolveram hipertensão arterial. Portanto, concluiu-se que a ansiedade e a depressão são sinais preditivos de futuro desenvolvimento de hipertensão arterial (Jonas, 1997).

Cannabis medicinal e ansiedade

Era comum nas civilizações antigas utilizar extratos de *Cannabis* para sedar e acalmar os doentes. Inúmeros casos empíricos, de centenas de anos, relatam a eficácia da *Cannabis* na melhora dos sintomas da ansiedade. Diversos estudos em animais e humanos demonstraram que a *Cannabis* medicinal tem efeitos semelhantes aos medicamentos ansiolíticos de prescrição médica. Inúmeros trabalhos científicos comprovaram que os canabinoides modulam o humor e reduzem a ansiedade. O canabidiol age também diretamente em subtipos específicos de receptores GABA, o que justifica ainda mais sua qualidade ansiolítica. Certamente, os níveis de neurotransmissores dos pacientes (serotonina, GABA, dopamina, noradrenalina, epinefrina, glutamato, histamina, glicina e 2-AEP são influenciados pelo CBD. Essas evidências confirmam a eficácia do canabidiol (CBD) em pacientes diagnosticados com ansiedade.

Consistente com o efeito ansiolítico esperado, o CBD modula de forma significativa a atividade de repouso predominantemente nas áreas corticais límbicas e paralímbicas, que em geral estão implicadas na fisiopatologia da ansiedade, como o hipocampo e a amígdala cerebral (De Souza, 2004).

A ansiedade subjetiva foi avaliada por meio da Escala Analógica Visual de Humor (VAMS) e do Inventário de Ansiedade Traço-Estado (STAI). O estudo foi duplo-cego, comparando diazepam (10mg), ipsapirona (5mg) e CBD (300mg). Os resultados mostraram que tanto o CBD como os outros dois ansiolíticos citados atenuaram a ansiedade induzida pelo teste. O CBD e o diazepam tiveram um efeito ansiolítico melhor que a ipsapirona (Crippa; Zuardi; Hallack, 2010).

Outro estudo duplo-cego, cruzado, em que os indivíduos receberam CBD (400mg) ou placebo em duas sessões experimentais, com intervalo de uma semana entre elas, apresentou resultados que confirmaram a eficácia ansiolítica do CBD (Crippa, 2004).

Em 2005, pesquisadores da China, Canadá e Estados Unidos conduziram uma revisão de todos os estudos científicos disponíveis na literatura sobre canabinoides e ansiedade. Eles concluíram que "A *Cannabis* e seus principais componentes, THC e CBD, agem efetivamente melhorando os estados de humor e da ansiedade" (Witkin, 2005). No mesmo ano, outro grupo de pesquisadores internacionais avaliou um potente canabinoide sintético (HU-210) em um estudo experimental com ratos. É bem conhecido na literatura médica que a ansiedade, a depressão e substâncias ilegais como opioides, cocaína e heroína causam alterações imensuráveis em áreas críticas do cérebro, como o hipocampo (associado à memória), diminuindo o crescimento de células nervosas. O tratamento a longo prazo com HU-210, um canabinoide sintético 100 a 800 vezes mais potente que o THC e com duração de ação prolongada (Mechoulam, 1988), causou neurogênese, ou seja, crescimento de novas células nervosas na região do hipocampo de roedores, bem como demonstrou possuir propriedades ansiolíticas e antidepressivas (Wen, 2005). A neurogênese causada pelos canabinoides já havia sido demonstrada em vários outros estudos pelo Prof. Mechoulam.

Atualmente existem inúmeros tratamentos farmacêuticos para o manejo do transtorno de ansiedade. No entanto, poucos deles são eficazes, sendo que apenas 30% a 40% dos pacientes apresentam melhora. Novas abordagens terapêuticas são necessárias para o tratamento da ansiedade e dos seus sintomas. A solução pode residir justamente nas propriedades da *Cannabis* medicinal.

Várias pesquisas têm demonstrado que indivíduos com ansiedade que utilizam o canabidiol experimentam um efeito calmante e alívio dos sintomas. Importante ressaltar que o CBD pode causar sonolência, um efeito adverso terapêutico. Inclusive, muitas pessoas o usam para melhorar a qualidade do sono. Um dos principais benefícios do CBD é o seu efeito ansiolítico. Pesquisas relacionando o CBD no tratamento da ansiedade demonstraram eficácia terapêutica em especial na fobia social. O estudo denominado "Bases neurológicas dos efeitos ansiolíticos do canabidiol em pacientes com fobia social ou generalizada" foi publicado no *Journal of Psychopharmacology*, em 2010, pelo professor Dr. Alexandre Crippa. Dez pacientes do sexo masculino, com idade entre 20 e 33 anos, que sofriam de ansiedade severa foram tratados com canabidiol. A conclusão da pesquisa foi que o CBD reduz significativamente a ansiedade por meio dos seus efeitos no sistema límbico e paralímbico. Além disso, pode melhorar a capacidade de superar as ansiedades sociais que impedem as interações públicas.

Uma pesquisa realizada na Faculdade de Medicina de Ribeirão Preto (FRMP) comprovou que o CBD possui efeito ansiolítico, sem causar dependência, reduzindo, sobretudo, o medo de falar em público em pessoas que possuem fobia social. Testes de simulação para falar em público foram realizados em 24 indivíduos com fobia social e que nunca receberam qualquer tipo de tratamento. Foram divididos em dois grupos: um recebeu placebo (sem efeito terapêutico) e o outro, uma dose de canabidiol. Utilizou-se um grupo controle com 12 participantes saudáveis. Estes foram informados que tinham que preparar um discurso de quatro minutos que seria gravado diante de uma câmera no momento que viam sua própria imagem na televisão. A apresentação em público é uma das atividades que mais causa ansiedade nas pessoas e é fácil imaginar o quanto é estressante esse tipo de situação, principalmente para quem sofre de ansiedade social. Duas horas antes da gravação, metade dos pacientes com ansiedade (12 indivíduos) recebeu uma dose de 600mg de canabidiol, a maior dose encontrada na literatura científica para tratamento ansiolítico. A outra metade dos pacientes tomou um comprimido de placebo. Os outros 12 participantes saudáveis não receberam nada, pois tratava-se do grupo controle. O grupo que recebeu o placebo apresentou um nível de ansiedade significativamente mais alto do que o grupo controle, com maior comprometimento cognitivo e desconforto, algo já esperado em pessoas com ansiedade. Observou-se que o desempenho das pessoas que receberam o canabidiol foi superior, apresentando redução da ansiedade, mostrando-se mais confiantes, com melhor desempenho cognitivo e sem tanto desconforto. Os resultados foram semelhantes aos de pacientes saudáveis. Esses desfechos indicam que uma dose única de canabidiol inibe o medo de falar em público e reduz a ansiedade. Outro fato interessante foi a autoavaliação que cada um fez do seu discurso. Entre os que receberam canabidiol, quase ninguém se avaliou negativamente, fator este importante na melhora do relacionamento social. O fato de os bons resultados terem aparecido com apenas uma única dose de canabidiol é uma indicação da eficácia do CBD no tratamento da ansiedade.

A Academia Científica Brasileira realizou pesquisas que indicam que o CBD possui propriedades ansiolíticas em pacientes portadores de fobia social sem qualquer tratamento prévio. Estudos feitos com a administração de alta dose de CBD não promoveu efeitos colaterais e tóxicos significativos (Moreira; Medeiros; Cardoso, 2015).

Os efeitos modulatórios do CBD na ativação de áreas límbicas e paralímbicas são consistentes com o efeito de drogas ansiolíticas em pacientes com transtornos de ansiedade (Trzesniak, 2008).

O tetra-hidrocanabinol (THC) também é utilizado em distúrbios de ansiedade, entretanto, os estudos demonstraram que a redução da ansiedade é dose-dependente. Uma dose baixa pode ser eficaz, enquanto uma dose alta pode piorar a ansiedade. Estudos realizados pelo Dr. Alexandre Crippa confirmam o resultado de várias pesquisas anteriores, em que doses baixas de tetra-hidrocanabinol geram efeitos ansiolíticos e doses altas têm efeito oposto, ou seja, causaram ansiedade (Crippa; Mechoulam, 2018).

Pesquisas em voluntários saudáveis mostraram que o CBD, quando combinado com THC, tem a capacidade de atenuar a ansiedade provocada pelas altas doses de THC. Em pesquisas feitas com humanos sadios, a administração de CBD (1mg/kg/dia), juntamente com uma dose elevada de THC (0,5mg/kg/dia) resultou em uma diminuição dos sintomas ansiogênicos proporcionados pelo THC (Pereira Junior, 2013).

Em 2017, pesquisadores da Universidade de Illinois, EUA, reportaram que o THC em baixas doses (7,5mg) reduz a ansiedade, enquanto doses mais elevadas (12,5mg) tiveram o efeito oposto.

Outros estudos demonstraram que certos componentes da *Cannabis*, particularmente o CBD, são úteis na modulação do nível do neurotransmissor GABA no cérebro. Os benzodiazepínicos, uma classe de medicamentos prescritos para reduzir ansiedade, também agem no GABA, porém não são tão eficazes quanto o CBD. Além disso, causam inúmeros efeitos colaterais.

Dois estudos duplos-cegos, randomizados, controlados por placebo, um com 36 pacientes portadores de transtorno de ansiedade social e o outro com 40 voluntários saudáveis, constataram que o pré-tratamento com canabidiol reduz a ansiedade causada pelo teste simulado de fala pública (Bergamo, 2011; Zuardi 1993).

Em 2009, pesquisadores da Universidade de Boston avaliaram 775 pacientes com HIV/Aids, portadores de seis sintomas frequentes: ansiedade, depressão, fadiga, diarreia, náusea e neuropatia periférica. Os resultados mostraram que quando comparado com a prescrição médica, o canabidiol foi mais eficaz na maioria dos sintomas, com exceção da náusea (Corless, 2009).

Em 2010, pesquisadores da Universidade de São Paulo revisaram estudos disponíveis com os dois principais canabinoides, THC e CBD, e o impacto em pacientes psiquiátricos. Observou-se que o CBD possui potencial terapêutico como antipsicótico, ansiolítico e antidepressivo, enquanto o THC, como potencial coadjuvante no tratamento da esquizofrenia (Crippa, 2010).

Pesquisas realizadas nos Estados Unidos concluíram que a *Cannabis* é capaz de controlar a ansiedade e a forma como o corpo reage a ela. Os cientistas descobriram um centro emocional no cérebro, por meio do qual a *Cannabis* exerce seus efeitos. O estudo, liderado por Sachin Patél, também mostrou pela primeira vez como as células nervosas na região das amígdalas cerebrais produzem e liberam seus próprios endocanabinoides, cujo sistema regula a ansiedade e a reação ao estresse. Os efeitos ansiolíticos do CBD já são bem conhecidos. Envolvem a facilitação da transmissão serotonérgica, ativação de receptores de serotonina do tipo 5HT1 e sua ação inibitória sobre o sistema de recaptação e degradação da anandamida (endocanabinoide), fazendo-a acumular nas sinapses. (Schier, 2012; Zuardi, 2008).

Pacientes que utilizaram a *Cannabis* medicinal exibem atividade cerebral e função executiva melhorada após três meses de tratamento. Eles relatam também progressos no estado clínico, bem como diminuição acentuada no uso de medicamentos prescritos, particularmente opioides e benzodiazepínicos. O uso periódico de *Cannabis* pode reduzir significativamente os níveis de ansiedade e de estresse. Essa foi a conclusão de estudo realizado pela Washington State University (EUA). "O que é único sobre o nosso estudo é que analisamos a eficácia da *Cannabis* inalada por pacientes que usavam a planta *Cannabis* em suas próprias casas e os resultados foram positivos" diz Carrie Cuttler, professora de psicologia e principal autora do estudo.

Oito estudos avaliaram o uso de *Cannabis* medicinal em ansiedade e todos mostraram melhora da ansiedade como causa primária ou secundária (Walsh, 2017).

Visando reduzir as variações induzidas por gênero, 57 indivíduos do sexo masculino, saudáveis, foram voluntários para avaliar três diferentes doses de CBD (150mg, 300mg, 600mg) *versus* placebo (substância inativa). O objetivo do estudo foi comparar os efeitos agudos de diferentes doses de CBD e placebo, durante a realização do teste da simulação do falar em público (SPST), um método bem conhecido para induzir ansiedade. Comparado com placebo, a dose de 300mg reduziu significativamente a ansiedade durante o teste. Não foram encontradas diferenças nos indivíduos que receberam placebo, 150mg e 600mg de CBD. A conclusão do estudo é que os achados confirmam as propriedades ansiolíticas do CBD, de acordo com os resultados de estudos em animais que apresentam curvas de dose-resposta em formato de U invertido. As doses terapeuticamente eficazes de CBD devem ser rigorosamente determinadas para que possam se traduzir em eficácia terapêutica (Crippa; Mechoulam, 2018).

A descoberta de novos canabinoides e terpenos com propriedades ansiolíticas mostram o potencial da planta *Cannabis* no tratamento da ansiedade e de ataques de pânico. São eles: THCV, CBD, carofileno, limoneno etc.

Como visto nos trabalhos apresentados, o CBD é um recurso terapêutico importante no tratamento da ansiedade, ainda mais se levarmos em consideração que não possui efeitos adversos importantes.

Dosagem de CBD

Ansiedade aguda - Dose única - 300mg

(Recomendações baseadas em: Zuari, 2017; Linares, 2019; Crippa, 2018).

Ansiedade leve

Semanas	1	2	3	4	5	6	7	8	9	10	11	12
Dose diária (mg)	5	10	20	30	40	50	60	70	80	90	100	100

Ansiedade crônica

Semanas	1	2	3	4	5	6	7	8	9	10	11	12
Dose diária (mg)	25	50	75	100	125	150	175	200	225	250	275	300

OBS: Dosagens baseadas em estudos clínicos.

Casos clínicos

AB é uma mulher de 65 anos com quadro de ansiedade crônica e dor lombar há mais de 15 anos, o que tornava difícil viajar de carro. Iniciou o uso de CBD:THC (24:1). Além de aliviar a dor lombar, o CBD foi útil na melhora da ansiedade. Parou de tomar como analgésico a morfina, que utilizou por mais de 20 anos. Segundo ela, a *Cannabis* medicinal devolveu sua independência: "hoje posso dirigir sem me sentir dopada e sem dor".

SL é uma paciente do sexo feminino de 29 anos. É portadora da síndrome Ehlers-Danlos (Síndrome do homem elástico), uma doença na formação de colágeno que produz inúmeros sintomas, como ansiedade, deslocamento espontâneo das articulações, liberação de histamina, alterações do sistema nervoso autonômico, alergia a alimentos, inflamações excessivas e dor severa. O uso de *Cannabis* medicinal foi de grande valia, pois diminuiu sua dor e ansiedade e SL não tem mais deslocamentos articulares. Recuperou o peso e está mais ativa. A dor não é mais constante e a ansiedade foi reduzida significativamente.

WG tem 31 anos e procurou o médico devido a um quadro de ansiedade. Estava mantendo um relacionamento estável e pretendia se casar em um ano. Só que vinha tendo problemas sexuais, causados pela diminuição da libido e da sua performance. Observara que o uso recreativo da *Cannabis* reduzia sua ansiedade e melhorava sua experiência sexual, mas não gostava da ideia de se tornar dependente dela, principalmente por ser ilegal. Foi orientado a utilizar a *Cannabis* medicinal para controle da ansiedade e, ao mesmo tempo, relaxar e induzir um estado mental que facilitasse a descoberta das causas profundas da sua ansiedade. Com apoio de um psicólogo e utilização de técnicas especiais (psicoterapia, relaxamento e autocontrole), conseguiu controlar a ansiedade e não necessitar mais da *Cannabis* recreativa.

AC tinha uma história de ansiedade generalizada com ataques de pânico. Ela apresentava períodos de palpitação, suor frio, aperto no peito e tremores incontroláveis nas mãos em situações cotidianas. Tinha medo de elevadores, pontes e escadas. Continuava usando alprazolam, prescrito por seu médico, mas se sentia como se tivesse presa em uma porta giratória de onde não tinha como sair. Iniciou o tratamento com canabidiol, tintura sublingual, 15 mg, três vezes por dia. Após duas semanas já se sentia mais relaxada e menos ansiosa. Reduziu a dose de alprazolam e pretende deixar de usá-lo. Tem sido capaz de controlar seu medo em várias situações, conseguiu voltar ao trabalho e a ter uma vida social normal.

MP, 20 anos, foi aprovada em concurso público na área de relações governamentais. Não relata nenhuma doença de base, diz ser muito ansiosa e faz uso de ansiolíticos. Está extremamente preocupada, pois não consegue executar seu trabalho de forma adequada. Por ser muito tímida, tem medo de se relacionar com as pessoas. Acha que suas apresentações em público são péssimas, pois se sente observada, analisada e quase sempre fica constrangida. Por várias vezes teve que interrompê-las, pois simplesmente "apagava". Evitava situações de estresse ou que causassem ansiedade, pois entrava em pânico com facilidade. Isso tudo prejudicava sua vida pessoal e profissional. Só de pensar em ir trabalhar tinha taquicardia, sudorese e ficava agitada. Faltava no trabalho frequentemente e se dizia desesperada, pois precisava mantê-lo. O uso de ansiolíticos funcionou inicialmente. Agora, mesmo com doses mais altas, não fazem mais efeito. Tem tido dores de cabeça, fraqueza, náuseas e fica extremamente irritada por nada. Foi diagnosticada com fobia social e orientada a praticar técnicas de relaxamento, meditação, yoga e acompanhamento com psicólogo. Iniciou tratamento com canabidiol, 25mg por dia. Na visita de retorno parecia outra pessoa, estava alegre, disposta e voltou a trabalhar. Testemunha uma excelente melhora com o uso de canabidiol, sem efeitos colaterais e sem necessidade de aumentar a dose. Relata estar indo bem no trabalho e na vida pessoal.

Pesquisas científicas

- Ação do canabidiol na ansiedade e outros efeitos produzidos pelo D9-THC em indivíduos normais (Zuardi, 1981).
- Efeitos do canabidiol (CBD) no sangue cerebral (Crippa, 2004).
- *Cannabis* pode modular a ansiedade e os distúrbios de humor (Witkin, 2005).
- Canabinoides podem induzir neurogênese hipocampal, o que pode explicar seus efeitos na ansiedade e depressão (Wen, 2005).
- Efeitos distintos do 9-tetra-hidrocanabinol e canabidiol na ativação neural durante o processamento emocional (Poli, 2009).
- Eficácia da *Cannabis* como estratégia de autotratamento em HIV/Aids (Corless, 2009).
- Uso terapêutico de canabinoides em psiquiatria (Crippa, 2010).
- Bloqueio crônico dos receptores canabinoides CB2 induz ações ansiolíticas associadas a alterações nos receptores GABA (Gutierrez, 2011).
- Base neural dos efeitos ansiolíticos do canabidiol (CBD) no transtorno de ansiedade generalizada: relatório preliminar (Crippa, 2011).

- Ensaio randomizado, controlado por placebo, com 10 pacientes portadores de transtorno de ansiedade social mostrou que que o canabidiol reduziu significativamente a ansiedade (Crippa, 2011).
- Canabidiol, um componente da *Cannabis sativa* como medicamento ansiolítico (Shier, 2012).
- Agentes relacionados aos canabinoides no tratamento dos transtornos de ansiedade: conhecimento atual e perspectivas futuras (Tambaro, 2012).
- Efeito ansiolítico do canabidiol em ratos cronicamente estressados depende da neurogênese por meio do sistema endocanabinoide (*The International Journal of Neuropsychopharmacology*, julho, 2013).
- Efeitos antidepressivos e ansiolíticos do canabidiol: um composto químico da *Cannabis sativa* (Shier, 2014).
- Superexpressão do receptor canabinoide CB2 diminui a vulnerabilidade, ansiedade e a ação ansiolítica do alprazolam fica prejudicada em camundongos (Gutierrez, 2015).
- Canabidiol apresenta curva dose-resposta em formato de U invertido – SPST (Zuardi, 2017).
- O uso do canabidiol no tratamento da ansiedade (Silva, 2017).
- Canabidiol apresenta curvas de dose-resposta em formato de U invertido no teste de fala em público – SPST (Crippa; Mechoulam, 2018).
- Canabidiol em ansiedade e sono (Shannon, 2019).
- Canabidiol apresenta curva dose-resposta em formato de U invertido (Linares, 2019).

Transtorno do espectro autista

O especialista me disse: tens autismo. Minha mãe me deu as mãos, olhou nos meus olhos e disse: você é perfeito.

O autismo, também conhecido como transtorno do espectro autista (TEA), engloba distúrbios do neurodesenvolvimento caracterizados por deficiente interação e comunicação social, padrões estereotipados e repetitivos de comportamento (atipias) e desenvolvimento intelectual irregular, frequentemente presente retardo mental. Costuma ser identificado na infância, entre um e três anos, embora os sinais iniciais às vezes apareçam já nos primeiros meses de vida. Na maioria das crianças a causa é desconhecida, embora em alguns casos existam evidências de uma predisposição genética. Outros reportam o suposto papel de infecções durante a gravidez ou a influência de fatores ambientais, como a poluição. O diagnóstico é baseado na história do desenvolvimento da criança e na observação de sinais. Segundo a Organização Mundial da Saúde, estima-se que 70 milhões de pessoas no mundo estejam classificadas em algum grau do TEA atualmente. Com relação ao Brasil, esse número é próximo de dois milhões. É um dos distúrbios de desenvolvimento com maiores taxas de crescimento nos Estados Unidos e no mundo, afetando uma em cada 68 crianças.

Uma pesquisa atual realizada pelo Centro de Controle e Prevenção de Doenças (CDC) dos Estados Unidos diz que o autismo atinge ambos os sexos de todas as etnias, porém, o número de ocorrências é maior no sexo masculino (cerca de 4,5 vezes mais). Esse transtorno não possui cura e suas causas ainda são incertas, porém, ele pode ser trabalhado, reabilitado, modificado e tratado para que o paciente possa se adequar ao convívio e às atividades sociais da melhor forma possível.

Anteriormente, o autismo era dividido em cinco categorias. Atualmente, é uma única classificação, com diferentes graus de funcionalidade. Na forma de baixa funcionalidade, a criança praticamente não interage, vive repetindo movimentos e apresenta atraso mental. O quadro exigirá tratamento pela vida toda. Na média funcionalidade, o paciente tem dificuldade de se comunicar e repete comportamentos. Já na alta funcionalidade esses mesmos prejuízos são mais leves e os portadores conseguem estudar, trabalhar e constituir uma família com menos empecilhos. Há ainda uma categoria denominada síndrome de Savant. Ela é marcada por déficits psicológicos, só que com uma memória fora do comum, além de talentos específicos.

O TEA é uma doença que, como se sabe, tem um componente inflamatório importante. Amostras de cérebro retiradas após a morte de pacientes com TEA exibem marcadores inflamatórios no líquido cefalorraquidiano, embora pouco se saiba sobre os mecanismos moleculares subjacentes. O fator nuclear *Kappa-light-chain-enhancer* das células B ativadas é uma proteína encontrada em quase todas as células animais e está envolvido na resposta celular a estímulos como estresse, citocinas, radicais livres, radiação ultravioleta e antígenos virais e bacterianos. Ele modula a resposta imune, induzindo citocinas inflamatórias e quimiocinas (reguladores da inflamação), estabelecendo um mecanismo de retroalimentação que pode produzir inflamação crônica ou excessiva.

Cannabis medicinal e transtorno do espectro autista (TEA)

A etiopatogenia do TEA ainda permanece desconhecida. Entre outras hipóteses, pesquisadores descobriram um desequilíbrio do sistema endocanabinoide, o qual regula algumas das funções tipicamente comprometidas no TEA, como interações sociais e respostas emocionais. As convulsões representam comorbidade frequente no TEA e podem ser responsáveis pela piora dos problemas comportamentais.

Uma teoria formulada na Suíça, na década passada, postulava que os transtornos do espectro autista seriam causados pelo excesso de estimulação dos neurônios e que o sistema endocanabinoide estaria envolvido nesse processo, uma vez que controla a homeostase do nosso organismo. Qualquer alteração que possa ocorrer e que cause uma deficiência de endocanabinoides (anandamida, 2-AG), pode levar a uma enfermidade. A administração de fitocanabinoides (CBD-THC) pode restaurar os níveis de endocanabinoides, no caso do autismo, diminuindo a excitação dos neurônios (Mechoulam, 2014). Isso também poderia explicar a eficácia da *Cannabis* medicinal no tratamento de crises convulsivas, principalmente quando se sabe que aproximadamente 30% dos pacientes com autismo têm algum tipo de epilepsia (Chakrabarti, 2015).

Pesquisadores descobriram o que acreditam ser um possível vínculo entre o autismo e os receptores canabinoides, em particular os CB2 do sistema endocanabinoide (Chakrabari, 2011). Um estudo identificou que as mutações celulares no cérebro que haviam sido associadas ao autismo bloqueiam a ação das moléculas que agem nos receptores CB2. Estes são os mesmos receptores que interagem com os fitocanabinoides da *Cannabis* (Onaivi, 2011).

Um trabalho nessa mesma linha descobriu que camundongos com problemas comportamentais semelhantes aos que possuem certos indivíduos com autismo possuíam receptores CB2 superativados (Onaivi, 2011).

Outro identificou essa mesma prevalência na superativação dos CB2, porém em humanos (Siniscalco, 2013). Essas descobertas corroboram a teoria de que o autismo poderia ser causado por uma interrupção da habilidade do cérebro de enviar sinais claros, sugerindo assim a possibilidade de se usar os fitocanabinoides (CBD, THC, CBG) para restabelecer a comunicação, permitindo o funcionamento celular normal (Foldy, 2013).

A neuroinflamação está associada a muitas enfermidades neurodegenerativas, incluindo a esclerose lateral amiotrófica (ELA). Recentemente, cientistas italianos confirmaram a hipótese da presença de um processo inflamatório no cérebro de autistas (Santa Mammana, 2019).

A utilização da combinação de canabidiol (CBD) e canabigerol (CBG) no TEA tem mostrado excelentes resultados. Quanto antes o TEA for diagnosticado, melhor, pois o transtorno não atinge apenas a saúde do indivíduo, mas também a de seus familiares e cuidadores, que, em muitos casos, acabam se sentindo incapazes de lidar com essa situação. O tratamento atualmente aceito para o autismo consiste na abordagem comportamental, por meio de terapias multidisciplinares, e no uso de medicamentos antipsicóticos que, muitas vezes, transformam as crianças em verdadeiros "zumbis", fazendo-as se sentir ainda pior.

No entanto, inúmeras pesquisas clínicas mostram que a *Cannabis* medicinal pode ajudar os pacientes autistas, diminuindo o comportamento de automutilação, raiva, agressividade, abrandando as "birras" e melhorando a comunicação. A *Cannabis* medicinal tem sido referida por muitos pais de crianças autistas como "mudança de vida".

O Dr. David Meiri, do Instituto de Tecnologia de Israel, conhecido mundialmente por suas pesquisas com *Cannabis* medicinal, comentou: "Já se sabe que a *Cannabis* medicinal é extremamente útil na melhora da qualidade de vida dos pacientes com autismo, pois reduz a ansiedade, melhora o sono e reduz os ataques de violência. Crianças autistas em Israel estão sendo tratadas com extratos de *Cannabis* medicinal, de amplo espectro, com alta concentração de CBD e muito baixa de THC, obtendo excelentes resultados". Além do tratamento paliativo, pesquisas têm demonstrado sua ação na patologia do autismo. Já é conhecido que o sistema endocanabinoide está envolvido nesse processo, bem como na progressão da doença, redução significativa dos níveis séricos de anandamida, 2-AG e outros canabinoides.

Dr. Meiri acredita que outros canabinoides e componentes da planta *Cannabis*, como flavonoides, terpenos e canabinoides menores, participam ativamente na melhora do autismo. Vários pesquisadores creem na teoria da insuficiência de endocanabinoides em pacientes com autismo e que esta disfunção na produção de níveis adequados de endocanabinoides (anandamida e 2-AG) pode ser uma de suas principais causas, levando à ansiedade, agressão, distúrbios do pânico e comportamento destrutivo.

A interrupção do sistema monoaminérgico em um modelo de transtornos do espectro autista em camundongos com características comportamentais semelhantes às de humanos com autismo demonstrou uma redução importante na depressão. Além disso, os animais conseguiram se manter focados na tarefa de correr em uma roda giratória. Neste estudo, os pesquisadores investigaram as propriedades anti-inflamatórias, antioxidante e antiapoptótica de dois fitocanabinoides não psicoativos: o canabidiol (CBD) e o canabigerol (CBG). O objetivo do estudo foi avaliar a eficácia desses dois compostos quando administrados combinados e isolados no tratamento de ELA e do autismo. Os pesquisadores foram capazes de confirmar as propriedades anti-inflamatórias, antioxidante e antiapoptóticas do CBG e do CBD. O canabidiol em uso isolado foi mais eficaz na dose de 5 micromols. Já o canabigerol administrado isolado nas doses de 2,5 e 5 micromols não foi tão eficaz, mas a coadministração com o CBD aumentou a concentração das citocinas anti-inflamatórias IL-10 e IL-37. Os benefícios da utilização combinada de CBD e CBG foram maiores na dose de 2,5 micromols. Além disso, a combinação foi capaz de regular os marcadores antiapoptóticos, como os Bcl2. O tratamento combinado preveniu a ativação e translocação do fator nuclear kappa B (NF-kB), inibindo assim a resposta inflamatória com a redução da TNF-alfa. Os resultados deste estudo oferecem evidências para o uso terapêutico da combinação de canabigerol e canabidiol em doenças neurodegenerativas (Santa Mammana, 2019).

Cento e oitenta e oito pacientes com TEA foram tratados com a *Cannabis* medicinal sublingual e posteriormente avaliados. Seus pais reportaram uma média de 3,2 a 6,3 sintomas relacionados ao autismo. A dosagem foi na proporção CBD:THC de 61mg a 79mg e 3mg a 4mg de THC, administrada três vezes ao dia. A dose não estava associada a peso, idade e sexo dos pacientes. Quase metade (48,7%) dos pacientes teve melhora significativa e 31,1% apresentaram melhora moderada. Após seis meses de tratamento, 30,1% tiveram melhora significativa e 53,7%, melhora moderada. Oitenta e nove por cento tiveram melhora nos ataques de raiva e 89,8% na inquietação. O uso da *Cannabis* medicinal permitiu que muitas medicações pudessem ser interrompidas ou que sua dose fosse reduzida após seis meses. De modo geral, 80% relataram melhora moderada ou significativa.

Um estudo publicado em 2013, em um periódico sobre autismo e distúrbios de desenvolvimento, revelou uma ligação significativa entre os endocanabinoides e as células imunes em crianças autistas. Uma vez que a disfunção imune é um fator que contribui para o autismo, acredita-se que a condição esteja ligada a níveis elevados de receptores CB2 nas células.

Foi realizado um estudo com 27 pacientes com idade de 3 a 18 anos, diagnóstico de TEA, e que não apresentavam convulsões. Esses pacientes foram tratados com *Cannabis* medicinal e 17 obtiveram melhora significativa, seis não tiveram melhora e quatro pioraram. Foi utilizado extrato de *Cannabis* na proporção CBD:THC - 25:1, de uma a três vezes ao dia.

Uma pesquisa conduzida no Brasil com crianças e adolescentes autistas teve por objetivo avaliar a eficácia do extrato de *Cannabis* medicinal nesta população. Dos 18 pacientes tratados com *Cannabis* (na proporção CBD:THC - 75:1), 14 apresentaram melhora considerável, sendo mais de 30% em pelo menos um grupo importante de sintomas. Três pacientes abandonaram o tratamento e um não teve melhora. Ficou evidente a diminuição do número de convulsões, a melhora no déficit de atenção, da hiperatividade, do sono, da comunicação e da interação social. Alguns pacientes melhoraram consideravelmente em até quatro desses grupos de sintomas. O estudo foi publicado na revista médica *Frontiers of Neurology* (Lopes; Ramirez, 2019).

Pesquisadores israelenses encontraram evidências convincentes de que a *Cannabis* medicinal atuou positivamente em 80% das crianças de um grupo de portadores do TEA. Sessenta crianças que não melhoravam com o uso de drogas farmacêuticas convencionais foram tratadas com altas doses de extrato de *Cannabis* medicinal, (CBD:THC - 20:1), durante pelo menos sete meses. Após o período de tratamento, os pais responderam um questionário a respeito de alterações no comportamento, na ansiedade e no nível e habilidade de comunicação. A maioria, 80%, notou uma melhora significativa no comportamento, com 62% reportando melhora extraordinária. Metade das crianças tiveram progressos na comunicação e 40% relataram diminuição significativa da ansiedade (Adi Aran, 2018).

Um grupo de pesquisadores de Brasília avaliou 18 pacientes ligados à Associação Brasileira de Pacientes de *Cannabis* medicinal, com idades entre 6 e 17 anos, em tratamento com um extrato de alta concentração de canabidiol, CBD:THC – 75:1 durante nove meses. Dos 18 participantes, três sofriam com crises epilépticas. Os pais dos pacientes passaram a preencher mensalmente um formulário em que estimavam o quanto os filhos melhoraram em relação a oito sintomas característicos do autismo: hiperatividade e déficit de atenção, transtornos comportamentais, déficit motor, déficit de autonomia, déficit de comunicação e interação social, problemas cognitivos, distúrbios do sono e convulsões. Todos tiveram algum tipo de benefício com o uso da *Cannabis*. Quatorze pacientes tiveram 30% de melhora em pelo menos um dos sintomas, sendo que sete apresentaram essa melhora em quatro ou mais dos sintomas analisados. A principal melhora foi nos pacientes com epilepsia, com redução das crises. Transtorno do sono e crises de comportamento foram outros sintomas que tiveram considerável evolução positiva. Os resultados foram publicados na revista *Frontiers in Neuroscience*.

Um estudo avaliou a eficácia e segurança da *Cannabis* medicinal em 188 pacientes com TEA entre os anos de 2015 e 2017. A maioria dos pacientes utilizou extrato de *Cannabis* medicinal contendo 30% de CBD e 1,5% de THC. Após seis meses de tratamento, 82,4% dos participantes (155) continuavam em tratamento e 60% (93) que se enquadravam nos critérios de inclusão foram avaliados: 28 pacientes (30,1%) reportaram melhora significativa, 50 (53,7%) moderada, 6 (6,4%) discreta e 8 (8,6%) não tiveram nenhuma alteração. Os autores concluíram que o uso de *Cannabis* medicinal em pacientes com TEA mostrou ser bem tolerado, seguro e uma opção eficaz no alívio dos sintomas associados a ele (Lihi Bar; Mechoulam, 2019).

A *Cannabis* medicinal alivia os sintomas de crianças com TEA. Outro trabalho avaliou a relação entre o uso de *Cannabis* medicinal e a melhora do comportamento em crianças com TEA. Os pesquisadores relataram que, após seis meses de tratamento, 80% dos pacientes apresentaram melhora. O Dr. Meiri comentou: "Nós analisamos os dados prospectivamente, obtidos como parte do programa de tratamento de 188 crianças com TEA entre 2015 e 2017, o tratamento foi feito com óleo de *Cannabis*, contendo 30% de canabidiol (CBD) e 1,5% de tetra-hidrocanabinol (THC).

Os medicamentos farmacêuticos atuais agem em sintomas específicos e são geralmente acompanhados por efeitos colaterais. Nenhum, porém, melhora significativamente a falta de habilidades de interação e comunicação que caracteriza os pacientes com TEA. Nas últimas décadas, o número de crianças diagnosticadas com TEA tem aumentado significativamente. Por outro lado, muitos pacientes já estão se beneficiando com o uso da *Cannabis* medicinal, desfrutando de dias mais felizes, tornando-se menos dependentes e com melhor qualidade de vida. O uso do CBD tem auxiliado na redução de crises convulsivas, de comportamentos autoagressivos, ansiedade, além de melhoria nas interações sociais e regulação do sono. O extrato de *Cannabis* medicinal é atualmente uma opção eficaz e segura no tratamento de TEA.

Dosagem de CBD no TEA

Semanas	1	2	3	4
Dosagem/dia	2,5mg/kg	5mg/kg	10mg/kg	15mg/kg

(Recomendações baseadas em: Bar-Lev Schleider, L., Mechoulam, R., Saban, N., Meiri, Novack, V. (2019) e diversas pesquisas clínicas (vide estudos científicos).

Casos clínicos

Um estudo aberto, prospectivo e não controlado avaliou a eficácia do dronabinol (THC sintético) em um menino com TEA e que não fez uso de nenhuma outra medicação durante os seis meses de avaliação. Em comparação com as observações iniciais, houve uma melhora significativa da hiperatividade, letargia, irritabilidade, das estereotipias e da linguagem inadequada (p = 0,043). Esse estudo revelou que o uso de dronabinol reduziu os sintomas de autismo (Kurz, 2010).

Uma menina de 10 anos diagnosticada dentro do TEA foi levada em consulta pela mãe. "Ela não está melhorando nem com a terapia nem com os medicamentos prescritos pelos médicos. Nós nos tornamos prisioneiros em nossa própria casa, não vamos a lugar nenhum e a nossa qualidade de vida vai de mal a pior", comentou a mãe. O exame mostrou uma jovem muito ansiosa, não verbal, com dificuldade de se comunicar, batendo a cabeça na parede e que, por diversas vezes, tentou sair do consultório. Iniciou-se tratamento com extrato de *Cannabis* medicinal na proporção CBD:THC – 25:1. A paciente apresentou total melhora do quadro clínico em quase todos os aspectos.

Menino de 13 anos, diagnosticado com TEA quando tinha dois anos. Apresentava habilidade verbal limitada e possuía comportamento típico de autismo. Com o passar dos anos não houve alteração do comportamento, mesmo quando entrou na puberdade. Agora estava mais alto que sua mãe e pesava mais de 80 quilos. Ficava bem se as coisas fossem como ele queria, caso contrário, tinha acessos de raiva e partia para agressões. Atacava seus professores, bem como a mãe e os colegas da classe. Vinha sendo tratado sem sucesso pelo neuropsiquiatra com inúmeros medicamentos, incluindo sertralina, clonazepam, risperidona e aripiprazol. As duas últimas medicações contribuíram significativamente para o seu aumento de peso. Iniciou o tratamento com *Cannabis* medicinal, CBD dominante, com menos de 0,3% de THC. Foi solicitado aos pais que não avisassem a escola do novo tratamento para que se pudesse obter um feedback real, sem interferência do efeito placebo (caso soubessem que ele estava utilizando uma nova medicação). No quarto dia, os pais e professores notaram uma melhora significativa. Na consulta de acompanhamento de seis meses ele estava mais calmo, vinha dormindo bem e estava lidando muito melhor com frustrações e ansiedade, sem ter os frequentes ataques de raiva e agressividade.

Um adolescente de 14 anos apresentou, há sete anos, episódios de febre que não melhorava com o uso de antitérmicos. Foi levado ao hospital, onde fizeram uma punção espinhal. Durante o procedimento, o paciente convulsionou e entrou em coma. Após vários exames, chegou-se ao diagnóstico de encefalite viral por herpes. Ficou 45 dias em coma, acordou surdo, mudo e tetraplégico. O prognóstico era o pior possível: não havia cura e sobreviveria em estado vegetativo até morrer. Passou a fazer uso de 18 medicamentos por dia para conter a epilepsia refratária e o autismo severo desencadeado pela encefalite. Ele apresentava cerca de 60 crises epilépticas por dia. O uso da *Cannabis* medicinal fez com que melhorasse significativamente. Com o passar do tempo, começou a ajudar o pai, conseguia distinguir cores, pintar quadros e sabia perfeitamente a hora de tomar o óleo de *Cannabis*. Ainda não fala, mas não usa mais a sonda para comer nem as fraldas, e não tem convulsões. "Para quem tinha sido desenganado pelos médicos, a *Cannabis* fez um verdadeiro milagre", comemora sua mãe.

Pesquisas científicas

- Comportamento social e lúdico deficiente em ratos adultos e jovens após lesão cortical neonatal: efeitos do tratamento crônico de canabinoide (Schneider, 2005).
- Sistema endocanabinoide como um novo alvo terapêutico no tratamento do autismo (Siniscalco, 2005).
- Variação no gene do receptor canabinoide humano (CNR1) modula a resposta a rostos felizes (Chakrabarti, 2006).
- Diferenças no receptor canabinoide 2 (gene CNR2), identificação de novas isoformas CB2 humanas e de roedores, expressão diferencial de tecidos e regulação por ligantes do receptor canabinoide (Liu, 2009).
- Uso de dronabinol (delta-9-THC) no autismo – Um estudo de caso único prospectivo de uma criança autista (Kurz, 2010).
- Consequências da interrupção do sistema canabinoide e monoaminérgico em modelo de camundongo com transtorno do espectro autista (Onaive, 2011).
- Expressão aberrante de NF-KappaB na condição do espectro do autismo: um mecanismo para a neuroinflamação (Young, 2011).
- Interação entre canabinoides não psicotrópicos na maconha: efeito do canabigerol (CBG) nos efeitos antináusea ou antiemético do canabidiol (CBD) (Rocha, 2011).
- Canabinoides não psicotrópicos, canabidiol e canabigerol atuam em novos receptores canabinoides para reduzir a pressão intraocular (Szczesniak, 2011).
- Método para prever o transtorno do espectro autista pela expressão de canabinoides e receptores canabinoides (Schultz, 2012).
- Desacoplamento do complexo de sinalização endocanabinoide em modelo de camundongo com síndrome do X frágil (Jung, 2012).
- Autismo associado a mutações da neurogenina-3 geralmente interrompem a sinalização endocanabinoide (Foldy, 2013).

- Alterações no sistema endocanabinoide em modelo animal de autismo, utilizando ratos, expostos ao ácido valproico (Kerr, 2013).
- O receptor canabinoide tipo 2, mas não o tipo 1, é regulado nas células mononucleares do sangue periférico em crianças afetadas por transtornos do espectro autista (Siniscalco, 2013).
- Modelo *in vitro* de neuroinflamação: eficácia do canabigerol, um canabinoide não psicoativo (Gugliandolo, 2018).
- Experiência de vida real no tratamento do autismo com *Cannabis* medicinal: análise de segurança e eficácia (Schleider, 2019).
- A combinação de dois canabinoides não psicoativos pode neutralizar o processo neuroinflamatório em crianças autistas? Eficácia do canabidiol associado com canabigerol (Mammana, 2019).
- Experiência com *Cannabis* medicinal no tratamento do autismo (Lihi Bar, Mechoulam, 2019).
- Tratamento de crianças com TEA grave (Meiri, 2019).
- Canabinoides para indivíduos com TEA: uma revisão sistemática de estudos publicados e em andamento (Fusar-Poli, 2020).

Câncer

"Para o corpo doente é necessário o médico, para a alma, o amigo: a palavra afetuosa sabe curar a dor." – Menandro

Apesar de sua história remontar a mais de 5.000 anos, o câncer ainda representa um dos maiores desafios para a ciência médica. Desde o século XIX, médicos, cientistas e pesquisadores do mundo inteiro buscam respostas para o enigma da divisão desenfreada de células malignas e seu aparecimento em diferentes órgãos do corpo. A descrição médica mais antiga de que se tem conhecimento sobre câncer data de 1.600 a.C. Ela foi relatada em pergaminhos egípcios traduzidos no fim do século XIX, que descrevem casos de tumores tratados com cauterização ou misturas de alimentos. Para o médico grego Hipócrates (469-370 a.C.), a doença era causada pelo desequilíbrio de quatro humores corporais: bile amarela, bile negra, sangue e fleuma.

Ele foi o primeiro a reconhecer diferenças entre os tumores benignos e malignos. O câncer (ou tumor maligno) é uma das doenças mais temidas do mundo, com uma estimativa de 8,8 milhões de mortes globalmente a cada ano. A Organização Mundial de Saúde estima que uma em cada seis mortes é causada pelo câncer, por isso afeta a todos de alguma forma.

Câncer é o nome dado a um conjunto de mais de 100 doenças que têm em comum o crescimento desordenado de células que invadem os tecidos e órgãos, podendo espalhar-se para outras regiões do corpo. As células saudáveis se multiplicam quando necessário e morrem quando o organismo não precisa mais delas; esse é o processo natural. No câncer ocorre um aumento de células anormais que se dividem muito rápida e descontroladamente, destruindo o tecido do corpo. Em função dessa rápida multiplicação, essas células tendem a ser muito agressivas e incontroláveis, formando tumores (acúmulo de células cancerígenas) ou neoplasias malignas. Por outro lado, um tumor benigno significa simplesmente uma massa localizada de células que se multiplicam vagarosamente e se assemelham ao seu tecido original, raramente constituindo um risco de morte.

Existem diversos tipos de câncer. Carcinoma é um tumor maligno desenvolvido a partir de células epiteliais, glandulares (adenocarcinoma) ou do trofoblasto (coriocarcinoma) que tendem a invadir tecidos circulares originando metástases. No caso de uma neoplasia epitelial benigna, usam-se os termos adenoma e papiloma; no caso de neoplasias epiteliais malignas, utiliza-se o termo carcinoma, como, por exemplo, adenocarcinoma e carcinoma espinocelular. As neoplasias malignas do tecido linfo-
-hematopoiéticos são designadas linfomas.

O câncer pode se desenvolver em qualquer órgão ou tecido, como pulmão, cólon, mama, pele, ossos ou tecidos neurais. Os diferentes tipos de câncer correspondem aos vários tipos de células do corpo. Por exemplo, existem diversos tipos de câncer de pele, porque ela é formada por mais de um tipo de célula. Outras características que diferenciam os diversos tipos de câncer são a velocidade de multiplicação das células e a capacidade de invadir tecidos e órgãos vizinhos ou distantes, conhecida como metástase. São previstos 576 mil casos novos de câncer no Brasil anualmente. O tumor mais incidente é o câncer de pele do tipo não melanoma (182 mil casos), seguido por câncer de próstata (68,8 mil), câncer de mama (57,1 mil), câncer de intestino (33 mil) e câncer de pulmão (27 mil).

O câncer é causado por alterações (mutações) no interior das células. O DNA celular contém um conjunto de instruções que dizem à célula como crescer e se multiplicar. Um ou mais erros nessa instrução genética podem fazer com que a célula se torne cancerígena.

Cannabis medicinal e câncer

"Para os pacientes com câncer que sofrem de anorexia, náusea, dor, depressão, ansiedade e insônia, a utilização de um único medicamento que trate de todos esses sintomas é uma adição valiosa no arsenal terapêutico." - Donald Abrams

Os seres humanos têm um relacionamento antigo com a planta *Cannabis*. Evidências arqueológicas mostram que a planta foi usada para o tratamento do câncer há mais de 5.000 anos. Além do potencial uso em oncologia, vários estudos têm demonstrado seu significativo impacto na qualidade de vida dos pacientes melhorando o apetite, agindo de forma benéfica na ansiedade, na depressão e na insônia, evitando náusea e vômitos induzidos pela quimioterapia. Ela possui ação protetora e analgésica na neuropatia periférica, e possibilita a redução das doses de anti-inflamatórios e opioides. Possui ação antitumoral e diminui os efeitos colaterais causados pelos quimioterápicos. Existem estudos bastante robustos nesse sentido. O Dronabinol® (THC sintético) foi aprovado na década de 1980 pelo FDA e comercializado como estimulante do apetite, antiemético, e para o tratamento da apneia de sono.

Mais recentemente, em 2006, a nabilona (Cesamet®), que é um canabinoide sintético, foi aprovada para o controle de náuseas, vômitos induzidos por quimioterapia e como um adjuvante analgésico na dor neuropática. Vários estudos mostram o benefício da *Cannabis* medicinal no tratamento paliativo do câncer. Um de seus usos médicos mais conhecidos e pesquisados diz respeito a pacientes que necessitam de quimioterapia justamente pelo mal-estar, a perda de apetite e complicações adicionais do tratamento. A *Cannabis* medicinal ajuda a reduzir esses efeitos adversos, aliviando a dor. Existem também vários canabinoides sintéticos que utilizam o THC com o mesmo propósito.

Uma meta-análise identificou 28 estudos (8 controlados por placebo e 20 controlados pelo tratamento) com 1.772 participantes, em que foram avaliados os efeitos dos canabinoides durante o tratamento quimioterápico. Quatorze estudos testaram a nabilona (Cesamet®), nove estudos o dronabinol (Marion®), quatro o levonantradol (não mais usado em medicina) e um avaliou o nabiximol (Sativex®). Todos esses trabalhos confirmaram a eficácia dos canabinoides, que foram superiores ao placebo e aos medicamentos normalmente utilizados (Whiting, 2015).

Outra análise de 30 ensaios controlados, duplos-cegos e randomizados, com um total de 1.138 pacientes, confirmou que os canabinoides foram mais eficazes do que o placebo ou drogas neurolépticas na redução de náuseas e vômitos associados à quimioterapia (Machado Rocha, 2008).

Em uma revisão Cochrane, 23 estudos compararam os canabinoides com o placebo ou com outras drogas antieméticas. As pessoas tratadas com canabinoides relataram completa ausência de vômitos (n = 168) ou náuseas (n = 288). Os canabinoides foram equivalentes a proclorperazina (Amplictil®) em quatro estudos. Não houve efeito aditivo quando os canabinoides foram adicionados a outros antieméticos (Smith, 2015). Diversos estudos clínicos examinaram a eficácia antiemética do dronabinol e da nabilona relatando melhoras significativas em comparação com a terapia antiemética convencional (Salan, 1975).

A *Cannabis* medicinal demostrou ter a mesma eficácia dos opioides, porém sem os efeitos adversos deste, no tratamento da dor incontrolável em pacientes com câncer. Ela também demonstrou ter efeitos anti-inflamatórios semelhantes aos dos fármacos de prescrição médica. A *Cannabis* auxilia na redução de efeitos colaterais causados pela quimioterapia e radioterapia, tais como náuseas, vômitos, dores e ansiedade. Está bem demonstrado que seu uso aumenta o apetite e melhora a qualidade de sono de pacientes oncológicos (Izzo, 2009).

Em 1995, Raphael Mechoulam, professor da Universidade Hebraica de Jerusalém, teve a ideia de testar o THC em crianças em tratamento oncológico. Já se sabia que a *Cannabis* diminuía os efeitos adversos das drogas anticâncer. Muitas delas causam efeitos adversos terríveis. As crianças choram o tempo todo e passam muito mal. A professora Aya Avramov, Chefe do Departamento de Oncologia Pediátrica do Hospital de Jerusalém, iniciou um grande estudo avaliando o THC como coadjuvante da quimioterapia. O THC foi administrado em gotas oleosas sublingual, de duas a três vezes por dia, durante o tratamento oncológico. O experimento inicialmente se propunha a ser um estudo randomizado, duplo-cego, em que um grupo de crianças receberia o THC e o outro grupo o placebo (azeite de oliva). Depois de uma semana a Dra. Aya comentou: "Eu não continuarei mais com esse estudo como duplo-cego, pois já sei exatamente quem está recebendo o THC e quem está recebendo o placebo." As crianças que receberam o THC estavam ótimas, enquanto as que não receberam estavam passando muito mal. A Dra. Aya prosseguiu com o estudo, mas agora no formato aberto, em que todas as crianças receberam o THC. A conclusão foi que o THC bloqueou completamente os vômitos e as náuseas com uma dose mínima, que não causou nenhum efeito adverso.

As diretrizes sobre cuidados paliativos do *National Comprehensive Cancer Network* (NCCN) faz referência à importância do uso da *Cannabis* medicinal em caquexia e anorexia. A *American Cancer Society* recomenda seu uso para náuseas, vômitos, anorexia, dor, insônia, ansiedade e depressão.

A *Cannabis* tem importante aplicação na terapia oncológica, atuando tanto na causa como nos sintomas do câncer. A professora Allyn Howlett, PhD da School of Medicine of North Carolina, acredita ser antiético não administrar a *Cannabis* medicinal em pacientes tratados com quimioterápicos e que apresentam dor e mal-estar. Uma pesquisa feita pela Universidade de Harvard, em 1991, revelou que já naquela época 44% dos oncologistas norte-americanos aconselhavam o uso da *Cannabis* medicinal para seus pacientes.

Uma revisão sistemática de estudos controlados e randomizados buscou avaliar a eficácia de canabinoides no alívio da dor em pacientes com neoplasias. Foram incluídos predominantemente estudos duplos-cegos que compararam a *Cannabis* ao placebo. Após duas semanas de tratamento com canabinoides, houve redução de 30% na escala de dor, correspondendo a 43% contra 21% do grupo placebo (Darkovska, 2012).

Alguns estudos comprovaram o papel do sistema endocanabinoide na regulação da fome. Pacientes que receberam canabinoides reportaram que obtiveram aumento do apetite, que sentiram um sabor melhor na comida, e as calorias ingeridas provenientes de proteínas foi maior do que a observada no grupo placebo (Abrams, 2015).

A *Cannabis* se tornou conhecida popularmente quando Rick Simpson, diretor de arte norte-americano (vencedor do Oscar de melhor direção de arte) tratou seu câncer com ela e se curou. Um dos seus benefícios é a ação apoptótica, ou seja, ela causa a morte das células cancerígenas sem afetar as células normais.

Em 1975, Munson e outros pesquisadores demonstraram a atividade antitumoral do tetra-hidrocanabinol (THC) e do canabinol (CBN) no carcinoma pulmonar de Lewis. Houve um intervalo de 20 anos até que novos estudos fossem realizados.

Os receptores CB1 e CB2 são expressos em níveis baixos nos linfócitos normais e em níveis mais elevados em linfomas e leucemias. Uma revisão sueca, publicada em 2011, confirmou que os canabinoides reduzem a proliferação e induzem a aptose (morte celular) ou outro tipo de morte celular programada por vacuolização citoplasmática. Nos linfócitos normais, os canabinoides atuam em vários processos relacionados à migração celular e resposta às citocinas. Em doses elevadas, inibem a proliferação e induzem a morte celular, interferindo no microambiente imunológico relacionado ao linfoma (Wasic, 2011). Em 2008, o mesmo grupo de pesquisadores descreveu redução tumoral com a utilização de agonista canabinoide em linfoma do manto e leucemia linfocítica crônica, fato que não aconteceu com o linfoma de Burkitt (Gustafsson, 2008).

O papel do sistema endocanabinoide nas células neoplásicas tem sido motivo de interesse da comunidade científica. Vias metabólicas intracelulares estão envolvidas em processos fisiológicos e patológicos, tanto na neoplasia como na inflamação. O canabidiol e o tetra-hidrocanabinol demonstraram efeitos positivos no tratamento das leucemias. Quando combinados com agentes quimioterápicos, foram capazes de sensibilizar as células cancerígenas para seus efeitos citotóxicos. A sequência de administração desses medicamentos foi importante: o uso de canabinoides após a quimioterapia resultou em maior indução de apoptose, mas quando o esquema de administração foi invertido, a apoptose foi menor. Esse sinergismo com os medicamentos quimioterápicos comuns permite que a dose dos agentes citotóxicos seja dramaticamente reduzida e ainda assim eficaz. No entanto, a sequência da administração de medicamentos é crucial para o sucesso dessas combinações triplas e deve ser considerada no planejamento de tais tratamentos (Scott, 2017).

Foi demonstrado que os canabinoides possuem potente atividade anticâncer em várias células cancerígenas humanas e animais *in vitro* e *in vivo*. Acredita-se que os canabinoides diminuam o crescimento do tumor por meio de vários mecanismos, predominantemente pela indução da morte celular (ou apoptose) e inibição da proliferação de células cancerígenas (Rocha, 2014; Velasco, 2016; Tarig, 2012).

O CBD representa o primeiro agente exógeno não tóxico que pode diminuir significativamente a expressão de Id-1 em células de câncer de mama metastático, levando à regulação negativa da agressividade do tumor (*Br J Clin Pharmacol*, 2013).

A combinação de terapia pré-clínica entre os canabinoides e a temozolomida mostrou sinergia terapêutica contra o glioma (Torres, 2011). Outros medicamentos, como o paclitaxel, a gencitabina e o fluorouracil, também tiveram efeito sinérgico junto aos canabinoides.

Inúmeros estudos comprovaram a eficácia dos canabinoides no combate ao câncer. O primeiro deles (publicado em 1975), que foi randomizado e placebo-controlado, demonstrou a eficácia do THC no tratamento de pacientes com câncer. Camundongos tratados com THC e CBD apresentaram diminuição de tumores cerebrais agressivos. Muitos pesquisadores acreditam que o THC iniba o crescimento tumoral, conforme já foi demonstrado em modelos animais pela Faculdade de Medicina da Universidade de Harvard.

A *Cannabis* medicinal tem importante aplicação na terapia oncológica, atuando tanto na causa como nos sintomas do câncer. Vários estudos mostraram que ela pode retardar ou mesmo interromper o crescimento de determinados tumores. Segundo o Instituto Nacional do Câncer, dos EUA, estudos em modelos animais demonstraram que os canabinoides eliminam com sucesso células cancerígenas, ao mesmo tempo que protegem as normais. O crescimento tumoral foi inibido em 60% em ratos tratados com THC em comparação com o placebo. Amostras de tumor revelaram que o THC possui efeitos antiangiogênicos e antiproliferativos (Preet, 2008; Zhu, 2000).

Os canabinoides têm demonstrado capacidade de inibir o crescimento tumoral bloqueando o desenvolvimento dos vasos sanguíneos necessários para o seu crescimento. Eles causam a morte das células cancerígenas (apoptose), sem afetar as células normais. Um número crescente de pesquisadores afirma que altas doses de fitocanabinoides ajudaram pacientes a combater o câncer e a permanecerem vivos.

Estudo publicado na revista científica *Cancer Research* provou que os fitocanabinoides inibem o crescimento vascular endotelial no glioma multiforme, um tipo de câncer agressivo que se origina no cérebro ou na medula espinal. A coadministração de THC e CBD comparada ao uso de um único agente mostrou que a combinação tinha maior atividade antiproliferativa em várias linhas celulares do glioblastoma (Nabissi, 2013).

O CBD pode evitar que o câncer se espalhe, segundo aponta estudo feito em 2007, por pesquisadores do *California Pacific Medical Center*, nos EUA. Outros trabalhos estão sendo realizados para avaliar o seu potencial de destruir células cancerígenas, poupando células normais, limitando o crescimento do tumor e incrementando o sistema imune.

O professor Guzman, um importante pesquisador espanhol, tem estudado o mecanismo de ação dos canabinoides no câncer. Em sua opinião, os fitocanabinoides, principalmente o THC, são os que funcionam melhor na indução da morte celular das células cancerígenas: "Agora sabemos que os fitocanabinoides exercem ação antitumoral em animais, não só em tumores cerebrais, mas em muitos outros tipos de tumores", diz.

Estudos têm demonstrado que o sistema endocanabinoide age inibindo vários tipos de câncer, incluindo os de mama, próstata, ovário, tiroide, endométrio, fígado, cólon, osso, glioma, pele, leucemia, tumor linfoide, pâncreas e do tipo metastático. Os endocanabinoides agem como mísseis teleguiados e, após atingirem seus alvos, desaparecem. Os endocanabinoides agem não somente por meio da indução da morte celular, mas também bloqueando a duplicação desordenada das células cancerígenas, evitando o crescimento e disseminação do câncer. O prof. Guzman avaliou nove voluntários portadores de uma forma maligna de câncer cerebral, o glioblastoma multiforme, e observou os efeitos positivos da *Cannabis* medicinal na sobrevida dos pacientes e na diminuição do tumor, comprovada por técnicas de imagem e ressonância magnética, bem como na medição de biomarcadores na progressão tumoral.

Um estudo realizado em 2014 revelou que a *Cannabis* medicinal retardou significativamente o crescimento de câncer cerebral maligno. O CBD impede o crescimento do câncer de mama e as metástases por meio de mecanismos que inibem a sinalização e modulam o microambiente tumoral. Diversos canabinoides possuem efeitos antitumorais (Blázquez, 2004; Izzo, 2009).

Pesquisas realizadas na Academia Chinesa de Ciências, em Shangai, demonstraram que o canabidiol *desativa* o receptor GPR55 (responsável pelas metástases), inibindo a disseminação de células cancerígenas pelo corpo. No núcleo de cada célula existe receptores PPAR (que regulam especificamente a sua proliferação). Quando os receptores PPAR são ativados, a proliferação é inibida, colocando as células cancerígenas em estado de dormência.

Diversos canabinoides possuem efeitos antitumorais (Blázquez, 2004; Izzo 2009). No entanto, existe uma controvérsia em torno da *Cannabis* fumada, questionando-se se ela causaria câncer de boca, garganta e pulmão, pois o calor causado pela combustão da celulose pode ser cancerígeno. Entretanto, isso não foi provado cientificamente. A evidência que existe atualmente é que a *Cannabis* causa menos câncer que o tabaco, provavelmente devido ao seu efeito antitumoral.

Se por um lado a combustão de celulose pode ser carcinogênica, as substâncias antitumorais da *Cannabis* tendem a contrabalançar esse efeito. A utilização de vaporizador, que não gera combustão, mas aquece os canabinoides o suficiente para ativá-los, é uma opção para evitar esses cânceres.

Os canabinoides têm propriedades antitumorais comprovadas pela inibição do crescimento de glioma multiforme. Estudo randomizado, duplo-cego, placebo-comparado, realizado em 2019, avaliou a ação do CBD em pacientes com transplantes de medula óssea. O objetivo era saber se o CBD evitaria a rejeição do órgão. Quarenta e seis pacientes com câncer hematológico foram tratados por 30 dias com 300mg de CBD e acompanhados por 8 meses. Metade (50%) dos pacientes do grupo placebo apresentou rejeição e desenvolveu a doença, enquanto apenas 12% de quem recebeu o tratamento rejeitou o órgão (Yashurum, 2019).

Uma injeção de THC feita por meio de uma cânula inserida na cavidade infratumoral inibiu a proliferação celular *in vitro* do glioblastoma multiforme, bem como diminuiu a expressão do marcador tumoral (Guzman, 2006).

Glioma

Glioma é um tumor composto por células gliais. Estas células têm como função proteger, nutrir e dar suporte aos neurônios. Os gliomas podem ocorrer no encéfalo e na medula espinhal. Eles têm a capacidade de motilidade, caracterizada por extensão e retração (Nimmerjaha, 2005). Os astrócitos são células em forma de estrela que rodeiam os neurônios. Elas atuam na homeostase cerebral (Verkhratsky, 2007) e dão suporte aos neurônios. O tipo de glioma mais comum se desenvolve a partir de astrócitos.

Em um estudo realizado com 21 pacientes portadores de glioblastoma multiforme recorrente, um grupo recebeu CBD:THC na proporção 1:1 mais temozolamida (Temodar®). Os pacientes deste braço tiveram 83% de sobrevida em um ano quando comparados com 53% do grupo que recebeu apenas temozolomida (G.W. Pharma, 2017).

A combinação de canabinoide com gencitabina (Gemzar®) desencadeou autofagia das células de câncer pancreático (Donadelli, 2011).

O abuso de *Cannabis* por pacientes com câncer foi associado a uma mortalidade inferior e a um menor tempo de internação quando hospitalizados (p = 0,0001) (Myers, 2019).

A farmacêutica GW obteve resultados positivos em estudo fase 2 prova de conceito em Glioma, controlado por placebo, no qual 21 pacientes com glioma recorrente foram tratados com THC:CBD. Dos pacientes tratados com THC:CBD, 83% viveram um ano a mais, uma sobrevida média maior que 550 dias, comparado com placebo, cuja vida média foi de 369 dias e 53% sobreviveram um ano.

Pesquisadores austríacos avaliaram o uso de CBD em nove pacientes com glioblastoma multiforme (tumor cerebral). Uma dose diária de 400mg de CBD foi administrada complementarmente ao tratamento convencional anticâncer. Oito pacientes permaneceram vivos, com sobrevida média de 22,3 meses. Esse período é bastante superior ao esperado para pacientes com essa doença (Anticancer Research, 2019).

Em 2012, um estudo realizado na Universidade de Hokuriku, no Japão, produziu resultados sugerindo que o CBD pode suprimir o crescimento de uma forma agressiva de câncer de mama e também impedir metástases.

A *Cannabis* medicinal é extremamente eficaz em atenuar os efeitos colaterais causados pela quimioterapia. Além disso, é um estimulante do apetite, possui ação ansiolítica, antidepressiva, sedativa, antináusea, antivômito e ação protetora na neuropatia causada pela quimioterapia. Possui, ainda, efeito analgésico, inclusive diminuindo as doses de opioides. O canabidiol tem a propriedade de interferir na comunicação celular, bem como desencadear a apoptose das células cancerígenas. Pesquisas têm demonstrado que o canabidiol inativa os receptores de crescimento celular nos genes envolvidos com metástases agressivas, reduzindo-as. Vários estudos científicos e relato de casos já comprovaram a eficácia anticancerígena da *Cannabis* medicinal, embora ainda faltem estudos de larga escala. Alguns pesquisadores sugerem a combinação de CBD e THC como a mais eficaz no controle e reversão do crescimento tumoral, porém não existe uma orientação clara sobre a proporção de CBD, THC ou terpenos a serem utilizados. A escolha dos canabinoides e terpenos depende do tipo de câncer e dos sintomas apresentados, como dor, náusea, insônia e emagrecimento. A utilização de extrato da planta costuma ser a melhor opção, pois ela oferece o efeito *entourage*, que é a sinergia de ação de todos os componentes presentes na *Cannabis*.

Dosagem

A abordagem terapêutica com a *Cannabis* medicinal deve ser dividida em tratamento pediátrico e adulto. Normalmente se inicia com baixas doses que são aumentadas lentamente (titulação) até a obtenção dos efeitos desejados. A dose de CBD utilizada em oncologia costuma ser elevada. Os pacientes adultos possuem três opções:

1. Tratamento com medicamentos ricos em THC;
2. Alta relação CBD:THC; 27:1 – 10:1;
3. Baixa relação CBD:THC; 10:1 – 1:1.

Câncer em adulto: iniciar com 50mg de CBD, duas vezes ao dia (100mg/dia).
Câncer em criança: iniciar com 25mg de CBD, duas vezes ao dia (50mg/dia).

A exata miligramagem necessária para causar apoptose ou antiangiogênese depende do tipo de câncer e do estágio em que ele se encontra, podendo variar de 500mg a 1.000mg de CBD.

Dose de manutenção em pacientes em remissão:
Adultos: 100mg CBD, duas vezes ao dia.
Crianças: 25mg CBD, duas vezes ao dia.

Casos clínicos

Paciente de 14 anos, portador de leucemia linfoide aguda, com positividade para a mutação do cromossomo Filadélfia. Já havia sido submetido a tratamento intensivo de quimioterapia, radioterapia e transplante de medula óssea, sem sucesso. Passou a utilizar óleo canábico oral administrado pela família, apresentando redução das células blásticas (malignas) e cura da doença (Singh; Bali, 2013).

Jovem canadense que lutou 34 meses contra uma leucemia de difícil controle resolveu utilizar *Cannabis* medicinal. Cinco dias após o início do tratamento seu apetite melhorou, assim como seu quadro clínico geral. Houve regressão total da doença.

Jovem de 16 anos com estágio IV de osteosarcoma procurou o oncologista após dois anos de intensa quimioterapia e inúmeras cirurgias. Foi dado um prognóstico de dois meses de vida. Iniciou tratamento com baixas doses de *Cannabis* medicinal aumentando gradativamente até atingir 500mg de CBD e 500mg de THC. Foi mantida a quimioterapia com gencitabina. Exames de imagem (PET scan) mostraram ausência total do câncer após três meses de tratamento. O paciente continuou o método com óleo sublingual CBD 500mg / THC 200mg, sem quimioterapia.

Paciente de 61 anos, portadora de câncer de pulmão, decidiu iniciar tratamento com a *Cannabis* medicinal. Já havia sido submetida à quimioterapia e a tratamentos prolongados com diversos medicamentos. Parte do lobo pulmonar superior esquerdo havia sido removido e ela ainda possuía uma massa inoperável no pulmão direito. A paciente também sofria de artrite reumatoide e dor crônica. Iniciou-se o tratamento com *Cannabis* medicinal, 50mg de CBD, duas vezes ao dia, para alívio da dor e tratamento do câncer de pulmão. Um ano depois, ela foi declarada curada do carcinoma pulmonar.

Pesquisas científicas

- Atividade antineoplásica dos canabinoides (Munson, 1975).
- O canabinoide endógeno anandamida inibe a proliferação de células cancerígenas em tumor de mama humano (De Petrocellis, 1998).
- Ação antitumoral de canabinoides – envolvimento da acumulação sustentada de ceramida e ativação extracelular de quinase regulada por sinal (Galve-Roperh, 2000).
- Endocanabinoides e amidas de ácidos graxos na inflamação do câncer e distúrbios relacionados (De Petrocellis, 2000).
- Anandamida induz apoptose em células humanas via receptores vaniloides (Maccarrone, 2000).
- Inibição da angiogênese tumoral por canabinoides (Blázquez, 2003).
- Alto nível de receptor canabinoide 1, ausência de regulador da sinalização da proteína G 13 e expressão diferencial da cíclica D1 no linfoma de células do manto (Islam, 2003).
- Canabinoides e câncer (Kogan, 2005).
- Canabinoides e ceramida – Dois lipídios atuando lado a lado (Velasco, 2005).
- Receptores canabinoides como novos alvos no tratamento do melanoma (Blázquez, 2006).
- Canabinoide quinona inibe a angiogênese visando células endoteliais vasculares (Kogan, 2006).
- COX-2 e PPAR-g conferem apoptose induzida por canabidiol de células de câncer de pulmão humano (Carracedo, 2006).
- Canabinoides induzem apoptose de células tumorais pancreáticas via genes relacionados ao estresse do retículo endoplasmático (Carracedo, 2006).
- Receptores canabinoides CB1 e CB2 como novos alvos para inibição de crescimento e metástase de câncer de pulmão de não pequenas células (Blázquez, 2006).
- Proteína p8 regulada pelo estresse media a apoptose de células tumoarais induzida por canabinoides (Carracedo, 2006).
- Estudo clínico piloto de tetra-hidrocanabinol em pacientes com glioblastoma multiforme recorrente (Guzman, 2006).
- Apoptose mediada por receptor de canabinoide induzida por R – metanandamida e Win 55,212-2 está associada à acumulação de ceramida e ativação de p38 no linfoma de células do manto (Grestafsson, 2006).

- Uso de maconha e risco de câncer de pulmão e do trato digestivo superior - resultados de um estudo populacional (Hashibe, 2006).
- Ceramida - um novo segundo mensageiro de ação canabinoide (Guzman, 2006).
- Endocanabinoides como supressores emergentes de angiogênese e invasão tumoral (Bifulco, 2006).
- O receptor canabinoide CB2 exerce ação apoptótica via ativação dependente de ceramida (Herrera, 2006).
- Alvos heterômeros do receptor CB2-GPR55 modulam a sinalização do câncer (Herrera, 2006).
- Canabinoides - potenciais agentes antitumorais (Guzman, 2006).
- Canabinoides e câncer - prós e contras de uma estratégia antitumoral (Bifulco, 2006).
- Endocanabinoides em tumores endócrinos e relacionados (Bifulco, 2008).
- Canabinoides no tratamento de câncer - progresso e promessa (Sarfaraz, 2008).
- Tetra-hidrocanabinol inibe a migração de células cancerígenas pulmonares induzidas por fator de crescimento epitelial *in vitro*, bem como seu crescimento e metástase *in vivo* (Ganju, 2008).
- Inibição da invasão de células cancerígenas por canabinoides via aumento da expressão do inibidor de tecido de metaloproteinases-1 da matriz (Ramer, 2008).
- O sistema endocanabinoide no câncer - alvo terapêutico potencial (Flygare, 2008).
- Perda do receptor canabinoide 1 acelera o crescimento do tumor intestinal (Wang, 2008).
- Expressão dos receptores canabinoides tipo 1 e tipo 2 no linfoma não Hodgkin - inibição do crescimento por ativação do receptor (Gustafsson, 2008).
- Ligantes do receptor canabinoide como potenciais agentes anticâncer - grandes esperanças de novas terapias (Oesch, 2009).
- Efeitos antitumorais dos canabinoides além da apoptose (Freimuth, 2009).
- Potencialização da citotoxicidade induzida por canabinoides no linfoma de células do manto por meio da modulação do metabolismo da ceramida (Gustafsson, 2009).

- Sinalização endocanabinoide dependente e independente do receptor – um alvo terapêutico para a regulação do crescimento do câncer (Van Dross, 2009).
- Agonistas sintéticos dos receptores de canabinoides inibem o crescimento tumoral e as metástases no câncer de mama (QAMRI, 2009).
- Atividade antiangiogênica da anandamida endocanabinoide: correlação com sua eficácia supressora de tumor (Freimuth, 2009).
- O receptor canabinoide 1 é um alvo potencial de drogas para o tratamento de rabdomiossarcoma com translocação positiva (Oesch, 2009).
- Canabidiol aumenta os efeitos inibitórios do D9-tetra-hidrocanabinol na proliferação e sobrevivência das células de glioblastoma humano (Marcu, 2010).
- Efeitos antiproliferativos dependentes e independentes de receptores canabinoides de etanolamidas ômega-3 em linhas celulares de câncer de próstata positivas e negativas para receptores de andrógenos (Brown, 2010).
- Aumento das propriedades antiproliferativas dos endocanabinoides nas células do neuroblastoma N1E-115 por meio da inibição de seu metabolismo (Hamtiaux, 2011).
- Canabinoides, endocanabinoides e câncer (Hermanson, 2011).
- Sistema endocanabinoide e câncer: implicações terapêuticas (Guindon, 2011).
- Ação antitumoral dos canabinoides no carcinoma hepatocelular: papel da ativação da autofagia dependente de AMPK (Vara, 2011).
- O canabidiol inibe a invasão e metástase das células cancerígenas de pulmão por meio da molécula de adesão intercelular (Ramer, 2012).
- Os canabinoides não THC inibem o crescimento do carcinoma da próstata *in vitro* e *in vivo* – efeitos pró-apoptóticos e mecanismos subjacentes (De Petrocellis, 2012).
- O canabidiol inibe a invasão de células cancerígenas por meio da regulação positiva do inibidor de tecido das metaloproteinases-1 da matriz (Ramer, 2012).
- Efeitos antiproliferativos da anandamida em células de carcinoma hepatocelular humano (Xie, 2012).

- Canabidiol inibe o crescimento e induz a morte celular programada no endotélio infectado por vírus do herpes associado ao sarcoma de Kaposi (Maor, 2012).
- CBD inibe a angiogênese por múltiplos mecanismos (Solinas, 2012).
- O papel dos canabinoides no câncer de próstata – perspectiva científica básica e possíveis aplicações clínicas (Ramos, 2012).
- Canabidiol como potencial medicamento anticâncer (Massi, 2012).
- Id-1 é um regulador transcricional chave da agressividade do glioblastoma e um novo alvo terapêutico (Soroceanu, 2012).
- Canabinoides e endocanabinoides como moduladores da morte celular e agentes anticâncer (Brown, 2012).
- Tratamento com extrato de *Cannabis* na leucemia linfoblástica aguda terminal com mutação cromossômica (Singh, 2013).
- Expressão e relevância funcional do receptor canabinoide 1 no linfoma de Hodgkin (Benz, 2013).
- Aprimorando a atividade do canabidiol e outros canabinoides *in vitro* por meio de modificações nas combinações de medicamentos e nas programações de tratamento (Scott, 2013).
- Participação do PPARc na ação antitumoral de canabinoides no carcinoma hepatocelular (Vara, 2013).
- Proteínas exógenas do envelope do vírus da hepatite B induzem o estresse do retículo endoplasmático – envolvimento do eixo canabinoide nas células cancerígenas do fígado (Montalbano, 2013).
- Efeitos do canabidiol e seu sinergismo com o bortezomibe em linhas celulares de mieloma múltiplo (Morelli, 2013).
- Publicação do pedido de patente dos Estados Unidos para fitocanabinoides no tratamento do câncer (Perolaro, 2013).
- Análise por microarray revela mecanismos distintos à modulação mediada por canabinoides na ativação induzida por LPS de células microgliais BV-2 (Juknat, 2013).
- Preparação e caracterização de micropartículas biodegradáveis preenchidas com THC e sua eficácia antitumoral em linhas celulares de câncer (Ossa, 2013).
- Agonista de receptores canabinoides como droga alternativa em células cancerígenas gástricas resistentes ao 5-fluorouracil (Xian, 2013).

- Potencialização da atividade antitumoral da adriamicina pelo canabinoide WIN-55,212-2 no osteosarcoma (Niu, 2014).
- A combinação de canabidiol e tetra-hidrocanabinol aumenta o efeito anticâncer da radiação em modelo de glioma em murinos (Scott, 2014).
- Canabinoides como agentes terapêuticos no estado atual do câncer e implicações futuras (Chakravarti, 2014).
- Atividade antitumoral de canabinoides não psicoativos derivados de plantas (McAllister, 2015).
- Inibição do crescimento de tumores de pele e angiogênese *in vivo* pela ativação de receptores canabinoides (Casanova, 2015).
- *Cannabis* medicinal para câncer (Kramer, 2015).
- Efeito pró-apoptótico dos endocanabinoides em células de câncer de próstata (Orellana, 2015).
- *Cannabis* medicinal no tratamento do câncer (Abrams, 2015).
- Significado clínico da expressão CB1 e CB2 dos receptores canabinoides em lesões tireoidianas humanas malignas e benignas (Lakiotaki, 2015).
- Papel diferencial dos canabinoides na patogênese do câncer de pele (Glodde, 2015).
- Endocanabinoides e câncer (Velasco, 2015).
- Mecanismos anticâncer dos canabinoides (Velasco, 2016).
- Atividade antitumoral dos canabinoides vegetais com ênfase no efeito do canabidiol no carcinoma de mama humano (Ligresti, 2016).
- Visando os receptores canabinoides CB2 como uma nova terapia para tratar a doença linfoblástica maligna (McKallip, 2016).
- Canabinoides protegem astrócitos da apoptose induzida por ceramida por meio da via fosfatidilinositol-3-quinase/proteína quinase b (Pulgart, 2016).
- Associação do canabidiol (CBD) com cisplatina aumenta a morte de células cancerígenas (Henley – GW Pharmaceuticals).
- Uso de canabinoides como agentes anticâncer (Velasco, 2016).
- Endocanabinoides como guardiões das metástases (Tegeder, 2016).
- Eficácia *in vitro* e *in vivo* do canabidiol não psicoativo no neuroblastoma (Fisher, 2016).
- Integração da *Cannabis* no tratamento clínico do câncer (Abrams, 2016).
- Potencial relevância do endocanabinoide 2-araquidonoilglicerol no linfoma difuso de células B (Zhang, 2016).

- Impacto do uso da *Cannabis* na qualidade de vida de pacientes com tumores do sistema nervoso central (Rodrigues, 2019).

Doença de Alzheimer

"Não me peça para lembrar. Não tente me fazer entender. Deixe-me descansar e saber que você está comigo. Beije minha face e segure minha mão. Estou confuso além da sua compreensão. Estou triste, doente e perdido. Tudo que sei é que preciso que você esteja comigo. Não perca a paciência, não xingue nem maldiga meu pranto. Não posso evitar o jeito como estou agindo. Não dá para mudar ainda que eu tente. Basta lembrar que eu preciso de você. Que o melhor de mim já se foi. Por favor, não deixe de ficar do meu lado. Dê-me seu amor até que a minha vida se acabe."

– Poema do Alzheimer
(Autor desconhecido)

"Os habitantes da aldeia de Macondo sofriam com uma terrível maldição. Com o passar dos anos, simplesmente esqueciam-se dos nomes e a noção das coisas. Quando seu pai lhe comunicou seu pavor por ter se esquecido até dos fatos mais marcantes de sua infância, Aureliano lhe explicou o método que havia desenvolvido. José Arcádia Buendia o pôs em prática em sua casa e, mais tarde, o impôs a todo o povoado. Com um pincel cheio de tinta, marcou cada coisa com seu nome: mesa, cadeira, relógio, porta, parede, cama, panela", descreve um dos trechos da obra-prima *Cem anos de solidão*, do autor colombiano Gabriel García Márquez (1927 – 2014).

Incrível pensar como esse livro, publicado em 1967, antecipou em cinco décadas um assunto que extrapola as barreiras da literatura e passaria a assombrar o mundo real: a doença de Alzheimer, que afeta aproximadamente 30 milhões de pessoas em todo o mundo. É uma enfermidade neurodegenerativa, incurável e que se agrava ao longo do tempo. Contudo, ela pode e deve ser tratada.

Quase todas as suas vítimas são pessoas idosas. A doença se apresenta com demência, perda de funções cognitivas (memória, orientação, atenção e linguagem), causada pela morte de células cerebrais. Quando diagnosticada no início, é possível retardar o seu avanço e ter mais controle sobre os sintomas, garantindo melhor qualidade de vida ao paciente e à família. Seu nome oficial refere-se ao médico Alois Alzheimer, o primeiro a descrever a doença, em 1906. Ele estudou e publicou o caso da sua paciente, Auguste Deter, uma mulher saudável que, aos 51 anos, desenvolveu um quadro de perda progressiva de memória, desorientação, distúrbio de linguagem (dificuldade para compreender e se expressar), tornando-se incapaz de cuidar de si. Após o falecimento de Auguste, aos 55 anos, o Dr. Alzheimer examinou seu cérebro e descreveu as alterações que atualmente são conhecidas como características da doença.

Não se sabe o motivo pelo qual a doença de Alzheimer ocorre, mas são conhecidas algumas lesões cerebrais características dessa enfermidade, como a presença de placas que se formam no cérebro a partir da produção anormal de uma proteína chamada beta-amiloide e da aglomeração da proteína tau. Esta segunda é responsável por formar "nós" de fibras nos neurônios dos pacientes. Cientistas já descobriram um fragmento modificado da proteína tau conhecido como P-tau-217, que se acumula no líquido cefalorraquidiano dos pacientes antes que apareçam os sintomas cognitivos. Este fragmento aumenta a evolução da doença e pode prever com precisão a formação de placa amiloide. Os cientistas também descobriram que os níveis de P-tau-217 no liquor e no sangue eram baixos em voluntários saudáveis, mas se mostravam mais elevados em pacientes com placas amiloides, mesmo naqueles sem sintomas cognitivos. Outra alteração observada foi a redução do número das células nervosas (neurônios) e das ligações entre elas (sinapses), com redução progressiva do volume cerebral.

Pesquisadores de quatro países liderados pela Universidade de Lund, na Suécia, observaram que os níveis abundantes da proteína P-tau-27 no sistema nervoso central e periférico, aumentam durante a fase inicial do Alzheimer. A detecção precoce dessa proteína pode informar as mudanças cerebrais até 20 anos antes do aparecimento da doença e permitir intervir com o tratamento antes que a doença cause lesões significativas no cérebro. Intensas pesquisas multidisciplinares mostraram detalhadamente o conhecimento molecular da patogênese da doença de Alzheimer (DA).

Este conhecimento tem sido traduzido em novas estratégias terapêuticas com agentes modificadores da doença. Várias das mais promissoras abordagens, como imunoterapia beta-amiloide e inibição de secretasse estão agora sendo testadas em pesquisas clínicas. Tratamentos com agentes modificadores da doença podem ser mais efetivos quando iniciados precocemente, antes da formação de placas amiloides ou da neurodegeneração se espalhar. Biomarcadores são necessários para detectar a DA na fase de pré-demência ou na fase pré-sintomática. Os novos biomarcadores são importantes, pois podem prever o declínio cognitivo em indivíduos saudáveis e a progressão da demência em pacientes que estão cognitivamente comprometidos.

Estudos recentes comprovam que as alterações cerebrais na DA já estariam instaladas antes do aparecimento de sintomas demenciais. Por isso, quando aparecem as manifestações clínicas que permitem o estabelecimento do diagnóstico, diz-se que teve início a fase demencial da doença. As perdas neuronais não acontecem de maneira homogênea. As áreas comumente mais atingidas afetam os neurônios responsáveis pela memória e pelas funções executivas que envolvem planejamento e execução de tarefas complexas. Outras áreas tendem a ser atingidas posteriormente, ampliando as lesões.

Segundo a OMS, a DA é a forma mais comum de demência e representa entre 60% e 70% de todos os casos de síndromes envolvendo deterioração de memória, pensamento, comportamento e da capacidade para realizar atividades diárias. Estima-se que no Brasil existam cerca de 2,2 milhões de pessoas com a doença de Alzheimer, a maior parte delas ainda sem diagnóstico. Perceptível com mais frequência depois dos 65 anos, a condição começa antes em cerca de 5% dos casos. O tempo médio de vida do paciente varia de três a nove anos e o atendimento a essa população é hoje um dos tratamentos mais caros da medicina nos países desenvolvidos. As doenças degenerativas devem ultrapassar as doenças oncológicas próximo ao ano de 2040 em função do aumento da expectativa de vida. Dentro das doenças degenerativas, a doença de Alzheimer é a primeira em termos de prevalência no mundo.

Cannabis medicinal e doença de Alzheimer

Alterações significativas no sistema endocanabinoide acontecem com o envelhecimento, havendo redução dos receptores CB1 e elevação dos níveis de 2-AG relacionados com a degradação do hipocampo e córtex cerebral. Vários estudos clínicos sugerem que o sistema endocanabinoide protege contra certos eventos patológicos associados ao início e desenvolvimento da doença de Alzheimer, incluindo a neuroinflamação (envolvida na progressão da doença), o estresse oxidativo, a neurogênese e a excitotoxicidade (processo que lesiona os neurônios), formação de placas beta-amiloides e emaranhados neurofibrilares (responsáveis por grande parte das características já conhecidas do Alzheimer).

Inúmeras pesquisas têm demonstrado que o tetra-hidrocanabinol (THC) diminui a produção de placas beta-amiloides e reduz seu acúmulo no cérebro. E acredita-se que tais placas sejam a principal causa da doença de Alzheimer. O canabidiol (CBD), por possuir potente ação anti-inflamatória, neuroprotetora e antioxidante, também tem se tornado alvo de investigações científicas na DA. O que já foi confirmado é que ele alivia alguns dos sintomas da doença, especialmente a agitação e a agressividade. A literatura médica atual relata consistentemente que o sistema endocanabinoide está associado ao Alzheimer. Diversas pesquisas mostram que o gerenciamento desse sistema oferece uma nova abordagem farmacológica para o tratamento da doença e que pode ser mais eficaz que os medicamentos atualmente disponíveis. O THC parece fragmentar os beta-amiloides, principais constituintes das placas amiloides, facilitando a sua eliminação e retardando o avanço da doença. Além disso, os canabinoides podem ajudar a proteger e a estimular a formação de novos neurônios (neurogênese) no cérebro, melhorar o humor, o apetite, o sono, reduzindo o estresse, a ansiedade e a agressividade, bem como os sintomas relacionados à demência, como os distúrbios comportamentais. Os achados confirmam os resultados de vários estudos em que se encontraram evidências do efeito protetor dos canabinoides em pacientes com doenças neurodegenerativas. "Embora outros estudos tenham evidenciado que os canabinoides possuem efeitos neuroprotetores na doença de Alzheimer, acreditamos que o nosso estudo seja o primeiro a demonstrar que os canabinoides reduzem a inflamação e o acúmulo de beta-amiloide nas células nervosas", diz o Dr. David Schubert, do Instituto Salk de Estudos Biológicos, na Califórnia.

Já em 2006, pesquisadores do Instituto Scripps Research (EUA) descobriram que o THC inibe a formação das placas beta-amiloides bloqueando as enzimas que as produzem. Mais recentemente, o Dr. Schubert e sua equipe demonstraram que o THC também age eliminando o processo inflamatório. A inflamação no cérebro é o principal componente associado à doença de Alzheimer. Acredita-se que ela ocorra devido a uma resposta autoimune das células cerebrais", diz o Dr. Antonio Currais, membro da equipe do Dr. Schubert.

Inúmeros estudos têm demonstrado que a *Cannabis* medicinal é um tratamento eficaz para combater esta doença devastadora. Além da comprovada função do THC no retardamento da produção de proteínas beta-amiloides, outro estudo recente demonstrou que ele pode realmente diminuir a quantidade dessas proteínas no cérebro. O THC também é conhecido por reduzir a inflamação no cérebro, diminuindo-a para níveis que não afetam a cognição, e por inibir a resposta inflamatória, permitindo que mais células nervosas sobrevivam por mais tempo.

Pesquisadores continuam em busca de novas maneiras para ajudar os pacientes com Alzheimer a viverem mais tempo e com melhor qualidade de vida utilizando a *Cannabis* medicinal. Em um outro experimento feito com pacientes portadores de Alzheimer, doses elevadas de THC foram administradas (era colocado na comida). Observou-se uma melhora importante do quadro clínico geral. Alguns pacientes voltaram a falar, coisa que não faziam há muito tempo. Um escritor voltou a escrever e outro paciente disse que se sentia muito bem e decidiu deixar o hospital e ir para casa. Tudo leva a crer que a *Cannabis* medicinal ajuda nos sintomas da doença de Alzheimer. Mesmo com altas doses não se observou nenhum caso de overdose ou evento adverso.

Os canabinoides reduzem o estresse oxidativo, a inflamação e a formação de placas beta-amiloides (Ahmed, 2015; Eubanks, 2006). O THC liga-se a sítios alostéricos aos quais a beta-amiloidose também se conecta, e promove a migração microglial, que permite a remoção de depósitos de peptídeo de beta-amiloidose (Martin-Moreno, 2011; Ramirez, 2005).

A *Cannabis* medicinal pode retardar a progressão da doença de Alzheimer, sugere um estudo de 2006, publicado na revista *Molecular Pharmaceutics*. A pesquisa mostra que o THC retarda a formação de placas amiloides, bloqueando as enzimas no cérebro que as produz. Uma mistura sintética de CBD e THC também pareceu preservar a memória em ratos com Alzheimer.

Outro estudo sugeriu que um medicamento sintético com THC chamado dronabinol foi capaz de reduzir os distúrbios comportamentais em pacientes com demência. O CBD tem efeitos neuroprotetores na beta-amiloidose, bem como estimula as células PC12 de ratos com feocromocitoma, inibindo a hiperfosforilação de proteínas que levam à formação de emaranhados neurofibrilares (Esposito, 2006). O CBD pode reduzir a apoptose (Luvone, 2004).

Um estudo de revisão publicado em 2018 avaliou a ação dos fitocanabinoides (THC e CBD) no tratamento de distúrbios neuroinflamatórios. "Idealmente um regime multidrogas – incluindo antagonistas de glutamato, agentes antioxidantes, anti-inflamatórios de ação central, moduladores de células microgliais, como os fatores de necrose tumoral (TNF-alfa), um agente apoptótico, um ou mais fatores de crescimento neurotróficos e um agente de aumento de função mitocondrial – é necessário para que se possa falar da fisiopatologia e do tratamento de doenças neurodegenerativas e, especificamente, da doença de Alzheimer.

Cientistas investigaram as propriedades anti-inflamatórias, antioxidantes e antiapoptóticas de dois fitocanabinoides não psicoativos: canabigerol (CBG) e canabidiol (CBD). O objetivo do estudo foi avaliar a eficácia dos dois fitocanabinoides administrados combinados e isolados em um modelo *in vitro*. O estudo confirmou suas propriedades anti-inflamatórias, antioxidante e antiapoptóticas. O canabidiol administrado isoladamente foi mais eficaz na dose de 5uM, já o canabigerol em uso isolado nas doses de 2,5uM e 5uM não foi tão eficaz. No entanto, a coadministração aumentou a concentração das citocinas anti-inflamatórias IL-10 e IL-37. Os benefícios da utilização combinada de CBD e CBG foram superiores na dose de 2,5uM. Além disso, a combinação foi capaz de "*up regulate*" (aumentar) os marcadores antiapoptóticos, como os Bc12. Os resultados deste estudo oferecem evidências para o uso terapêutico da combinação CBG e CBD em doenças neurodegenerativas.

O uso do canabidiol está indicado na falha terapêutica dos tratamentos já consagrados ou quando eles apresentam eficácia insuficiente (Brucki, 2015).

Um estudo publicado no *Journal of Alzheimer's Disease* concluiu que adicionar a *Cannabis* medicinal ao tratamento medicamentoso do paciente é uma opção terapêutica segura e promissora. Outros benefícios incluem o aumento do apetite, a redução da ansiedade e a melhora do sono.

Outro estudo, conduzido na Universidade de Coimbra, apontou que alguns efeitos da *Cannabis* medicinal podem melhorar o consumo de energia pelo cérebro que se encontra deficitário na doença de Alzheimer.

Dosagem de THC

- **Semana 1:** 2,5mg de THC ao deitar-se.
- **Semana 2:** 5mg de THC ao deitar-se.
- **Semana 3:** continuar aumentando 2,5mg de THC a cada semana até obtenção do efeito desejado. No caso de efeitos colaterais, reduzir para a dose anteriormente tolerada. Alguns pacientes necessitam de THC durante o dia, a depender dos sintomas.

- **Semana 1:** 2,5mg de THC pela manhã.
- **Semana 2:** 2,5mg de THC pela manhã e à noite.
- Aumentar a dose, se necessário e se bem tolerado, até 30mg, dividido em duas ou três vezes ao dia.
- Doses que excedem 30mg/dia podem causar efeitos adversos ou induzir tolerância, sem melhora da eficácia. (C.A. MacCallum, E.B. Russo)

Dosagem de CBD

De 1mg/kg/dia a 5mg/kg/dia, dividida em duas ou três vezes ao dia.

Pesquisas científicas

- A ligação molecular entre o componente ativo da maconha e a patologia da doença de Alzheimer (Eubanks, 2006).
- Tetra-hidrocanabinol na agitação noturna e na demência grave (Walther, 2006).
- Canabinoides para o tratamento de demência (Krishnan, 2009).
- Estudos pré-clínicos em doença de Alzheimer (Walther, 2010).
- Canabidiol e outros canabinoides reduzem a ativação microglial *in vitro* e *in vivo*: relevância para a doença de Alzheimer (Moreno, 2011).
- A influência dos canabinoides em traços genéticos de neurodegeneração (Fagan, 2013).

- Canabinoides sintéticos na demência com agitação: estudos de casos e revisão da literatura (Amanullah, 2013).
- Canabinoides para o tratamento da doença de Alzheimer: movendo-se em direção à clínica (Aso, 2014).
- O papel da sinalização endocanabinoide nos mecanismos moleculares de neurodegeneração na doença de Alzheimer (Bedse, 2014).
- O uso terapêutico de canabinoides em pacientes portadores de doenças crônicas (Oliveira; Paim, 2015).
- Canabinoides em neurologia (Brucki, 2015).
- Os fitoquímicos naturais no tratamento e prevenção da demência: uma visão geral (Libro, 2016).

Esclerose lateral amiotrófica (ELA)

"Não crie limites para si mesmo. Você deve ir tão longe quanto sua mente permitir. O que você mais quer poderá ser conquistado." - Mary Key Ash

A esclerose lateral amiotrófica tem um significado que vem contido no próprio nome: esclerose significa endurecimento, lateral refere-se à porção lateral da medula espinhal e amiotrófica é a fraqueza que resulta na atrofia do músculo. Também conhecida como Doença de Lou Gehrig, astro do beisebol que a teve, trata-se de uma doença neurológica rara, progressiva e fatal, que leva à degeneração dos neurônios causando espasmos musculares, rigidez, dor e inflamação. A maioria dos pacientes afetados morre principalmente por insuficiência respiratória. A degeneração progressiva dos neurônios motores no cérebro (neurônios motores superiores) e da medula espinhal (neurônios motores inferiores) fazem com que os neurônios percam a sua função, o que reduz a funcionalidade dos músculos aos quais dão suporte. Quando os neurônios motores não podem mais enviar impulsos para os músculos, estes começam a atrofiar e ficam fracos. As pessoas podem ter cólicas, espasmos, fraqueza, rigidez, tremor e perda de massa muscular, problemas de coordenação e reflexos hiperativos. Podem apresentar também fadiga ou sensação de desmaio, falta de ar, dificuldade de fala ou espasmos nas cordas vocais. Também é comum apatia, constipação, dificuldade de engolir, perda de peso e tremor. Na maioria dos casos, a ELA não afeta a função sexual, intestinal e vesical. Embora existam muitas variantes da doença, a forma mais comum se manifesta na idade adulta, entre os 40 e 70 anos, e se desenvolve mais em homens do que em mulheres e em uma proporção maior de brancos do que em negros. Sua causa é desconhecida. O tratamento depende do estágio da doença. Geralmente, o uso de medicamentos e a terapia podem retardar a ELA e reduzir o desconforto, mas não há casos de cura.

Pacientes com ELA em grau avançado precisam de grande suporte de terapias, equipamentos, cuidados básicos e médicos, além de medicamentos para ter uma condição regular de vida. A doença atinge atualmente mais de 420 mil pessoas em todo o mundo. De acordo com a Associação Pró-Cura da ELA, organização não governamental (ONG) de maior atuação no Brasil, anualmente são diagnosticados 5.000 pacientes. Uma vez feito o diagnóstico, a média de vida é de três a cinco anos. Geralmente, os pacientes com ELA se cercam de pessoas, raramente ficam deprimidos, são especiais e apaixonantes, buscam esclarecimento e novas possibilidades de tratamento para a doença e, principalmente, lutam constantemente pela dignidade de vida. O físico britânico Stephen Hawking é um exemplo. Ele foi diagnosticado com ELA aos 21 anos e faleceu aos 75.

Cannabis medicinal e esclerose lateral amiotrófica (ELA)

A *Cannabis* medicinal é conhecida por sua eficácia e segurança em muitas doenças neurológicas e a ELA não é exceção. Evidências pré-clínicas mostram a possível conexão entre o sistema endocanabinoide (SEC) e a progressão da doença. Sob certas condições, a elevação dos níveis canabinoides retarda a progressão da doença e prolonga a sobrevida em modelos animais. A Dra. Mary Aboad, dos EUA, pesquisou durante vários anos a ELA e demonstrou que o tetra-hidrocanabinol (THC) protegia os camundongos contra essa doença. Os animais que utilizaram o THC viveram mais e melhor que os que não foram submetidos ao tratamento.

Verificou-se o envolvimento de vários processos fisiológicos anormais na ELA. Tratamentos envolvendo antagonistas de receptores celulares que induzem a produção de glutamato – um neurotransmissor cujo excesso é altamente tóxico para os neurônios –, antioxidantes, anti-inflamatórios, moduladores de células microgliais (pequenas células fagocitárias de defesa no SNC) e agentes neuroprotetores/neurorreparadores são abordagens farmacológicas que, em conjunto com outras terapias de suporte, retardam ou estabilizam a evolução da ELA, preservando a qualidade de vida dos pacientes afetados. A *Cannabis* medicinal possui atividade benéfica em todas estas áreas de tratamento (Carter, 2010). Estudos científicos indicam que ela possui ação antioxidante, anti-inflamatória e neuroprotetora, que se traduz em analgesia, relaxamento muscular, broncodilatação, redução de saliva, estimulação do apetite e indução do sono.

Estudo realizado pelo Departamento de Medicina de Reabilitação, da Universidade de Washington (EUA), entrevistou 131 portadores de ELA, 13 dos quais relataram usar *Cannabis* nos últimos 12 meses. Os resultados indicam que a *Cannabis* medicinal é eficaz na redução dos sintomas de perda de apetite, depressão, dor, espasticidade e salivação abundante (Amtmann, 2010).

A maioria dos estudos que comprova a eficácia dos canabinoides em retardar a progressão da doença e prolongar a sobrevida na ELA foi realizada em modelo animal. Grande parte dos ensaios clínicos que investigam medicamentos à base de *Cannabis* se concentraram no alívio dos sintomas relacionados à ELA (Giacoppo, 2016).

Existem evidências científicas da importância do sistema endocanabinoide e seu papel crítico no desenvolvimento da ELA. Uma vez que a *Cannabis* é conhecida por ter efeito anti-inflamatório, antioxidante e neuroprotetor, não é surpresa que tenha potencial terapêutico em pacientes com esta doença insidiosa. Estudos pré-clínicos mostram uma conexão entre o sistema endocanabinoide e a progressão da doença. O aumento dos níveis de anandamida (*Cannabis* endógeno) retarda a progressão da doença e prolonga a sobrevida. Pacientes com ELA relatam que o tratamento com a *Cannabis* medicinal também diminuiu suas câimbras e fasciculações (contrações musculares involuntárias).

Em um estudo com duração de quatro semanas, os pacientes utilizaram doses de 2,5mg a 10mg por dia de dronabinol, um THC sintético. Eles mencionaram melhora do sono e do apetite. Outro trabalho instituiu o uso de 10mg diários de dronabinol, durante duas semanas. Ocorreu melhora de sono, apetite, câimbras e fasciculações musculares.

Recentemente, cientistas italianos confirmaram a hipótese da presença de um processo inflamatório presente no cérebro de pacientes com enfermidades neurodegenerativas (Santa Mammana, 2019).

A *Cannabis* medicinal aumenta a absorção do glutamato, que controla a excitabilidade das células cerebrais, aumentando também os fatores neurotróficos que controlam o crescimento do nervo e seu desenvolvimento. Além disso, atua nas células microgliais que controlam o sistema imunológico no cérebro.

A *Cannabis* medicinal melhora a qualidade de vida em pacientes com ELA tornando as atividades diárias comuns mais suportáveis. Os pacientes relatam melhora da ansiedade, aumento do apetite, redução da paralisia, melhora do sono e da deglutição e menor volume de secreções.

Vários estudos comprovaram que o THC é eficaz contra os efeitos oxidativos e contra alterações na medula espinhal, diminuindo, assim, a progressão da doença e melhorando a qualidade de vida. Tal fato pode estar relacionado com o potencial de alguns fitocanabinoides para beneficiar essas condições por meio da broncodilatação, dos efeitos anti-inflamatórios e da ação antiviral.

Em um estudo publicado em 2010, os pesquisadores destacaram que "idealmente um regime multidrogas – incluindo antagonistas de glutamato, agentes antioxidantes, anti-inflamatórios de ação central, moduladores de células microgliais como os fatores de necrose tumoral (TNF-alfa), um agente apoptótico, um ou mais fatores de crescimento neurotróficos e um agente de aumento de função mitocondrial – é necessário para que se possa falar da fisiopatologia e no tratamento da ELA". Neste trabalho, investigou-se as propriedades anti-inflamatórias, antioxidantes e antiapoptóticas de dois fitocanabinoides não psicoativos, canabigerol (CBG) e canabidiol (CBD). O objetivo do estudo foi avaliar a eficácia desses fitocanabinoides administrados em associação e em monoterapia no tratamento da ELA, em um modelo *in vitro*. O estudo confirmou suas propriedades anti-inflamatórias, antioxidantes e antiapoptóticas. O canabidiol administrado isolado foi mais eficaz na dose de 5uM e o canabigerol administrado em monoterapia nas doses de 2,5 uM e 5uM não foi tão eficaz. No entanto, a coadministração com o CBD aumentou a concentração das citocinas anti-inflamatórias IL-10 e IL-37. Os benefícios da utilização combinada de CBD e CBG foram mais evidentes na dose de 2,5uM. Além disso, a combinação foi capaz de aumentar a expressão dos marcadores antiapoptóticos, como os Bc12. Os resultados deste estudo oferecem evidências para o uso terapêutico da combinação CBG e CBD em doenças.

O uso do canabidiol está indicado na falha terapêutica dos tratamentos utilizados na ELA ou mesmo quando apresentarem eficácia insuficiente (Brucki, 2015).

Devido ao efeito *entourage*, produtos de espectro total contendo vários canabinoides, como terpenos, CBD, THC, são os mais indicados, produzindo poderoso efeito antioxidante, anti-inflamatório, apoptótico e neuroprotetor.

A ELA continua sendo uma das enfermidades mais pesquisadas em todo o mundo. O canabidiol pode ser prescrito para pacientes com ELA, desde que se saiba de antemão que não é um agente modificador da doença, mas sim um coadjuvante da terapia utilizada. Muitos de nós, médicos, já prescrevemos ou prescreveremos o CBD, com ou sem THC, para pacientes com ELA (Orsini, 2019).

Dosagem de CBD

A dosagem inicial é de 40mg sublingual de extrato de CBD, dividida em duas vezes ao dia. Deve-se avaliar a eficácia terapêutica no período de cinco a sete dias. Se não houver resposta, aumenta-se a dose para 80mg. Esse aumento deve ser repetido até a obtenção dos resultados esperados. Caso o paciente apresente efeitos adversos, volte para a dose anterior.

Casos clínicos

Cathy Jordan sofreu com ELA por mais de trinta anos e sobreviveu por um período maior do que muitos dos seus médicos, que nesse ínterim faleceram ou se aposentaram. Ela afirma que conseguiu ficar viva e levar uma vida normal graças à *Cannabis* medicinal que fuma desde 1989. Essa incrível história não tem a ver apenas com o poder da *Cannabis*, ela revela tudo o que há de errado com o sistema de saúde. Cathy encontrou ignorância, desconfiança e até obstrução por parte de alguns médicos em relação ao uso da *Cannabis* fumada. Seu fornecedor de *Cannabis* foi preso por 20 anos. Cathy decidiu processar o governo federal norte-americano pelo direito de fumar a *Cannabis* para uso medicinal, pois precisava desesperadamente dela para se manter viva. Cathy viveu 32 anos com a doença. Stephen Hawking e ela são consideradas as pessoas com ELA de maior sobrevida. Em 1996, o governo federal dos EUA chegou a enviar uma carta a Cathy dizendo que o seu prazo de vida havia expirado em função da ELA e, portanto, deveria provar que não havia morrido!

Roberto convive com ELA desde 1998 e fez tratamento com *Cannabis* medicinal. Os primeiros sintomas da doença que se manifestaram foram dificuldade para movimentar os braços e para engolir. Quatro anos depois, Roberto já estava com a sua saúde bastante prejudicada e decidiu que era hora de mudar de atitude. Passou a usar a *Cannabis* medicinal em altas doses e consumiu 1g por dia, durante 60 dias, até que retornou a uma dose menor. Ele relata que com dez dias de uso do óleo sublingual começou a recuperar os movimentos dos braços e deixou de usar aspirina, codeína e outros analgésicos. Roberto ainda se beneficiou de alguns efeitos terapêuticos da *Cannabis*. O problema de hipertensão arterial desapareceu a ponto de ele precisar regular a ingestão do óleo para não diminuir excessivamente a sua pressão. De fato, a ativação dos receptores CB1 está relacionada com efeitos hipotensores. O eczema numular, a asma e uma infecção por herpes também desapareceram. Sua qualidade de vida melhorou acentuadamente a ponto de conseguir voltar a trabalhar e praticar esportes.

Pesquisas científicas

- Pesquisa sobre o uso de *Cannabis* em pacientes com esclerose lateral amiotrófica (Amtmann, 2004).
- Uso terapêutico de canabinoides em pacientes portadores de doenças crônicas (Paim, 2015).
- Canabinoides em neurologia (Brucki, 2015).
- Os canabinoides podem ser uma ferramenta potencial na esclerose lateral amiotrófica? (Giacoppo, 2016).
- Esclerose lateral amiotrófica e canabidiol (Orsini, 2019).
- *Cannabis* e esclerose lateral amiotrófica: aplicações práticas e hipotéticas (Carter, 2019).

Anorexia nervosa - caquexia

"O amor sacia a fome, a falta dele dá anorexia, desnutrição e qualquer outra anomalia." - Sócrates

Anorexia nervosa é a falta de interesse ou recusa de se alimentar. É uma doença psicológica séria, potencialmente mortal, que induz a uma perda excessiva de peso. Anorexia é diferente de bulimia nervosa, que é definida pelo consumo de uma grande quantidade de comida seguida de indução ao vômito ou abuso no uso de laxativos.

A busca implacável pela magreza leva a pessoa a recorrer a estratégias para perda de peso, ocasionando importante emagrecimento. Os anoréxicos apresentam um medo intenso de engordar. Em 90% dos casos, acomete mulheres adolescentes e adultas jovens, na faixa de 12 a 20 anos. É uma doença com riscos clínicos, podendo levar à morte por desnutrição. Ocorre perda de peso em um curto espaço de tempo. A alimentação e a preocupação com o peso corporal tornam-se obsessões. Estes indivíduos acreditam estar obesos mesmo estando excessivamente magros.

Junto com uma diminuição do peso corporal, os pacientes igualmente experimentam dismorfia do corpo, obsessão com a contagem de calorias e uma necessidade excessiva de controlar o peso. Baseiam seu senso de autoestima em seu peso e forma corporal, e também têm dificuldade em encontrar prazer em atividades que a maioria das pessoas considera agradáveis. A Associação Americana de Distúrbios Alimentares estima que mais de 20 milhões de mulheres e 10 milhões de homens nos Estados Unidos desenvolverão distúrbio alimentar em algum momento da vida, com a anorexia nervosa sendo o mais comum. O Instituto Nacional de Saúde estima que 25% dos estudantes universitários sofrem de algum tipo de distúrbio alimentar. A anorexia nervosa tem a maior taxa de mortalidade (12,8%) de qualquer doença psiquiátrica e quase 6% dos pacientes cometem suicídio.

Caquexia é a perda de tecido adiposo e músculo ósseo. Ocorre em muitas doenças como Aids, esclerose múltipla, doença pulmonar obstrutiva crônica, enfisema e é comum em vários tipos de câncer quando seu controle falha. Alguns tipos de neoplasias, em especial a pancreática e a gástrica, produzem caquexia profunda. Alguns pacientes podem perder 10% a 20% do seu peso corporal. A caquexia neoplásica tende a ser pior nos homens do que nas mulheres. A causa primária da caquexia não é anorexia ou diminuição das calorias ingeridas. Em vez disso, essa complexa condição metabólica envolve maior catabolismo tecidual; a síntese da proteína diminui e a degradação aumenta. A caquexia é mediada por certas citocinas, em especial o fator de necrose tumoral alfa (TNF alfa, *tumor necroses factor alfa*), IL-1b e IL-6, que são produzidas pelas células tumorais e células hospedeiras na massa tecidual. A via ATP-ubiquitina--protease também tem seu papel.

A caquexia é fácil de ser reconhecida, primariamente pela perda acentuada de peso, que é mais aparente com a redução da massa muscular temporal na face (fácies hipocrática). A perda da gordura subcutânea aumenta o risco de úlceras de pressão nas proeminências ósseas. Ela se assemelha a uma desnutrição, com a diferença de que a massa corporal não pode ser reposta com alimentação. A palavra caquexia é derivada do grego "kakos", que significa mau, e "hexis", que significa aparência. Portanto, a doença, literalmente, significa má aparência e já foi descrita há séculos. Hipócrates, uma das figuras mais conhecidas na história da medicina da Grécia Antiga, escreveu que "a carne é consumida e se torna água, o abdômen se enche de água, os pés e as pernas incham, os ombros, as clavículas, o peito e as coxas derretem. A doença é fatal". Não se sabe quando foi descoberto que a caquexia causava perda de peso no contexto de doenças cardíacas crônicas, mas sua primeira documentação foi feita em 1860, pelo físico francês Charles Mauriac, quando escreveu que é comum observar alguns fenômenos secundários nos pacientes, como a perda de peso exponencial. Pacientes com caquexia sofrem de severa perda de apetite e dificuldade em combater a perda de massa muscular, mesmo que sejam capazes de ingerir calorias suficientes por meio da comida. Podem apresentar náusea, fadiga, depressão, letargia e piora da qualidade de vida.

Cannabis medicinal e anorexia/caquexia

A *Cannabis* é conhecida como um medicamento eficaz para estimular o apetite e o ganho de peso em quase todas as culturas. Com base nesse conhecimento tradicional e secular, muitos estudos científicos têm avaliado as evidências e os vários usos da *Cannabis*. Os canabinoides encontrados na *Cannabis* medicinal interagem com o sistema endocanabinoide do corpo – que é um sistema de sinalização responsável pela regulação da ingestão de alimentos – e modulam o desejo de comer. "O sistema endocanabinoide é o grande maestro de uma orquestra de vários sistemas fisiológicos interdependentes", explica o Dr. Vincenzo Di Marzo.

Já o psiquiatra Wilson Lessa, especialista em transtornos alimentares, explica que o sistema endocanabinoide é essencial para a vida e afeta a maneira como as pessoas relaxam, alimentam-se, dormem e se protegem: "Quando existe um transtorno alimentar, quer seja para mais (compulsão) ou para menos (anorexia), ocorre uma biorregulacão do sistema endocanabinoide para uma otimização do balanço energético."

O uso recreacional da *Cannabis* demonstrou que ela é capaz de aumentar o apetite em função do estímulo aos canabinoides tipo 1 (CB1). Por outro lado, o bloqueio desses receptores causa a inibição do apetite. O medicamento rimonabanto, bloqueador dos receptores CB1, foi lançado como uma promessa de agir como anorexígeno. No entanto, ele acabou sendo retirado do mercado em razão dos efeitos colaterais graves que causava, como a depressão, ou seja, o bloqueio dos receptores CB1 impediu que a anandamida (endocanabinoide produzido pelo organismo) atuasse, desencadeando a depressão. Esse episódio ilustrou a importância do sistema endocanabinoide na homeostase (equilíbrio) do corpo humano.

A maioria dos estudos sobre o uso da *Cannabis* no contexto da anorexia e da caquexia se concentrou em indivíduos com Aids e doença de Alzheimer. Em geral, os resultados indicam que os canabinoides são eficazes em reduzir a anorexia e a caquexia nestes subgrupos de pacientes. Inúmeras evidências científicas comprovam a eficácia da *Cannabis* em estimular o apetite, combater a perda de peso e a desnutrição.

A *Cannabis* medicinal demonstrou aumentar os níveis de leptina e grelina, dois hormônios que regulam a fome, sem alterações significativas dos níveis de insulina. Para uso medicinal, produtos que contêm tetra-hidrocanabivarina (THCV) e canabinol (CBN) são as melhores opções, pois estimulam o apetite e com mínimo efeito psicoativo. O próprio canabidiol (CBD) age no sistema serotoninérgico diminuindo a fome. O tetra-hidrocanabinol (THC) influencia as redes neurais que sinalizam ao cérebro sobre a fome, causando o aumento do apetite.

Evidências sugerem que a *Cannabis* pode ajudar os pacientes que sofrem de caquexia a aprimorarem seus níveis de energia por meio do aumento da atividade física que, por sua vez, diminui o risco de atrofia e melhora o humor. A *Cannabis* medicinal também pode potencialmente reduzir o risco de caquexia em função de suas propriedades antináusea, antiemética e estimulante do apetite, fazendo com que os pacientes se alimentem regularmente e aumentem a ingestão calórica. Quando fumada, a *Cannabis* medicinal tem início de ação mais rápido, sendo uma opção para quem busca alívio imediato de sintomas.

Um estudo realizado em 2013 por Bernard Le Foll concluiu que a obesidade é paradoxalmente menor em usuários de *Cannabis*, quando comparados com não usuários e não relacionada ao uso de tabaco e outras variáveis, como sexo e idade.

Em 2014, pesquisadores europeus realizaram um estudo em modelo animal utilizando a *Cannabis* medicinal como um estimulante do apetite. Eles postularam que o THC ativaria o sistema endocanabinoide, especificamente o receptor CB1. Dessa maneira o paciente encontraria prazer em comer, aumentando sua sensibilidade ao cheiro e ao sabor dos alimentos. Eles descobriram que nesse contexto o THC foi eficaz causando fome e plenitude gástrica, oferecendo prazer depois de comer e tornando a comida mais palatável. Muitos pacientes com anorexia têm usado a *Cannabis* medicinal com sucesso como estimulante do apetite e do prazer de comer.

Estudo realizado em Cleveland (EUA), publicado no *Journal of Palliative Care*, avaliou o impacto do THC em pacientes com câncer e anorexia. Os indivíduos receberam 2,5mg de THC via oral, três vezes ao dia, uma hora antes das refeições, durante quatro semanas. Dentre os 18 pacientes que completaram o estudo, 13 reportaram aumento do apetite. Os autores concluíram que o THC é um estimulante eficaz do apetite em pacientes com câncer avançado (Nelson, 1994).

Pesquisadores utilizaram o dronabinol (THC sintético) para tratar pacientes com HIV ou câncer portadores de anorexia. Dentre os 10 indivíduos com HIV, sete apresentaram ganho de peso. O dronabinol melhorou o apetite com uma dose que foi bem tolerada para uso crônico (Plasse, 1991).

Estudo publicado no *International Journal of Eating Disorders* sugere que os canabinoides podem ser eficazes no tratamento de anorexia. O dronabinol (Marinol®) é indicado no tratamento da anorexia associada à perda de peso em pacientes com Aids. A revisão de sete estudos controlados em pacientes com HIV/Aids mostrou a eficácia da *Cannabis* na melhora do apetite, ganho de peso, rendimento e temperamento (Lutge, 2013).

Um experimento com animais conduzido em Madrid, em 2002, confirmou as evidências de que receptores canabinoides periféricos (CB1) regulam o hábito de comer (Gomez, 2002).

Em um estudo norte-americano, publicado em 2007, 29 pacientes idosos sofrendo de perda de peso foram tratados com uma dose oral de dronabinol. No período de doze semanas os participantes ganharam uma média de quatro quilos cada (Wilson, 2007).

Cento e dezessete pessoas com HIV/Aids que estavam sofrendo com a perda de peso e de apetite participaram de um estudo com duração de três a 12 semanas em Orlando, na Flórida (EUA), para tratamento com Dronabinol. A maioria dos participantes apresentou melhora rápida do apetite e a perda de peso foi reduzida (De Jesus, 2007).

Diversos trabalhos analisando a anorexia em pacientes com câncer relataram que os canabinoides são seguros e eficazes. Informações provenientes de 82 pacientes com câncer tratados com o nabilone como analgésico por 53 dias revelaram melhora não somente nos níveis de dor, mas também em náuseas, depressão, ansiedade, insônia e sudorese noturna (Maida, 2006).

Com essa característica de dualidade da planta *Cannabis* (determinados canabinoides são orexígenos e outros anorexígenos), é possível considerar o seu uso no tratamento de vários transtornos alimentares. Além disso, a ação anti-inflamatória do CBD nos vasos sanguíneos também diminui os efeitos ateroscleróticos induzidos pelo excesso de glicose. Ou seja, o canabidiol pode ser útil na causa e nas consequências dos distúrbios alimentares.

Cada caso demanda um raciocínio clínico específico, pois cada paciente e transtorno alimentar necessitarão de uma dose individualizada para se obter um bom resultado terapêutico. A *Cannabis* medicinal e o sistema endocanabinoide atuam como moduladores do sistema nervoso central, regulando a liberação de neurotransmissores (serotonina, dopamina e outros) e hormônios (grelina e leptina), melhorando, portanto, os componentes da compulsão e facilitando o processo de apoio desses pacientes.

Dosagem de THC

De acordo com estudos clínicos conduzidos por pesquisadores e por empresas que comercializam a *Cannabis* medicinal (THC), a dose inicial recomendada para aumento de apetite é de 2,5mg, duas vezes ao dia, uma hora antes das refeições. Se a dose inicial não for eficaz, deve-se titular gradativamente até o máximo de 50mg, dividida em até quatro vezes ao dia. Em caso de eventos adversos, deve-se voltar a utilizar a dose anterior.

Dose de THC

Semanas	1	2	3	4	5	6
Total/mg	5	10	20	30	40	50

Casos clínicos

Paciente LMR, 38 anos, portador de Aids há 10. Vem perdendo peso, totalizando aproximadamente 12 quilos nos últimos três meses. Não tem vontade de se alimentar, pois não sente o gosto da comida e apresenta náuseas. Os medicamentos para o tratamento da Aids têm causado muitos vômitos e enjoos. LMR se encontra extremamente ansioso, desgostoso com a vida e frequentemente pensa em suicídio. Iniciou-se tratamento com THC:CBD na proporção de 25:1. Além disso, foi recomendado apoio psicológico e acompanhamento com nutricionista. Na visita de retorno de um mês já se apresentava mais disposto, menos cansado, parou de perder peso e referiu melhora das náuseas e dos vômitos.

Pesquisas científicas

- Dronabinol melhorou o apetite em pacientes com câncer e HIV (Plasse, 1991).
- Aumento do apetite, temperamento e ganho de peso com redução de náusea (Beal, 1995).

- Canabinoides, uma visão geral: implicações terapêuticas no vômito e na náusea após quimioterapia para câncer, na promoção do apetite, na esclerose múltipla e na neuroproteção (Mechoulam, 2001).
- Sistema canabinoide endógeno como modulador da ingestão de alimentos (Cota, 2003).
- Receptores endocanabinoides (CB1) estão envolvidos com o apetite (Jo, 2005).
- Receptores endocanabinoides CB1 estimulam o apetite e hábitos alimentares. Existe forte evidência da ação dos endocanabinoides no metabolismo e armazenamento de energia (Kirkham, 2005).
- Endocanabinoides, alimentação e aleitamento: a nossa perspectiva (Mechoulam, 2006).
- Melhora do apetite, ganho de peso e redução da náusea (De Jesus, 2007).
- O papel do sistema endocanabinoide nos distúrbios alimentares: implicações farmacológicas (Marco, 2012).
- *Cannabis* e tetra-hidrocanabinol para perda de peso (Le Foil, 2013).
- Neurônios hipotalâmicos do POMC promovem alimentação induzida por canabinoides (Koch, 2015).

Fibromialgia

> *"Deus também usa as dores para nos ensinar lições extraordinárias."*
> – Autor desconhecido

A fibromialgia é uma síndrome clínica que se manifesta por meio de dor no corpo todo, principalmente na musculatura, mesmo sem haver uma única lesão nos músculos ou articulações. Também conhecida como Síndrome de Joanina Dognini, seus principais sintomas são dor crônica, insônia, fadiga (cansaço extremo), ansiedade, depressão (50% dos pacientes com fibromialgia a têm), alterações gastrointestinais, lapsos de memória, enxaqueca, dores fortes nas mãos, braços, quadris, joelho e pernas. Alguns pacientes referem desconforto intenso nas pernas ao deitar-se, sendo necessário esticá-las, mexê-las ou caminhar para se obter alívio. Esta condição é chamada de síndrome das pernas inquietas. Outros apresentam, ainda, apneia obstrutiva do sono, situação em que ocorrem episódios de paradas respiratórias por curto período de tempo, durante o sono.

A fibromialgia (FM) é uma enfermidade de caráter reumático e crônico. Trata-se de um problema bastante comum, observado em ao menos 5% dos pacientes que vão a um consultório de clínica médica e em 10% a 15% dos atendidos por um reumatologista. De cada 10 pacientes com FM, oito são mulheres. Ela acomete cerca de 2% a 4% da população mundial com idade entre 18 e 65 anos. Sua etiologia ainda é desconhecida.

A FM é muitas vezes mal compreendida, mal diagnosticada e difícil de tratar. Pode fazer os pacientes se sentirem péssimos e incapazes de terminar mesmo as tarefas mais simples. A maioria dos pacientes admite que as terapias tradicionais não são eficazes no combate desta doença debilitante. Estima-se que cerca de 2% a 3% dos brasileiros sofram dessa enfermidade e, desses casos, 80% são mulheres com idade entre 30 e 50 anos.

O diagnóstico da fibromialgia é clínico, ou seja, não requer exames para detectá-la, apenas uma boa anamnese feita por um médico experiente. Os estudos mais recentes mostram que os pacientes com fibromialgia apresentam uma sensibilidade maior à dor do que as pessoas não acometidas por ela. Desta maneira, nervos, medula e cérebro fazem com que qualquer estímulo doloroso tenha a sua intensidade aumentada.

A fibromialgia pode surgir após o acontecimento de eventos graves na vida de uma pessoa, como um trauma ou abuso físico, psicológico, morte na família ou mesmo uma infecção grave. Seu tratamento é feito por meio de cuidados individuais e paliativos. A terapia farmacológica, os exercícios físicos, a acupuntura, psicoterapia e redução do estresse podem ajudar no controle dos sintomas.

O principal sintoma da FM é a dor musculoesquelética difusa, que já era descrita por Hipócrates, considerado o pai da medicina, no fim dos anos 400 a.C. Foi apenas em 1824 que a associação entre o reumatismo e os pontos dolorosos ocorreu, nos estudos conduzidos pelo médico escocês John Hutton Balfour.

Várias descrições da FM podem ser encontradas desde os meados do século XIX, mas ela só foi reconhecida pela OMS no fim da década de 1970. Ultimamente vem sendo bastante divulgada, sobretudo após celebridades assumirem a patologia, como é o caso do ator norte-americano

Morgan Freeman e da comediante global Daniele Valente. A mais nova integrante dessa equipe é a cantora Lady Gaga, que cancelou sua participação em diversos shows, inclusive o Rock in Rio, no Brasil, em decorrência de dor crônica nos quadris.

Os critérios de diagnóstico estabelecidos pelo American College of Rheumatology (ACR) incluem uma história de dor difusa, crônica, por mais de três meses, presente em todos os quatro quadrantes do corpo e presença de dor em ao menos 11 dos 18 pontos dolorosos definidos pelo ACR.

O tratamento farmacêutico inclui o uso de relaxantes musculares, analgésicos, antidepressivos, anticonvulsivantes, agonistas da dopamina e canabinoides. Exercícios de respiração, alongamento e relaxamento ajudam promovendo o bem-estar físico e emocional do paciente.

Cannabis medicinal e fibromialgia

Pesquisadores israelenses associaram o uso da *Cannabis* medicinal a uma redução nas dores corporais e a intervalos mais espaçados entre os episódios. A análise foi realizada com dados de dois centros médicos de Israel especializados no tratamento da FM. O estudo foi feito em 2017 e os resultados publicados em agosto de 2018 no *Journal of Clinical Rheumatology* (Habib, 2018).

Indivíduos que apresentam FM frequentemente sofrem com enxaqueca e distúrbios gastrointestinais ao mesmo tempo. Alguns pesquisadores, entre eles o Dr. Ethan Russo, renomado neurologista e farmacologista, consideram a hipótese de que a FM está relacionada à síndrome da deficiência endocanabinoide.

O sistema endocanabinoide (SEC) é uma rede que facilita a comunicação entre o cérebro, os órgãos, os tecidos conjuntivos, as glândulas e as células do sistema imunológico. Sua principal função é manter a homeostase do corpo, ou seja, ajudá-lo a se manter estável e em equilíbrio. Quando existe uma alteração, pode ocorrer uma miríade de sinais e sintomas como alterações do sono, distúrbios gastrointestinais, espasmos musculares (espasticidade) e outros que caracterizam a fibromialgia.

Em 2008, pesquisadores da Universidade McGill, no Canadá, selecionaram 40 pacientes com FM para avaliar a eficácia da nabilona (um canabinoide sintético) na dor e na qualidade de vida. Os resultados desse estudo mostraram que a nabilona é um tratamento eficaz, bem tolerado e uma opção para pacientes com a doença, com benefícios significativos no alívio da dor e melhora funcional (Skrabek, 2008).

Em outro estudo também conduzido na Universidade McGill, os pesquisadores avaliaram 29 pacientes portadores de FM e insônia crônica. Eles observaram que a nabilona (0,5-1,0mg/kg antes de dormir) foi superior à amitriptilina para melhora do sono e alívio da dor (Ware, 2010).

Outros 19 estudos que avaliaram o sono como uma medida secundária de resultado na fibromialgia identificaram que os canabinoides (principalmente o nabiximol) melhoraram a qualidade do sono (Whiting, 2015).

Em um trabalho que incluiu 22 pacientes com apneia obstrutiva do sono, observou-se que o dronabinol foi superior ao placebo na melhora deste distúrbio (Prasad, 2011). Em outro estudo clínico, placebo-controlado, incluindo 40 pacientes, a nabilona se mostrou capaz de reduzir a dor e melhorar a qualidade de vida (Skrabek, 2008).

A *North American National Pain Foundation* realizou uma pesquisa em 2014 com mais de 1.300 pacientes, dentre os quais 30% relataram ter usado *Cannabis* medicinal. Os comentários dos participantes que a usaram, em comparação com produtos farmacêuticos tradicionais, foram: 62% afirmaram que o uso de *Cannabis* foi "muito eficaz" no tratamento de seus sintomas; 33% relataram que a *Cannabis* "ajudou um pouco"; e 5% disseram que não ajudou. Os pacientes reportaram uma melhora na qualidade de vida, redução na frequência e intensidade das dores, melhora do sono e da fadiga. Já os resultados dos medicamentos tradicionais foram: 8% a 10% classificados como "muito eficazes"; 60% a 68% responderam que "não ajudaram em nada".

Em outro estudo duplo-cego, comparado com placebo, realizado com 32 pacientes portadores de FM e dor neuropática, a nabilona (0,5-1,0 mg/dia) foi equivalente à amitriptilina (10-20 mg/dia) no tratamento da dor crônica (Ware, 2010).

A eficácia da *Cannabis* medicinal no alívio da dor crônica já está bem documentada. O extrato da *Cannabis* contendo CBD demonstrou ser eficaz no alívio da dor, ansiedade, insônia e distúrbios gastrointestinais.

Pesquisadores israelenses associaram o uso da *Cannabis* medicinal com redução nas dores do corpo e em maiores intervalos em que estas se apresentam. O estudo foi realizado com dados provenientes de dois centros médicos de Israel especializados no tratamento da fibromialgia. O levantamento foi realizado em 2017 e os resultados foram publicados em agosto de 2018 no *Journal of Clinical Rheumatology*. A pesquisa contou com 26 pacientes com idade média de 37,8 anos, diagnosticados com fibromialgia há pelo menos 4 anos. Destes, 73% eram mulheres (n = 19). Os pacientes responderam a questionários sobre a doença antes e depois do tratamento com *Cannabis* medicinal, que durou por volta de 10 a 11 meses. Cada paciente consumiu uma dose média de 8,3 gramas por mês. No final da pesquisa, 100% dos pacientes relataram melhora nos sintomas da fibromialgia em todos os quesitos que constavam no questionário, principalmente no que se referia à dor. Pelo menos 50% dos participantes (n = 13) reportaram ter parado de tomar a medicação tradicional após o consumo de *Cannabis* medicinal (Habib, 2018).

Pesquisadores do Arizona (EUA) que estudaram pacientes com FM concluíram que ao expressar suas experiências traumáticas por meio da escrita (20 minutos, três vezes por semana), eles apresentaram melhora em relação ao bem-estar psicológico, à dor e à fadiga (Broderick, 2005).

Pesquisadores da Universidade de Washington concluíram que a FM pode estar relacionada ao abuso físico, particularmente em adultos. Traumas nas esferas sexual, física e emocional podem ser um importante fator no desenvolvimento e manutenção da fibromialgia (Walker, 1997).

Dosagem de CBD

São inúmeras as evidências científicas da eficácia e segurança dos canabinoides para o alívio de muitos dos sintomas associados à fibromialgia, o que melhora significativamente a qualidade de vida dos pacientes.

A maioria dos médicos recomenda o uso do CBD em pequenas doses. Deve-se iniciar com 2,5mg/dia de CBD e aumentar semanalmente 2,5mg/dia até obter o efeito terapêutico desejado, atingindo a dosagem máxima de 15mg/dia (média de 7,5mg/dia); (Weber, 2009). Em caso de eventos adversos, volte a utilizar a dose anterior.

Dose de THC

Semanas	1	2	3	4	5	6
Total/mg	2,5	5,0	7,5	10	12,5	15

Casos clínicos

Em 2014, a Fundação Nacional de Dor dos EUA conduziu uma avaliação on-line com 1.300 pacientes portadores de fibromialgia. Desse total, 70% responderam à pesquisa dizendo que nunca haviam utilizado a *Cannabis* medicinal. Os outros 30% (390 pacientes) informaram já ter utilizado para a fibromialgia e que o tratamento foi mais eficaz que o feito com medicamentos aprovados pelo FDA, como a duloxetina, a pregabalina e o milnaciprano. Os resultados foram publicados no periódico *National Pain Report* (2014).

Paciente MGJ, 36 anos, queixa-se de dores no corpo todo que a impedem de trabalhar. Em seu ambiente laboral, sente-se discriminada, pois é vista com desconfiança pelos colegas, que acham que ela faz "corpo mole", pois sua aparência é boa. Diz que já não aguenta mais sentir tanta dor todos os dias. Há cerca de cinco anos foi diagnosticada com fibromialgia. Já fez uso de inúmeras medicações sem melhora, além disso, apresentou muitos efeitos colaterais. Relata que nos últimos meses seu cansaço piorou, e que já nem se lembra de como é não ter dores de cabeça constantes. A insônia é persistente. Sente-se muito deprimida. A paciente passou a usar óleo de *Cannabis* sublingual e respondeu muito bem. Apresentou melhora progressiva da frequência e intensidade da dor, sem efeitos colaterais, e voltou a trabalhar.

KL, 47 anos, foi diagnosticada com fibromialgia há 10, quando uma simples dor no joelho se transformou em um pesadelo: "Chegou a um ponto em que eu não conseguia andar. Fui em diversos médicos que faziam diagnósticos diferentes. Porém, os exames não deram nada e, por eliminação, veio a constatação de que eu tinha fibromialgia", conta. O caminho para melhorar as dores foi trilhado de forma tradicional, com o uso de remédios alopáticos fortes e que desencadeavam efeitos colaterais. Isso fez com que KL procurasse a ajuda de médicos especialistas em *Cannabis* medicinal. A partir de seu uso, tudo mudou. Ela voltou a fazer as tarefas básicas de casa e as suas dores melhoraram, bem como a sua qualidade de vida.

Pesquisas científicas

- Fatores psicossociais da fibromialgia em comparação com a artrite reumatoide (Walker, 1997).

- Expressão emocional escrita produz benefícios saudáveis na fibromialgia (Broderick, 2005).
- Fibromialgia: evidências dos efeitos positivos da regulação (Zautra, 2005).
- Fibromialgia (Chakrabarry, 2007).
- Nabilona no tratamento da dor em fibromialgia (Skarabek, 2008).
- Fibromialgia: um transtorno cerebral (Schweinhardt, 2008).
- Canabinoides, endocanabinoides e análogos relacionados com a inflamação (Burstein, 2009).
- O efeito da nabilona sobre o sono em pacientes com fibromialgia (Ware, 2010).
- Um estudo randomizado de Tai Chi Chuan em fibromialgia (Chenchen, 2010).
- Associação do uso de maconha à base de plantas com parâmetros psicossociais negativos em pacientes com fibromialgia (Ste-Marie, 2012).
- *Cannabis* medicinal é considerada eficaz no tratamento da fibromialgia (Anson, 2014).
- Canabinoides no tratamento de fibromialgia (Walitt, 2016).
- *Cannabis* medicinal no tratamento da fibromialgia (Habib, 2018).
- Fibromialgia. Informações do Centro para o Controle e Prevenção de Doenças dos Estados Unidos (2020).
- Fibromialgia. Informações do Serviço Nacional de Saúde do Reino Unido (2020).

HIV/Aids

"A melhor forma de vencer a imortalidade é viver cada dia como se fosse o último." -
Autor desconhecido

Mais de quarenta anos se passaram desde o início da epidemia de Aids. Mesmo assim, muita gente ainda desconhece alguns de seus princípios básicos, como a diferença entre HIV e Aids.

Para começar, é importante ter em mente que, atualmente, com a evolução do tratamento, nem todo mundo que vive com HIV chega a desenvolver a Aids. HIV é uma sigla para vírus da imunodeficiência humana. E é justamente ele que pode levar à síndrome da imunodeficiência adquirida (Aids). Ao contrário do que ocorre com outros tipos de vírus, o corpo humano não consegue se livrar do HIV. Isso significa que uma vez contraído, a pessoa viverá para sempre com o vírus. A infecção pelo HIV não tem cura, mas tem tratamento e pode evitar que a pessoa chegue ao estágio mais avançado da doença, conhecida como Aids.

Uma vez presente no organismo, o HIV se espalha por meio dos fluidos corporais atacando o sistema imune, especificamente as células CD4, também conhecidas como células T. O vírus gradualmente as destrói, tornando o corpo menos efetivo no combate de doenças e infecções oportunistas. Se não tratado, o HIV evolui para Aids, que é quando o sistema imune se encontra significativamente deteriorado e a contagem das células T cai para menos de 200 células por milímetro cúbico de sangue.

A transmissão do HIV acontece por meio de relações sexuais e pelo uso de agulhas e/ou outros instrumentos perfurocortantes contaminados pelo vírus. Seu tratamento é denominado terapia antirretroviral, conhecido pela sigla TARV, e é fundamental para uma melhor qualidade de vida das pessoas que vivem com HIV, além de diminuir drasticamente as chances de transmissão a outros indivíduos, especialmente os parceiros sexuais.

Nos casos em que não há acesso ou boa adesão ao tratamento, o HIV pode tornar o sistema imunológico insuficiente para que o próprio corpo se defenda e responda a doenças oportunistas que podem eventualmente levar a pessoa a óbito. É quando dizemos que a pessoa faleceu por causas relacionadas à Aids. Importante ressaltar que ninguém morre "de Aids", mas por doenças oportunistas causadas pela falha no sistema imunológico.

O diagnóstico de Aids considera a baixa quantidade de células T presentes no sangue e/ou manifestações clínicas que podem incluir uma ou mais doenças oportunistas, como a tuberculose disseminada, pneumonia, infecções recorrentes ocasionadas por fungos (na pele, boca e garganta), diarreia crônica há mais de 30 dias, entre outras. De 1980 a junho de 2017, foram identificados no Brasil 882.810 casos de Aids. Anualmente tem sido registrada uma média de 40 mil novos casos nos últimos cinco anos (Boletim Epidemiológico, 2017).

Cannabis medicinal e HIV/Aids

Inspirados pelos corajosos pacientes com Aids e por seus cuidadores, pesquisadores, cientistas e a indústria farmacêutica resolveram avaliar a *Cannabis* medicinal com mais atenção no contexto do HIV e da Aids. Atualmente, inúmeras evidências científicas baseadas em pesquisas elucidaram como e por que específicos canabinoides beneficiam esses pacientes.

Cientistas de Boston coletaram informações de 775 pessoas vivendo com HIV/Aids que sofriam com seis sintomas comuns: ansiedade, depressão, fadiga, diarreia, náuseas e neuropatia periférica. Este foi um dos maiores estudos já realizados e os participantes eram do Quênia, África do Sul, Porto Rico e de dez diferentes localizações dos EUA. Os resultados demonstraram que, apesar de as diferenças serem relativamente pequenas, a *Cannabis* foi mais eficaz que as prescrições médicas habituais e os produtos vendidos sem prescrições médicas em cinco dos seis sintomas estudados (ansiedade, depressão, diarreia, fadiga e neuropatia). A *Cannabis* foi discretamente menos eficaz no tratamento de náuseas (Corless, 2009).

A terapia antirretroviral (TARV) tem se mostrado eficaz em reduzir a progressão do HIV para Aids, porém com muitos efeitos colaterais. Eles podem ser leves, como náuseas, vômitos e diarreia, como mais graves, incluindo doença cardiovascular e dor neuropática. Vários estudos mostraram que a *Cannabis* medicinal pode reduzir ou mesmo eliminar esses efeitos adversos indesejáveis. Pacientes com Aids que a utilizam têm relatado melhora significativa no apetite, nos níveis de dor muscular, náuseas, ansiedade, depressão e formigamento da pele. Ela também ajuda a combater a perda de peso e previne a atrofia muscular. O uso regular da *Cannabis* medicinal ajuda na dor neuropática crônica que atormenta a maioria dos pacientes com Aids.

O diretor do Centro de pesquisas em HIV/Aids, da Universidade da Califórnia, o psiquiatra Igor Grant, observou que pacientes portadores de neuropatia obtêm alívio com o uso de *Cannabis*: "Como não temos medicamentos eficazes para esse tipo de tratamento, utilizam-se antiepilépticos e antidepressivos com efeito moderado na maioria dos pacientes. O importante é que a *Cannabis* é tanto ou mais eficaz que os medicamentos tradicionais."

Talvez ainda mais interessante seja uma nova linha de pesquisa sugerindo que o tetra-hidrocanabinol (THC), um dos ingredientes ativos na *Cannabis* medicinal, pode bloquear a propagação do vírus HIV durante os estágios tardios da infecção. O THC funciona com a segmentação dos receptores "CB2" no cérebro, ativando-os para construir novas células bacterianas saudáveis que bloqueiam o vírus, impedindo-o de atravessar as paredes celulares. Em essência, o HIV mata as células que protegem as paredes e o THC as traz de volta.

Macacos que foram infectados com uma forma animal do vírus HIV e tratados com THC por 17 meses mostraram uma diminuição de danos ao tecido imunológico do estômago. O dronabinol, vendido sob a marca de Marinol®, é uma droga sintética, um composto químico criado pelo homem em laboratório em que se usou o processo de fabricação de drogas, ou seja, um THC sintético indicado no tratamento de anorexia associada à perda de peso em pacientes com HIV/Aids e câncer. O Marinol® não contém nenhum produto natural da *Cannabis*, embora seja considerado um canabinoide. Ele foi introduzido no mercado em 2004. Quando comparado com a *Cannabis* medicinal deixa muito a desejar. O Marinol® não é tão efetivo quanto o extrato da planta da *Cannabis* como um todo. Além disso, possui efeitos colaterais como alucinação, o efeito "high" ou "chapado" e paranoia.

Uma revisão sistemática Cochrane de sete estudos controlados e randomizados comparados com placebo em pacientes com HIV/Aids, utilizando *Cannabis* medicinal durante 21 a 84 dias, mostrou melhora significativa no apetite, peso, desempenho e temperamento (Lutge, 2013).

Pesquisas científicas

- Efeitos a curto prazo de canabinoides em pacientes com infecção pelo HIV-1: ensaio clínico randomizado e controlado por placebo (Abrakms, 2003).
- Uso de *Cannabis* no HIV para dor e outros sintomas médicos (Woolridge, 2005).
- Dronabinol e *Cannabis* em fumantes de maconha HIV positivos: efeitos agudos na ingestão calórica e humor (Haney, 2005).

- *Cannabis* em neuropatia sensorial dolorosa associada ao HIV: um estudo randomizado e controlado por placebo (Abrams, 2007).
- *Cannabis* é eficaz no tratamento de ansiedade, depressão, diarreia, fadiga e neuropatia (Corless, 2009).
- Atenuação mediada pelo receptor canabinoide 2 na infecção por HIV trópico CXCR4 em células T CD4 + primárias (Constantino, 2012).
- Canabinoide inibe a adesão estimulada por Tat-HIV-1 de células humanas semelhantes a monócitos e a proteínas da matriz extracelular (Raborn, 2012).
- O consumo de maconha não acelera a progressão da doença hepática na coinfecção pelo HIV-hepatite C: uma análise de coorte longitudinal (Brunet, 2013).
- Nenhum efeito significativo do uso de *Cannabis* na contagem e porcentagem de células T CD4 circulantes em pacientes coinfectados com HIV-HCV (coorte francesa ANRS CO13-HEPAVIH) (Marcellin, 2016).
- Efeito da *Cannabis*: utilização na imunodeficiência viral em humanos durante supressão da terapia antirretroviral (Chaillon, 2019).

Doença de Parkinson

"É uma doença degenerativa, progressiva e irreversível. Mas a vida não é muito diferente." -
Paulo José, ator brasileiro

Também conhecida como Mal de Parkinson, a doença de Parkinson (DP) é a segunda enfermidade neurodegenerativa mais comum em nosso meio atrás apenas da doença de Alzheimer. A DP é irreversível e provoca a destruição progressiva dos neurônios, causando perda das funções motoras, fisiológicas e cognitivas. Atinge todos os grupos étnicos e classes econômicas. Descrita por James Parkinson em 1817, foi inicialmente denominada como "paralisia agitante", vindo mais tarde a se chamar doença de Parkinson.

Estima-se que atualmente 1% da população mundial tenha DP, sendo 200 mil casos no Brasil. Ela acomete principalmente pessoas com mais de 65 anos e atinge os homens com maior frequência. O envelhecimento da população traz à tona a importância de se estudar, pesquisar e reconhecer os sinais e sintomas desta doença.

O processo degenerativo ocorre em decorrência da morte dos neurônios dopaminérgicos em determinadas regiões cerebrais, como o córtex cerebral, o tronco encefálico e neurônios periféricos. No entanto, a principal região afetada é a substância negra: uma porção do mesencéfalo responsável pela produção da dopamina. A dopamina é um neurotransmissor relacionado à atividade motora somática, regulação do sono, processos de aprendizado, humor, emoções, controle de movimentos, cognição, memória e recompensa. Na falta deste neurotransmissor, perde-se parte dessas funções. É uma doença que não tem cura, então quanto mais precoce o diagnóstico, melhor será o seu controle.

Cerca de um terço dos pacientes apresenta sintomas não motores, como obstipação intestinal, incontinência urinária, disfunção sexual, hipotensão ortostática, psicose, depressão, ansiedade, problemas de equilíbrio e distúrbios do sono. Como o sistema nervoso está alterado, o tratamento com levodopa pode ser um fator agravador dos sintomas não motores. O uso de outros medicamentos para o tratamento dos sintomas não motores pode intensificar as manifestações motoras (Luvone, 2009). Não existe atualmente nenhum tratamento que cure a doença de Parkinson.

Dentro das doenças degenerativas da terceira idade a DP é a segunda em termos de prevalência no mundo. É caracterizada por sintomas motores como tremor, rigidez muscular, bradicinesia, alteração na marcha e posição. Os sintomas não motores se caracterizam por transtornos de afetividade, distúrbios do sono, urgência miccional e alterações no trânsito gastrointestinal.

Não há formas de se prevenir o Parkinson. Sem a dopamina, as células nervosas dessa parte do cérebro não podem enviar mensagens corretamente levando à perda da função muscular. O dano piora com o passar do tempo. A causa exata do desgaste destas células do cérebro é desconhecida, mas os médicos acreditam que vários fatores possam estar envolvidos, como envelhecimento, predisposição genética e mutações genéticas específicas. No entanto, estes casos são raros e acontecem geralmente com familiares de pessoas afetadas pela doença. Ainda assim, algumas mutações genéticas parecem aumentar o risco da DP, bem como a exposição do indivíduo a determinados metais pesados, herbicidas, pesticidas, toxinas, estresse oxidativo e inflamatório, anormalidades mitocondriais e anormalidades proteicas.

Alguns pesquisadores têm estudado uma proteína que foi chamada de parkin, cuja inatividade pode ser uma das causas da doença de Parkinson. Existem hoje as conhecidas formas genéticas de parkinsonismo e, dentre elas, o parkinsonismo associado à mutação genética do gene PARK2, que sintetiza a proteína parkin, o que parece ser uma das principais causas de parkinsonismo de início precoce, aquele que se inicia antes dos 45 anos de idade. O diagnóstico é clínico ou com provas terapêuticas como cintilografia cerebral e ultrassom transcraniano. Na DP, os tratamentos são um grande desafio.

O tratamento medicamentoso tem como objetivo estimular os receptores de dopamina e diminuir seu catabolismo, estimular a liberação de dopamina e inibir sua recaptação pré-sináptica, inibir a ação da acetilcolina em receptores muscarínicos. A levodopa aumenta a síntese de dopamina e é o medicamento de escolha na DP. Os tratamentos não medicamentosos incluem: fisioterapia, fonoaudiologia, terapia ocupacional e atividade física.

Um tipo de abordagem que é adotada quando todas as alternativas medicamentosas falham é o tratamento cirúrgico, porém em pacientes selecionados. A cirurgia de estimulação cerebral profunda ou ECP é um tratamento neurocirúrgico para transtornos neurológicos, no qual se utiliza um marca-passo cerebral que envia impulsos elétricos a determinada área do encéfalo causando redução dos principais sintomas da doença, como tremores, rigidez e lentidão de movimento.

Recentemente o uso da *Cannabis* medicinal tem sido pesquisado como tratamento paliativo na doença de Parkinson. Estudos científicos comprovam a melhora nas psicoses, insônia, agitação, apetite e em geral na qualidade de vida.

Cannabis medicinal e doença de Parkinson

O sistema endocanabinoide (SEC) tem importância fundamental na modulação da dopamina. Na doença de Parkinson, a principal área comprometida são os núcleos da base, a substância negra no sistema nervoso central. Por ser uma região com alta concentração de dopamina e receptores endocanabinoides, o processo degenerativo característico da doença causa a redução da produção e ação da dopamina, assim como a diminuição da concentração dos receptores do sistema endocanabinoide (Santos, 2019). Estudos científicos demonstraram que os canabinoides interagem com os receptores CB1 e CB2 do SEC para modular a liberação de dopamina (Song, 2014). Na fase inicial da DP, ou seja, na fase pré-sintomática, os receptores CB1 diminuem e deixam de se tornar ativos. Ocorre liberação de glutamato, excitocidade e evolução da doença. Na fase sintomática há morte neural, regulação positiva dos receptores CB1 e ativação dos receptores CB2. Tanto drogas agonistas como agonistas reversas dos receptores CB1 têm efeitos terapêuticos nos sintomas da DP. Além disso, os canabinoides auxiliam nos sintomas da ansiedade, insônia, depressão, déficit cognitivo, melhora do humor e da incontinência urinária.

A Academia Americana de Neurologia (AAN) publicou recentemente uma revisão sistemática sobre a eficácia e segurança do uso terapêutico da *Cannabis* medicinal e seus derivados no tratamento de doenças neurológicas. Estudos preliminares utilizando produtos à base de *Cannabis* medicinal têm apresentado bons resultados no tratamento da doença e no controle dos sintomas, tanto motores quanto não motores.

O extrato de CBD (canabidiol) no tratamento de pacientes portadores de Parkinson revelou um efeito positivo sobre os sintomas psicóticos, o sono e sua qualidade de vida. O CBD mostrou ter um efeito terapêutico sobre os sintomas do transtorno comportamental do sono REM (Bennaroch, 2010). O componente THC (tetra-hidrocanabinol) da *Cannabis* medicinal impede que os radicais livres se formem. Além disso, tem um efeito neuroprotetor que pode retardar a progressão da doença. A *Cannabis* medicinal atua como um agonista da dopamina, oferecendo esperança a milhões de pacientes com a doença.

A administração a longo prazo de reserpina em ratos faz com que desenvolvam comprometimentos motores e déficits cognitivos semelhantes à DP. Pesquisadores utilizaram o CBD após induzir tais sintomas e observaram uma atenuação dos déficits motores e cognitivos (Peres, 2016).

Santos e outros autores realizaram uma revisão sistemática da literatura considerando o CBD no tratamento da doença de Parkinson e comorbidades. Em modelos experimentais com ratos, baseados na depleção da dopamina, foram claros em identificar as propriedades neuroprotetoras do CBD modificando a evolução da DP.

Um estudo observacional aberto avaliou a *Cannabis* medicinal no tratamento dos sintomas motores e não motores da doença de Parkinson. Vinte e dois pacientes com DP foram avaliados trinta minutos antes e trinta minutos depois de fumar a *Cannabis* medicinal. As análises dos sintomas motores revelaram significativa melhora dos tremores, rigidez e bradicinesia. Houve também melhora importante do sono e da dor. Não foram observados efeitos colaterais com o uso da *Cannabis* medicinal (Lotan, 2014).

Em 2009, pesquisadores brasileiros avaliaram a eficácia do canabidiol (CBD) no tratamento da psicose em seis pacientes com DP. Eles foram acompanhados por quatro semanas e utilizaram doses variáveis de CBD, *a priori* com 150mg por dia e aumentando mais 150mg diários, a cada semana, de acordo com a resposta clínica observada. O uso do CBD foi feito simultaneamente à medicação convencional. A adição do canabidiol ao tratamento da DP foi capaz de reduzir significativamente os sintomas psicóticos dos pacientes sem comprometer sua função motora, cognitiva ou causar efeitos adversos, além de melhorar a qualidade de vida (Zuardi, 2009).

Em um estudo conduzido em 2004, os pacientes com Parkinson que usaram a *Cannabis* medicinal tiveram uma redução de 30% nos tremores e melhora na qualidade de vida quando ela foi consumida por mais de três meses. Em um outro estudo feito em 2014, mostrou-se que os pacientes que fumavam *Cannabis* medicinal tiveram uma melhora significativa nas deficiências motoras.

A *Cannabis* medicinal pode ser um tratamento adicional seguro e útil em muitos pacientes com DP que estão encontrando dificuldade em controlar seus sintomas com a terapia farmacológica padrão. Uma pesquisa feita em Israel reportou que a utilização da *Cannabis* medicinal reduziu significativamente a dor, os tremores e melhora o sono de pacientes com Parkinson, bem como suas habilidades motoras.

Em um estudo não controlado, observacional, com 22 pacientes com a doença de Parkinson, observou-se que as alterações motoras melhoraram de 33,1 na linha de base para 23,2 depois do uso da *Cannabis* medicinal, segundo avaliação feita pela Escala Unificada de Avaliação da Doença de Parkinson (Lotan, 2014).

Um estudo duplo-cego, controlado e randomizado, incluindo sete pacientes com doença de Parkinson, identificou que a nabilona (THC sintético) administrada antes da levodopa reduziu significativamente a discinesia (movimentos musculares involuntários e descontrolados) induzida por levodopa (Sieradzan, 2001).

Em uma pesquisa randomizada, duplo-cega, placebo-controlada, 19 pacientes utilizaram extrato de *Cannabis* medicinal por via oral. Ela se mostrou segura e foi bem tolerada por todos (Carrol, 2004).

Seis pacientes com DP foram avaliados após receberem extrato de espectro total de CBD em doses que variaram de 150mg a 600mg por dia, por um período de semanas. Houve melhora significativa da ansiedade, psicose e praticamente ausência de efeitos colaterais (Zuardi, 2009).

Vinte e dois pacientes portadores de DP utilizaram a flor de *Cannabis* fumada e apresentaram significativa melhora no escore médio da Escala Unificada de Avaliação da Doença de Parkinson (UPDRS) ($p < 0,001$). Observou-se também melhora da dor e do sono (Lotan, 2010).

Um estudo randomizado, duplo-cego, controlado por placebo, foi realizado com 21 pacientes portadores de distúrbios de movimento. O objetivo foi avaliar a eficácia do CBD com diferentes doses. Os indivíduos foram divididos em três grupos de tratamento: um grupo recebeu placebo, outro recebeu 75mg de CBD por dia e o terceiro grupo 300mg de CBD por dia. Os pacientes foram acompanhados por um período superior a 24 meses. Os resultados mostraram diferença significativa na avaliação da funcionalidade e bem-estar dos pacientes com doses maiores de CBD em comparação ao placebo. Quanto aos sintomas não motores, foram observadas melhoras nos três grupos, porém elas foram mais significativas com 300mg/dia (Chagas, 2014).

A mesma equipe de pesquisadores publicou outro estudo em que a insônia foi avaliada. Eles constataram melhora nos distúrbios do sono nos quatro pacientes tratados com doses de CBD que variavam de 75mg a 300 mg por dia, durante até seis semanas (Chagas, 2014).

Um estudo realizado em 2017 teve como objetivo avaliar a eficácia da *Cannabis* medicinal em 20 pacientes com DP em relação aos sintomas motores e dores. Os autores constataram melhora das funções motoras e diminuição da percepção de dor naqueles que utilizaram o canabidiol (Shohet, 2017).

Estudos clínicos sugerem que a *Cannabis* medicinal retarda a progressão da DP por ter ação neuroprotetora (da Silva; Fagan, 2014). Além disso, suprime a excitocidade, a ativação glial e o dano oxidativo que causa a lesão e morte dos neurônios liberadores de dopamina, melhorando a função mitocondrial celular e a remoção de detritos celulares.

Um estudo aberto incluindo seis pacientes com DP, apresentando sintomas psicóticos há pelo menos três meses, mas estáveis do ponto de vista motor, receberam CBD uma vez ao dia, iniciando-se com 150mg na primeira semana, 250mg na segunda semana, 325mg na terceira semana e 400mg na última semana. Os autores registraram já na segunda semana de tratamento uma melhora no aspecto motor, mas sobretudo nos sintomas psiquiátricos mensurados (Zuardi, 2009).

O uso de extratos da planta *Cannabis*, especialmente de CBD, um agonista dos receptores CB1, ajuda a minimizar os sintomas motores e não motores da doença de Parkinson, como ansiedade, apatia, incontinência intestinal, constipação, depressão, dificuldade em se concentrar, dificuldade em ficar acordado, dificuldade para engolir, tontura, alucinação, vômitos, enjoo, salivação, alucinação, psicose, dor e urgência miccional. Os extratos possuem também ação neuroprotetora nos tratamentos de longo prazo e promovem uma melhora geral na qualidade vida dos pacientes. O canabidiol, agonista reverso do receptor canabinoide CB1, possui mais eficácia que o THC, melhorando os sintomas motores e não motores, mesmo na fase tardia da DP em pacientes refratários à levodopa. No entanto, ele não melhora a discinesia.

O uso terapêutico da *Cannabis* medicinal deve ser indicado quando os tratamentos convencionais disponíveis falharem e a qualidade de vida do paciente estiver comprometida. A utilização de canabinoides no tratamento da DP se torna mais atrativa quando lembramos que medicamentos convencionais podem levar ao desenvolvimento ou agravamento das discinesias induzidas pela levodopaterapia. Essa eficiência do canabidiol se deve às desregulações que ocorrem em algumas vias do sistema dopaminérgico, sem agravar os sintomas motores e cognitivos, preservando a integridade neuronal e axonal (Moreira, 2012).

Em conclusão, existem evidências científicas mais que suficientes para apoiar o uso da *Cannabis* medicinal em pacientes com doença de Parkinson.

Dosagem de CBD

Artigos de revisão referem efetividade nas doses que variam entre 1mg/kg/dia a 5mg/kg/dia, em duas ou três tomadas diárias (MacCalluma, 2018).

Casos clínicos

MT, 65 anos, é portador de DP há 10 anos. Faz uso regular dos medicamentos prescritos pelo seu médico neurologista, mas relata que a sua doença tem evoluído rapidamente. Apresenta muita rigidez muscular, principalmente no pescoço, dificuldade para andar e ultimamente percebeu que não consegue se comunicar bem. Tem usado a cadeira de rodas e acredita que seu fim está próximo. Tem lido muito sobre *Cannabis* medicinal e resolveu procurar ajuda de um especialista que a prescreva, pois seu médico não possui essa experiência. Seu tratamento iniciou com doses bem baixas de extrato neutro de canabidiol de espectro total, aumentadas gradativamente até atingir a janela terapêutica com 200mg, duas vezes ao dia. Uma melhora significativa foi observada após dois meses, quando voltou a andar, alimentar-se e a dormir melhor. Consegue fazer tarefas que antes eram impossíveis de serem realizadas. Houve diminuição e até suspenção de alguns medicamentos prescritos pelo seu neurologista. Além disso, passou a fazer exercícios, acupuntura e a praticar yoga. Relata que resgatou a autoestima e a vontade de viver. Voltou a conviver com os amigos e sua qualidade de vida melhorou bastante.

PP, 69 anos, sexo masculino, procurou o consultório em função de tremor nas mãos há cerca de um ano. Não faz uso de medicamentos. No exame físico, seu estado geral era regular, lúcido, orientado, afebril, hidratado e fácies depressiva. Apresentava tremor de repouso, marcha lenta e rigidez. Após a exclusão de outras comorbidades, foi confirmado o diagnóstico de doença de Parkinson. Iniciou tratamento com a levodopa, que causou inúmeros efeitos colaterais, razão pela qual procurou a *Cannabis* medicinal como alternativa. Foi medicado com o canabidiol, inicialmente na dose de 75mg, duas vezes ao dia, e após titulação semanal atingiu melhor resposta terapêutica na dose de 300mg, duas vezes ao dia. Houve melhora dos tremores (praticamente desapareceram), passou a dormir melhor e teve redução dos sintomas de ansiedade e agitação. Sua qualidade de vida melhorou muito, voltou a se relacionar com os amigos e está feliz por poder executar tarefas que antes eram impossíveis.

Pesquisas científicas

- Uso de *Cannabis* na doença de Parkinson e a melhora dos sintomas motores (Vanderova, 2004).
- Eficácia autorreferida de *Cannabis* e outras modalidades de medicamentos complementares por pacientes com doença de Parkinson no Colorado (Finseth, 2005).
- Canabidiol: uma droga promissora no tratamento dos distúrbios neurodegenerativos? (Luvone, 2009).
- Canabidiol no tratamento de psicoses na Doença de Parkinson (Zuardi, 2009).
- A influência dos canabinoides nas características genéticas (Fagan, 2013).
- Canabidiol pode melhorar comportamentos complexos relacionados ao sono associados ao distúrbio do comportamento rápido do movimento ocular em pacientes com doença de Parkinson – uma série de casos (Chagas, 2014).
- Efeitos do canabidiol no tratamento de pacientes com doença de Parkinson – estudo exploratório duplo-cego (Chagas, 2014).
- Agonista do receptor canabinoide CB1 reduz a flutuação motora induzida por L-DOPA e a fosforilação da ERK1-2 em ratos lesionados com 6-OHDA (Song, 2014).
- *Cannabis* medicinal no tratamento dos sintomas motores e não motores da doença de Parkinson (Lotan, 2014).
- Terapias promissoras baseadas em canabinoides para a doença de Parkinson – dos sintomas motores à neuroproteção (Sandeep, 2015).
- Canabidiol previne comprometimento motor e cognitivo induzidos por reserpina em ratos (Peres, 2016).
- GPR55: um alvo terapêutico para a doença de Parkinson (Celorrio, 2017).
- Uso da *Cannabis* medicinal em doença de Parkinson e esclerose múltipla (Kindred, 2017).
- *Cannabis*, uma planta complexa: diferentes compostos e diferentes efeitos nos indivíduos (Atakan, 2017).

- O uso do canabidiol no tratamento da doença de Parkinson e suas comorbidades (Santos, 2019).
- Seria o canabidiol a droga ideal no tratamento dos sintomas não motores na doença de Parkinson? (Crippa, 2019).

Depressão

"Maior que a tristeza de não haver vencido é a vergonha de não ter lutado." - Rui Barbosa

A depressão é um distúrbio que gera uma tristeza profunda, perda de interesse generalizada, falta de ânimo, mudanças no apetite, ausência de prazer e oscilações de humor que podem acabar em pensamentos suicidas. Ela atinge mais de 300 milhões de pessoas de todas as idades no mundo, segundo a OMS. No Brasil, a estimativa é que 5,8% da população seja afetada pela doença. Os sintomas da depressão são apatia, falta de motivação, dificuldade de concentração, perda ou aumento do apetite, insegurança, insônia, sensação de vazio, ansiedade, irritabilidade, medo, pessimismo e angústia. Além disso, o indivíduo pode apresentar alguns sintomas fisiológicos, como azia, má digestão, cefaleia, tensão na nuca, no ombro e dores generalizadas.

A depressão, na realidade, engloba diversas doenças, sendo classificada como uma síndrome. Há uma série de evidências que mostram alterações químicas no cérebro do indivíduo deprimido, principalmente com relação aos neurotransmissores (serotonina, noradrenalina e, em menor proporção, dopamina), substâncias que transmitem impulsos nervosos entre as células. Ao contrário do que normalmente se pensa, os fatores psicológicos e sociais muitas vezes são consequência e não causa da depressão. O estresse pode precipitar a depressão em pessoas com predisposição, que provavelmente é genética. A prevalência da depressão é estimada em 19%, o que significa que uma em cada cinco pessoas no mundo apresenta o problema em algum momento da vida. Existem diversos tipos de depressão, os mais comuns são episódio depressivo, depressão profunda, depressão bipolar, distimia, depressão atípica, depressão sazonal, depressão pós-parto e depressão psicótica.

Existem mais de 30 antidepressivos disponíveis no mercado para o tratamento da depressão. No entanto, seu uso deve sempre ser feito com supervisão médica, pois podem levar à dependência e causar alterações acentuadas de humor. A psicoterapia ajuda, mas não previne novos episódios e nem cura a depressão.

Cannabis medicinal e depressão

Estudos têm demonstrado que o CBD age da mesma forma que os inibidores seletivos de recaptação de serotonina (tipos de fármacos prescritos pelo médico no tratamento da depressão), mas sem os seus efeitos colaterais. O CBD atua sobre a serotonina, dopamina e GABA.

Em modelos animais, o canabidiol reduziu a depressão tipo comportamental (Hen-Shoval, 2018). Sugere-se, ainda, que as drogas que facilitam a ação dos endocanabinoides podem representar uma nova estratégia para o tratamento da depressão (Sato, 2010).

Outro estudo demonstrou que os canabinoides promovem a neurogênese do hipocampo produzindo efeito antidepressivo e ansiolítico, sendo este o mesmo mecanismo dos medicamentos antidepressivos (*The Journal of Clinical Investigation*, 2005).

A *Cannabis* com baixa dosagem de THC tem efeitos antidepressivos e a com alta dosagem de CBD possui efeitos depressivos. As diferentes composições químicas da *Cannabis* podem ser úteis para alguns sintomas de depressão. Por exemplo, produtos com altos níveis do terpeno limoneno parecem ser melhores para incrementar o humor. Produtos com maior concentração de pinenos são melhores para combater a fadiga. Já os com mais CBD do que THC são mais apropriados para controlar a ansiedade. Derivados com maior concentração de CBD e mirceno são indicados no contexto da Aids e da insônia. Deve-se evitar produtos de THC com alta potência, pois podem aumentar o risco de ansiedade. Portanto, o limoneno tem efeito animador, o pineno pode ajudar a melhorar a memória e o mirceno auxilia a relaxar e a dormir.

Espécies de *Cannabis sativa* com alta concentração de CBD podem ajudar a melhorar o humor e incrementar a energia diminuindo o risco de ansiedade e paranoia.

Nove estudos sobre o uso medicinal da *Cannabis* foram sistematicamente revisados e publicados no *Clinical Psychology Review* (Walsh, 2017).

Sete deles mostraram melhora da depressão, do humor e da qualidade de vida. Dois estudos apontaram que os pacientes fazendo uso da *Cannabis* tiveram uma diminuição da chance de terem depressão (Deckman, 2013). Além disso, de modo geral, os usuários de *Cannabis* reportaram menos efeitos negativos que os não usuários, ou seja, se sentiram menos deprimidos e foram mais produtivos quando a utilizaram (Denson, 2006).

Dosagem de CBD

Semanas	1	2	3	4	5
Dosagem em mg	5	10	15	20	25

Dados baseados em experiência clínica, vide pesquisas científicas.

Pesquisas científicas

- Efeito antidepressivo do tetra-hidrocanabinol e de outros canabinoides isolados da *Cannabis sativa* (El-Alfy, 2010).
- Exploração farmacológica do sistema endocanabinoide: novas perspectivas para o tratamento de transtornos de depressão (Saito, 2010).
- Efeitos antidepressivo e ansiolítico do canabidiol – um composto químico da *Cannabis sativa* (Schier, 2014).
- Os canabinoides promovem a neurogênese do hipocampo embrionário e adulto e produzem efeitos ansiolíticos e antidepressivos (Jiang, 2015).

Enxaqueca

"Somos as únicas criaturas na face da terra capazes de mudar nossa biologia pelo que pensamos e sentimos."
– Deepak Chopra

Os seres humanos usam a *Cannabis* para aliviar a dor há milhares de anos. Porém, faz pouco tempo que os pesquisadores investigaram especificamente a sua eficácia no controle das enxaquecas. Em 2004, confirmaram que o sistema endocanabinoide está relacionado a elas e identificaram que os pacientes que sofrem de enxaquecas apresentam deficiências de anandamida, endocanabinoide que bloqueia os gatilhos que causam esse tipo de dor de cabeça. Suplementar as deficiências da anandamida reduz os sintomas de enxaqueca. Por suas conhecidas propriedades neurorelaxantes, vasodilatadora e anti-inflamatória, a *Cannabis* é capaz de atuar sobre os aspectos mais críticos dos sintomas de enxaqueca.

A enxaqueca é um dos tipos de cefaleia (dor de cabeça) que se caracteriza por uma dor pulsátil em um dos lados da cabeça (às vezes dos dois), geralmente acompanhada de fotofobia, fonofobia, náusea e vômito. A duração da crise varia de quatro a 72 horas, podendo ser mais curta em crianças. Segundo o Ministério da Saúde (MS), de 5% a 25% das mulheres e de 2% a 10% dos homens têm enxaqueca. Ela é predominante em pessoas com idades entre 25 e 45 anos. Após os 50 anos, essa porcentagem tende a diminuir, principalmente em mulheres. A doença também acomete de 3% a 10% das crianças, afetando igualmente ambos os gêneros antes da puberdade, mas com predomínio no sexo feminino após essa fase.

A enxaqueca pode ser dívida em com aura ou sem aura, e estas em episódica ou crônica. Dados também provenientes do MS indicam que 64% dos pacientes no Brasil apresentam enxaqueca sem aura, 18% com aura e 13% com e sem aura. Os 5% restantes têm aura sem cefaleia.

A enxaqueca crônica se caracteriza por cefaleia em 15 ou mais dias do mês, sendo oito dias com crises enxaquecosas típicas, por mais de três meses, na ausência de abuso de medicamentos. As causas exatas da enxaqueca são desconhecidas, embora se saiba que elas estão relacionadas a alterações cerebrais e possuem influência genética.

A enxaqueca começa quando as células nervosas, já em estado de hiperexcitabilidade, reagem a algum gatilho frequentemente externo, enviando impulsos para os vasos sanguíneos, causando sua constrição (relacionado à aura) seguida de uma dilatação (expansão) e a liberação de prostaglandinas, serotonina e outras substâncias inflamatórias que causam a dor. O padrão de crise é sempre o mesmo para cada indivíduo, variando apenas em intensidade. O espaçamento entre as crises é variável. Sabe-se também que o gatilho nas crises de enxaqueca varia de uma pessoa para outra, e que em alguns casos pode não haver gatilho específico.

Cannabis medicinal e enxaqueca

Desde a primeira década do século XIX, a *Cannabis* foi muitas vezes usada por médicos para tratar vários tipos diferentes de cefaleia e, especificamente, de enxaquecas. Pesquisadores postularam que a *Cannabis* medicinal foi um dos melhores tratamentos para enxaquecas, em especial as desencadeadas por mudanças vasculares que ocorrem durante esse tipo de dor. A dilatação arterial e/ou venosa que ocorre durante a enxaqueca pode ser neutralizada com sucesso com a *Cannabis* medicinal. Ela age depressa e praticamente não possui efeitos adversos.

Uma pesquisa, publicada no *Journal of Pain* (2019), encontrou uma redução significativa nos sintomas e recidivas de enxaqueca e dor de cabeça entre pacientes que usaram a *Cannabis* medicinal. A gravidade e a duração dos episódios de enxaqueca foram reduzidas em quase 50% após o seu uso. O estudo, conduzido por pesquisadores da Universidade de Washington, analisou os efeitos do consumo da *Cannabis* ou de seu concentrado em enxaquecas e dores de cabeça em 1.959 participantes, durante 16 meses. Os resultados indicaram que, após o uso da *Cannabis* medicinal, os episódios graves de dor de cabeça estavam associados a maiores reduções, o que significa que aqueles que sofrem mais dor obtiveram mais alívio. Isso é importante, pois os episódios mais graves podem ser quase impossíveis de tratar com os medicamentos analgésicos disponíveis no mercado.

Outro estudo recente conduzido pela Universidade do Colorado (EUA) mostrou que dentre as 121 pessoas que usaram a *Cannabis* medicinal para evitar a enxaqueca, 40% apresentaram 50% de redução do número de crises e 20% dos pacientes tiveram as crises abortadas totalmente. Postula-se que uma deficiência de canabinoides e a consequente diminuição da ativação dos receptores canabinoides possam desencadear tais crises. Portanto, a *Cannabis* medicinal pode ser uma opção terapêutica nas enxaquecas.

O canabidiol (CBD) tem ajudado pacientes a reduzirem a severidade, duração e frequência das crises de enxaqueca. Quando eles as avaliam em uma escala de 1 a 10, com 10 sendo a mais grave, aqueles com dor classificada entre os níveis 7-9 relataram que o CBD ajudou a reduzi-la para os níveis 1-3. Quando a dor estava entre os níveis 4-6, o CBD a eliminou completamente. Os pacientes também relataram que antes de usar o CBD, apresentavam crises de dor de uma a três vezes por mês. Com o uso de CBD houve uma queda significativa para, em média, uma crise de enxaqueca dentro de um período de três a seis meses (Rachna Patél, 2019).

Um estudo realizado nos Estados Unidos descobriu que os compostos ativos da *Cannabis* são mais efetivos em reduzir a dor de enxaqueca do que os remédios tradicionais, prescritos por médicos, além de produzirem menos efeitos colaterais. As informações foram publicadas no site da revista *Forbes*. O estudo incluiu um total de 127 pacientes que sofriam de enxaquecas crônicas e cefaleias severas. A dor geralmente afetava os dois lados da cabeça e muitas vezes era acompanhada de sensibilidade à luz e náuseas. A pesquisa teve duas fases: na primeira, os pacientes com enxaquecas crônicas e agudas receberam doses variáveis de um fármaco desenvolvido pelos pesquisadores que combinou dois compostos ativos da *Cannabis*: tetra-hidrocanabinol e canabidiol. Os resultados mostraram que aqueles que receberam uma dose de 200mg por dia, durante três meses, tiveram menos dor (cerca de 50%) do que quando tomaram remédios convencionais prescritos por seus médicos. A segunda fase incluiu os que sofriam com crises de enxaqueca crônica e aqueles que tinham cefaleias severas. Os pacientes com enxaqueca receberam THC-CBD ou 25mg de amitriptilina, um antidepressivo frequentemente utilizado no seu tratamento. Já os com cefaleia receberam THC-CBD ou 80mg de verapamil, um bloqueador de canais de cálcio muito utilizado nesse cenário. Os resultados mostraram que o medicamento contendo THC-CBD obteve melhor resultado na redução das crises de enxaqueca do que a medicação comumente prescrita e foi muito eficaz na redução da dor, diminuindo em 43,5% dos casos. A *Cannabis* medicinal também foi eficaz na redução da dor dos que sofriam de cefaleia severa.

Dados clínicos apresentados por cientistas italianos durante o 3º Congresso da Academia Europeia de Neurologia, em Amsterdã, demonstraram que a administração diária prolongada de canabinoides está associada a uma diminuição das crises de enxaqueca. Embora reveladora, a pesquisa italiana não é inédita, pois o tema *Cannabis* no tratamento de enxaqueca já possui inúmeras referências bibliográficas comprovadas.

A eficácia da *Cannabis* medicinal, utilizada durante três anos por 145 pacientes com enxaqueca, foi avaliada. Os achados indicam uma redução das crises superior a 60%. Além disso, o uso da *Cannabis* também foi associado a uma diminuição no uso de medicamentos prescritos para enxaqueca por esses pacientes (Aviram, 2020).

Algumas patologias relacionadas à dor do segmento cefálico apresentam intensa intersecção com as vias dolorosas envolvidas nas cefaleias, especialmente na enxaqueca, e respondem ao uso dos canabinoides. Alguns exemplos incluem a dor neuropática orofacial (nevralgia do trigêmeo, síndrome da boca ardente e dor orofacial persistente) e sua ação no sistema de dor central (sistema trigeminal e substância cinzenta periaquedutal).

Dosagem do CBD

Semanas	1	2	3	4	5
Dosagem em mg	5	10	15	20	25

Casos clínicos

LS, mulher, 65 anos, apresentava história de crises de enxaqueca durante várias vezes na semana, algumas delas durando dias. Suas crises tiveram início aos 18 anos, portanto, convivia com elas há 47 anos. Seu quadro clínico se agravou após a realização, há dez anos, de uma neurocirurgia de emergência em decorrência de uma degeneração da vértebra cervical. O procedimento resultou em uma lesão causada pelo bloqueio epidural. Ela também reclamava de dor no corpo. As dores de cabeça pioraram após a cirurgia. LS é muito sensível aos medicamentos e não estava se dado bem com anti-inflamatórios, analgésicos, antidepressivos e relaxantes musculares. Sentiu-se melhor com o uso de opioides e benzodiazepínicos. Iniciou tratamento com a *Cannabis* medicinal com alto teor de CBD e baixo THC (26:1) há aproximadamente dois meses. Com essa medicação, foi capaz de abortar uma crise de enxaqueca em uma hora. Nenhum medicamento ou combinação anteriormente utilizado foi capaz de conseguir esse resultado. Com o uso contínuo da *Cannabis* medicinal, ela foi capaz de reduzir significativamente as doses de opioides e de anti-inflamatórios que usava e teve uma boa melhora de vida.

Paciente MV, portadora de ansiedade crônica há vários anos. Nas últimas duas semanas apresentou piora da ansiedade acompanhada por alterações de humor e perda de interesse por realizar suas atividades diárias, o que anteriormente fazia com prazer. Passou a apresentar insônia e a ficar o dia inteiro na cama. Não queria se levantar, se alimentar e se recusava a ingerir os medicamentos prescritos por seu psiquiatra. Deixou de trabalhar e demonstrou total desinteresse em fazer qualquer atividade. Dizia que estava cansada da vida e que desejava morrer. Foi diagnosticada com quadro de depressão grave. Optou-se pelo tratamento com Cannabis medicinal, considerando que os medicamentos até então utilizados não surtiram efeito e estavam causando inúmeros eventos adversos. Os produtos que contêm misturas de canabinoides e terpenos têm sido empregados com bons resultados no tratamento da depressão. O canabidiol associado ao limoneno atua eficazmente na melhora do humor. A Cannabis medicinal com maior concentração de pineno é eficaz no combate à fadiga, um sintoma frequente nos casos de depressão. Produtos com uma proporção maior de CBD e menor de THC atuam melhor na ansiedade. Deve-se evitar o uso de THC de alta potência, pois pode aumentar o risco de ansiedade e paranoia, especialmente se houver histórico familiar de bipolaridade ou esquizofrenia. O limoneno tem um efeito revigorante, o pineno melhora a memória e o mirceno ajuda a relaxar e a dormir melhor. Espécies da Cannabis sativa com alta porcentagem de CBD melhoram o humor e a energia, diminuindo o risco de ansiedade e paranoia. Neste caso, optou-se pelo canabidiol full spectrum combinado com terpenos. A melhora foi significativa e, em pouco tempo, a paciente voltou a se interessar por suas atividades diárias, melhorou o humor, voltou a trabalhar, passou a dormir melhor e a viver com mais qualidade.

JNS, de 65 anos, foi encaminhado por um colega médico. O paciente relata uma longa história de depressão e neuropatia diabética. Estava sendo tratado com gabapentina para a depressão, metformina de liberação prolongada e prednisona como anti-inflamatório. Tabagista crônico, JNS consumiu dois maços de cigarro por dia durante vários anos. Iniciei o tratamento com canabidiol full spectrum 25mg pela manhã e 25mg, uma hora antes de dormir, para aliviar a dor neuropática e melhorar a depressão. Expliquei que o tabaco não ajudava em nada — ao contrário, piorava a dor da neuropatia diabética, bem como o processo inflamatório. Recomendei que diminuísse o número de cigarros fumados por dia e que se esforçasse para abandonar o hábito, considerando-se os efeitos deletérios para o diabetes. No primeiro retorno de seguimento semanal, aumentei a dose para 25mg, três vezes ao dia, pois o paciente não referia melhora. Na semana seguinte, ele continuava se queixando de dor, embora referisse melhora da depressão. Aumentei novamente a dose, dessa vez para 50mg, três vezes ao dia. No retorno seguinte, JNS relatou melhora significativa da dor neuropática e da depressão. Contou também que diminuiu o consumo de cigarros, passando de dois maços para dez cigarros por dia.

Paciente NV, de 30 anos, refere episódios de choro sem causa aparente, dificuldade para dormir, falta de apetite, rejeição ao filho recém-nascido e pensamentos de morte e suicídio. Os sintomas tiveram início nos dias seguintes ao nascimento do bebê. Foi utilizada a escala de depressão pós-parto de Edimburgo e confirmado o diagnóstico de depressão puerperal. Durante o exame físico, a paciente se encontrava triste, ansiosa e chorava ao dizer que não tinha capacidade para cuidar do filho. Iniciamos o tratamento com extrato de Cannabis medicinal (canabidiol full spectrum, 100mg/ml), de uso sublingual de 0,25 ml (25mg), de 12 em 12 horas. Na visita de retorno, após duas semanas, a paciente carregava o bebê no colo e se encontrava em perfeitas condições, sem sintoma e totalmente recuperada. A Cannabis medicinal foi descontinuada.

Pesquisas científicas

- Deficiência endocanabinoide clínica: esse conceito pode explicar os benefícios terapêuticos da *Cannabis* na enxaqueca, fibromialgia, síndrome do intestino irritável e em outras condições resistentes ao tratamento (Russo, 2003).
- O sistema endocanabinoide e a enxaqueca (Greco, 2010).
- Efeitos da anandamida na enxaqueca – dados de um modelo animal (Greco, 2011).
- Endocanabinoides no tráfego nociceptivo trigemiovascular modular do tronco cerebral via receptores CB1 e triptanos – implicações na enxaqueca (Akerman, 2013).

- Ativação dos receptores CB2 como potenciais alvos-terapêuticos para avaliação de enxaqueca em modelo animal (Greco, 2014).
- Revisão abrangente da *Cannabis* medicinal, canabinoides e implicações terapêuticas na cefaleia (Baron, 2015).
- Frequência de enxaquecas diminui após tratamento prolongado com *Cannabis* medicinal (Aviram, 2020).

Doença de Huntington

"O amor não tem cura, mas é o único remédio para todas as doenças." - Leonard Cohen

A doença de Huntington (DH) é hereditária, neurodegenerativa, gravemente debilitante e causada por uma mutação genética que conduz à destruição de neurônios em uma área cerebral chamada de gânglios basais. Ela provoca a degeneração progressiva e morte das células nervosas do cérebro, levando à perda do controle muscular (afetando os movimentos do indivíduo) e demência. Os sintomas costumam iniciar entre os 30 e 40 anos e a evolução da doença até a morte ocorre em aproximadamente 10 anos. Ainda não há cura para a DH. Com o tempo, o paciente acometido por ela sofre um declínio em suas capacidades físicas e mentais, de modo que andar e se mover se tornam tarefas difíceis. Os sintomas se tornam tão graves, que o paciente passa a apresentar movimentos involuntários, conhecidos como coreia, além de demência, mudanças de humor e depressão.

Descrito pelo médico norte-americano George Huntington, em 1872, o distúrbio tem sido amplamente estudado nas últimas décadas. Foi, inclusive, em 1993, pouco mais de cem anos após o primeiro caso oficial da doença, que os cientistas descobriram o gene causador da afecção localizado no cromossomo 4. O defeito neste cromossomo faz com que uma parte do DNA, chamada sequência CAG, ocorra várias vezes mais do que deveria. Normalmente, essa sequência se repete de 10 a 28 vezes em um indivíduo saudável. Em pessoas diagnosticadas com a doença de Huntington, no entanto, ela se repete de 36 a 120 vezes.

Além disso, a DH é uma enfermidade dominante autossômica, o que significa que uma pessoa precisa apenas de uma cópia do gene defeituoso para desenvolvê-la. Com exceção dos cromossomos sexuais, cada indivíduo herda duas cópias de cada gene de seus pais, sendo uma de cada progenitor. Alguém que tenha o pai com um gene defeituoso para a doença de Huntington, por exemplo, pode receber dele tanto a cópia defeituosa do gene quanto a cópia normal. Assim, cada pessoa que tenha hereditariedade para a doença possui 50% de chances de herdar o gene causador e, portanto, desenvolvê-la.

A doença de Huntington está presente em todo o mundo, porém, em algumas regiões ela tem uma incidência mais elevada, como na Venezuela. Estima-se que nos Estados Unidos, a cada 100 mil habitantes, 10 nasçam com a doença. Não existem dados estatísticos no Brasil para esse distúrbio neurológico.

Cannabis medicinal e doença de Huntington

A importância do sistema endocanabinoide na doença de Huntington é amplamente conhecida. O canabidiol (CBD), por ser neuroprotetor e possuir propriedades antioxidantes, interage positivamente com esta enfermidade. Em 1986, pesquisadores avaliaram três pacientes com a DH que deterioravam rapidamente e não respondiam a nenhum medicamento farmacêutico. O canabidiol foi administrado na forma oral. Após a primeira semana de tratamento, eles apresentaram uma melhora de 5% a 15% nos testes objetivos e subjetivos. Após a segunda semana, a melhora foi de 20% a 40%, respectivamente, com os mesmos testes. Os resultados se mantiveram estáveis nas duas semanas seguintes. O único efeito adverso foi hipotensão transitória (Lanska, 1988).

Cinco anos mais tarde, pesquisadores da Universidade do Arizona (EUA) conduziram um estudo duplo-cego, randomizado, cruzado, para avaliar a eficácia do CBD oral comparado com o placebo. Ambos foram igualmente eficazes (Consroe, 1991).

Em 2007, cientistas espanhóis avaliaram o potencial neuroprotetor do canabidiol na doença de Huntington. Os resultados indicaram que o CBD oferece neuroproteção contra a lesão estriatal induzida por 3-NP. Este resultado parece ser consequência exclusiva das propriedades antioxidantes do CBD (Sagredo, 2007).

Outros dois experimentos publicados em 2011 examinaram os efeitos do CBD na doença de Huntington. Em um deles, os autores observaram que existem evidências da neuroproteção promovida pelo nabiximol (Sativex®) na DH, que foi capaz de retardar a sua progressão (Sagredo, 2011). O outro estudo reconhece os canabinoides como medicamentos promissores em retardar a progressão degenerativa crônica das doenças de Parkinson e de Huntington (Fernandez, 2011).

Em um estudo feito em modelo animal, publicado em 2011, na revista médica *Brain*, os pesquisadores demonstraram que os receptores canabinoides podem desempenhar um papel significativo na patogênese da DH. Desta forma, a *Cannabis* medicinal tem função neuroprotetora importante, pois reduz a inflamação celular, melhora a função mitocondrial e elimina detritos celulares. Além disso, a *Cannabis* pode ajudar no alívio da dor, em distúrbios do sono e na depressão e ansiedade que frequentemente acompanham esta doença devastadora. Os efeitos colaterais de alguns tratamentos, tais como náuseas, agitação, excitabilidade e fadiga, também podem ser aliviados com o uso da *Cannabis* medicinal.

Pesquisas científicas

- Efeitos do canabidiol na doença de Huntington (Sandyk, 1986).
- Mortalidade da doença de Huntington nos Estados Unidos da América (Lanska, 1988).
- Estudo clínico controlado na doença de Huntington (Consroe, 1991).
- Padrão de neurodegeneração na doença de Huntington: um estudo comparativo das alterações nos receptores canabinoides, de dopamina, adenosina e GABA nos gânglios basais humanos na Doença de Huntington (Glass, 2000).
- Estrutura, expressão e regulação do gene do receptor canabinoide (CB1) em camundongos transgênicos com doença de Huntington (McCaw, 2004).
- Canabidiol reduziu a atrofia estriatal causada por ácido nitropropiônico *in vivo*, por mecanismos independentes da ativação de canabinoide (Sagredo, 2007).
- Efeitos neuroprotetores dos fitocanabinoides em modelos experimentais da doença de Huntington (Sagredo, 2011).

- Terapia canabinoide nas alterações dos gânglios basais (Fernandez-Ruiz, 2011).

Síndrome do intestino irritável (SII)

> *"As doenças são os resultados não só dos nossos atos, mas também dos nossos pensamentos."* – Mahatma Gandhi

A síndrome do intestino irritável (SII) é uma condição crônica que causa alteração extrema no trato gastrointestinal e inclui diarreia, constipação, dor abdominal, inchaço, gases, perda de peso, sangramento retal e muco. É uma doença crônica que afeta primariamente o intestino grosso (cólon) e que exige acompanhamento médico de longo prazo.

As paredes dos intestinos são revestidas por músculos que se contraem e relaxam conforme o alimento ingerido vai passando do estômago em direção ao reto. Na SII, as contrações podem ser muito mais fortes e durar por mais tempo que o normal. Pode ser, ainda, que aconteça justamente o oposto, com contrações intestinais mais fracas que o normal, o que retarda a passagem de alimentos e leva à formação de fezes endurecidas.

Ainda não se descobriu a causa nem a cura da SII. Não se sabe exatamente o que leva uma pessoa a desenvolver esta síndrome, mas uma combinação de fatores pode estar envolvida: estresse, infecções, disfunção imune, alergias e intolerância alimentar. Também não se sabe como as alergias ou a intolerância alimentar podem estar relacionadas à SII, mas os sintomas costumam aparecer após a ingestão de determinados alimentos, como chocolate, gorduras, frutas, feijão, repolho, couve-flor, brócolis, leite, bebidas gaseificadas, álcool, entre outros. A maioria das pessoas com SII nota que, durante momentos de estresse, os sintomas tendem a se acentuar. No entanto, os pesquisadores defendem que o estresse é um fator agravante, mas não uma possível causa que leve à evolução da doença.

As mulheres são duas vezes mais propensas a apresentarem a SII. Por essa razão, os pesquisadores acreditam que as mudanças hormonais podem estar relacionadas ao desenvolvimento da doença. Além disso, muitas mulheres acreditam que os sinais e sintomas são piores durante a menstruação ou em períodos próximos a ela.

Em algumas ocasiões, outra doença, como um episódio agudo de diarreia infecciosa (gastroenterite) ou o crescimento excessivo de bactérias intestinais normais podem desencadear a SII. Essa doença também tem sido relacionada à depressão, ansiedade, distúrbios do pânico e até mesmo a algumas condições psiquiátricas, como o transtorno bipolar e a esquizofrenia. Outros sintomas frequentemente observados na SII incluem desconforto abdominal (gases, contrações abdominais, empachamento), refluxo gastresofágico, ansiedade, depressão, fraqueza e falta de energia.

O diagnóstico da SII é feito por exclusão. Vários exames podem ser solicitados, como a colonoscopia, pesquisa de parasitas (sangue e fezes), bem como testes para doença celíaca. Se nenhuma dessas doenças for responsável pela causa primária dos sintomas, o médico gerencia a doença com modificações na dieta alimentar, medicamentos e encaminhamento para psicoterapia. Estudos sobre a SII foram conduzidos por pesquisadores canadenses concluindo que o consumo de fibras, antiespasmódicos e óleo de hortelã-pimenta foram mais eficazes que o placebo no tratamento.

Cannabis medicinal e síndrome do intestino irritável

Cientistas sabem há muito tempo que existe uma conexão direta entre o microbioma do trato gastrointestinal e o sistema endocanabinoide (SEC). Vários estudos avaliaram a eficácia da *Cannabis* medicinal na SII e os resultados sugerem que ela é eficaz na melhora de sintomas como náusea, diarreia, estresse e falta de apetite. Muitos pesquisadores postularam que a *Cannabis* medicinal pode ser a forma mais eficaz de aliviar os sintomas e melhorar a qualidade de vida dos pacientes com SII.

A *Cannabis* diminui a hipermobilidade intestinal, aliviando a cólica abdominal e diminuindo a diarreia. Ela foi um dos primeiros tratamentos para a cólera no século XIX. Em termos de analgesia, a *Cannabis* reduz a sensibilidade visceral em muitos pacientes com distúrbios gastrointestinais, pois tem a capacidade de diminuir a dor neuropática e a inflamação. Suas propriedades anti-inflamatórias foram bem estudadas em um ensaio clínico realizado em 2008. Durante esse estudo, verificou-se que o tratamento com canabinoides diminuía a dor e a inflamação, além de melhorar o humor e a qualidade de vida dos pacientes portadores de SII.

Pela primeira vez a ciência foi capaz de explicar por que alguns usuários de maconha que sofrem com doenças inflamatórias intestinais, como a Doença de Crohn e a retocolite ulcerativa, obtêm alívio dos sintomas ao usar a *Cannabis*. Em uma investigação com ratos, pesquisadores da Universidade de Bath confirmaram que os endocanabinoides atuam no controle da inflamação intestinal (McCormick, 2019).

Um grupo de pesquisadores italianos conduziu uma meta-análise com estudos relacionados à SII e a *Cannabis* medicinal (em 2010) e seu autor principal observou que "os estudos anatômicos, fisiológicos e farmacológicos mostraram que o sistema endocanabinoide está amplamente distribuído no trato gastrointestinal. Ele está relacionado com a ingestão de alimentos, de náuseas, vômitos, secreção gástrica, proteção gástrica, motilidade gastrointestinal, transporte iônico, inflamação intestinal e proliferação celular".

Em 2006, pesquisadores de Boston (EUA) testaram moléculas novas que exerciam seus efeitos no sistema endocanabinoide. Os resultados indicaram o potencial terapêutico dos canabinoides na SII (Venuri, 2006).

No Canadá, cientistas demonstraram, em testes com animais, que os canabinoides reduzem colites e concluíram que drogas que atuam no sistema endocanabinoide oferecem potencial terapêutico na SII (Storr, 2008).

Um outro experimento conduzido em 2008 em Nápoles (Itália) indicou que o CBD reduziu a hipermotilidade em ratos. Baseado nessas informações, os autores concluíram que o CBD normaliza a motilidade nos casos de síndrome inflamatória intestinal (Capasso, 2008).

A *Cannabis* medicinal regula as vias do trato gastrointestinal por meio da redução do tono colinérgico vagal. Os receptores canabinoides CB1 regulam funções centrais como dor, saciedade, náuseas e vômitos. Estudos de prevalência mostraram melhora de dor abdominal, apetite e diarreia em pacientes utilizando a *Cannabis* medicinal (Swaminath, 2018).

Acredita-se que o sistema endocanabinoide desempenhe um papel crucial na SII (Storr, 2008). Os receptores canabinoides CB1 e CB2 são usados para regular os diferentes processos fisiológicos no corpo humano, muitos dos quais presentes no trato gastrointestinal.

O canabidiol mostrou eficácia na SII na dose de 50mg por dia, enquanto outros pacientes necessitaram de doses mais elevadas. O CBD tem a capacidade de aumentar os níveis de anandamida, endocanabinoide que regula o movimento intestinal, combate o processo inflamatório e controla a diversidade do microbioma.

O tratamento com *Cannabis* medicinal é individualizado e a dose terapêutica varia para cada paciente. Recomenda-se a titulação até se atingir a dose terapêutica ideal, ou seja, aquela em que o paciente refere melhora dos sintomas sem efeitos adversos. Deve-se iniciar sempre com a dose mais baixa e ir aumentando lentamente, avaliando a resposta do paciente ao CBD. Após atingir a dose terapêutica ideal, serão necessários ainda duas ou três semanas de uso regular de CBD até se obter os benefícios desejados. A tabela abaixo mostra o cálculo da dose baseado no peso do paciente e a potência desejada em miligramas de CBD.

Peso (Kg)	Potência baixa	Potência média	Potência alta
50	10mg	30mg	60mg
60	13mg	38mg	75mg
70	15mg	45mg	90mg
80	17mg	52mg	105mg
90	20mg	60mg	120mg
100	22mg	67mg	135mg
110	25mg	75mg	150mg

Pesquisas científicas

- Canabinoides e o trato gastrointestinal (Pertwee, 2001).
- Envolvimento dos receptores canabinoides na motilidade gastrointestinal (Hornby, 2004).
- Redução da inflamação por meio do sistema endocanabinoide (Vemuri, 2006).
- CBD reduz a hipermotilidade gastrointestinal em ratos (Capasso, 2008).
- O inibidor de transporte de membrana VDM11 melhora a ação do sistema endocanabinoide (Scott, 2008).
- Canabinoides reduzem o processo inflamatório intestinal (Scott, 2008).

- Ação do canabinoide no canal TRPV: efeitos no TRPV3 e TRPV4 e seus relevantes potenciais na inflamação gastrointestinal (De Petrocellis, 2008).
- Deficiência clínica de endocanabinoide: pode este conceito explicar os benefícios terapêuticos na enxaqueca, fibromialgia, síndrome do intestino irritável e outras enfermidades resistentes ao tratamento? (Russo, 2008).
- Gerenciamento da síndrome do intestino irritável em cuidados primários (Slamboldjev, 2011).
- Inflamação na síndrome do intestino irritável: mito ou um novo alvo de tratamento? (Sinagra, 2016).
- Canabinoides: implicações terapêuticas no vômito e nas náuseas, aumento do apetite na esclerose múltipla e neuroproteção (Cooke, 2020).

Hepatite C

"Quando você quer a cura, todo o universo conspira para que você realize o seu desejo."
– Autor desconhecido

A hepatite C é uma infecção hepática potencialmente fatal que afeta mais de três milhões de pessoas só nos Estados Unidos. Ela pode ser transmitida de diversas maneiras, incluindo a realização de tatuagem, transfusão sanguínea, acidente com material contaminado (como um médico que fere o dedo com o bisturi durante uma cirurgia em paciente portador do vírus, por exemplo) ou por meio do compartilhamento de agulhas no uso de drogas injetáveis. A transmissão vertical, da mãe para o filho, é rara e apenas cerca de 5% dos casos ocorrem no momento do parto. A maioria dos estudos não conseguiu comprovar a transmissão por contato sexual.

O tratamento de pacientes com hepatite C é feito com poderosas drogas antivirais (ribavirina e interferon), que produzem muitos efeitos colaterais, incluindo fadiga extrema, náuseas, dores musculares, perda de apetite e depressão.

A hepatite C é uma doença viral que leva à inflamação do fígado e raramente apresenta sintomas. Na verdade, a maioria das pessoas não sabe que tem esta doença e muitas vezes a descobrem por meio de doação de sangue ou pela realização de exames de rotina. Os sintomas surgem com a doença avançada, o que geralmente acontece décadas depois da contaminação pelo vírus.

A hepatite C é um dos três tipos mais comuns de hepatite e é considerado o pior deles. De acordo com o Fundo Mundial para a Hepatite da Organização das Nações Unidas, cerca de 500 milhões de pessoas no mundo estão infectadas com os vírus da hepatite B e C, e apenas 5% delas sabem que têm a doença. No Brasil, existe cerca de 1,5 milhão de pessoas infectadas pela hepatite C, doença responsável por 70% das hepatites crônicas e 40% dos casos de cirrose, segundo dados do Ministério da Saúde.

Cannabis medicinal e hepatite C

O tratamento da hepatite C é difícil. Os medicamentos utilizados frequentemente desencadeiam efeitos colaterais, como fadiga, náuseas, dores musculares, perda de apetite e depressão. Em algumas situações o paciente não aguenta tantos efeitos adversos e interrompe o tratamento antes do término. Nesse contexto, a *Cannabis* medicinal, que possui efeito antináusea, estimula o apetite, alivia a dor e melhora a qualidade de vida, tornou-se uma importante aliada no tratamento, melhorando, inclusive, a adesão.

A *Cannabis* medicinal também pode oferecer mais para esses pacientes. Uma pesquisa publicada em 2003 descobriu que os canabinoides diminuíram com sucesso os danos ao fígado causados pela inflamação decorrente da hepatite C. Outro trabalho mostrou que o sistema endocanabinoide pode desempenhar um papel crucial no tratamento de doenças hepáticas. Os receptores canabinoides foram identificados como possíveis alvos-terapêuticos na diminuição da inflamação hepática. Existem evidências substanciais de que o uso da *Cannabis* medicinal pode ajudar a enfrentar os principais desafios dos usuários de drogas no tratamento de hepatite C, bem como em outras doenças hepáticas.

Os canabinoides testados no tratamento da hepatite ou como coadjuvantes foram o THC, a anandamida, a nabilona e o extrato completo da planta *Cannabis* em gotas. O THC e a anandamida se ligam em proporções iguais aos receptores CB1 e CB2. Já a nabilona é um canabinoide sintético semelhante ao THC.

Um estudo realizado em 2006 e publicado no *European Journal of Gastroenterology and Hepatology* reportou que 86% dos pacientes que usaram a *Cannabis* completaram o tratamento com sucesso comparado com 29% do grupo controle. A *Cannabis* também melhorou a eficácia do tratamento. Observou-se que 54% dos pacientes com hepatite C utilizando *Cannabis* reduziram seus níveis virais e os mantiveram baixos, em comparação com apenas 8% do grupo controle.

De acordo com pesquisadores da Universidade da Califórnia, o uso da *Cannabis* medicinal pode aumentar a tolerância aos efeitos colaterais desencadeados pelos antivirais, como febre, calafrios, dor muscular e articular. Dra. Diana Sylvestre e outros pesquisadores avaliaram 71 pacientes recebendo interferon e ribavirina como tratamento da hepatite C. O interferon aumenta a imunidade enquanto a ribavirina ataca o vírus. Vinte e dois pacientes (31%) eram usuários da *Cannabis* medicinal. Dezessete (24%) descontinuaram o tratamento precocemente, entre eles somente um usuário de *Cannabis* contra 16 não usuários. Cerca de metade dos usuários de *Cannabis* (54%) teve resultados positivos com as medicações, com carga viral indetectável, comparados com somente 14% do grupo dos não usuários. Além disso, somente 14% do grupo de usuários de *Cannabis* recidivaram, contra 61% dos não usuários. Os pesquisadores concluíram que esses resultados sugerem que o uso moderado de *Cannabis* pode oferecer benefícios sintomáticos e virológicos para alguns pacientes em tratamento da hepatite C, ajudando-os a manter adesão ao regime medicamentoso.

Pesquisas científicas

- Uso de *Cannabis* medicinal melhora os resultados do tratamento antiviral em pacientes com hepatite C (Sylvestre, 2006).
- Usuários de *Cannabis* mantiveram adesão ao tratamento de hepatite (Sylvestre, 2006).
- Uso oral de THC e de nabilona reduz náuseas, vômitos e melhora o apetite em pacientes tratados com ribavirina e interferon (Costiniuk, 2008).
- Atenuação de hepatite autoimune experimental com tetra-hidrocanabinol e anandamida (Venkaresh, 2008).
- O uso da *Cannabis* não acelera a progressão da doença hepática em pessoas com hepatite C (Moodie, 2013).

Náuseas e vômitos

Náuseas e vômitos são dois sintomas comuns durante as crises de enxaqueca.

Náuseas e vômitos são sintomas muito comuns que podem ser causados por uma grande variedade de condições. A náusea corresponde à sensação ou vontade de vomitar. Pode ser causada por medicamentos, agentes quimioterápicos, enjoo, vertigem, enxaquecas, tratamentos antirretrovirais ou quimioterapia. Ela pode ser bastante debilitante e tem um impacto significativo na qualidade de vida de uma pessoa. Se a náusea é combatida com sucesso, ajuda muitos pacientes a parar de vomitar, diminuir o estresse e até melhorar o sono. Já o vômito é um reflexo incontrolável que expele o conteúdo do estômago pela boca. Náusea é o termo usado para descrever a sensação de que você vomitará, mas não significa que o vômito necessariamente ocorrerá. Ambos os sintomas são muito comuns e podem ser causados por uma ampla variedade de fatores. Eles ocorrem em crianças e adultos, embora sejam mais comuns em mulheres grávidas e pacientes submetidos a tratamentos de câncer.

Normalmente o vômito é inofensivo, mas pode ser um sinal de alerta de uma doença mais grave. A maioria dos adultos raramente vomita. Quando isso ocorre, o vômito geralmente é causado por abuso de álcool ou outras substâncias, uma infecção bacteriana ou viral, ou um tipo de intoxicação alimentar. Em alguns casos, os vômitos também podem ser ocasionados por outras doenças, como as cardiovasculares, neoplasias e infecções. Determinados cheiros trazem a sensação de náusea e esta reação pode estar exacerbada durante o primeiro trimestre da gravidez, embora também possa ocorrer em pessoas que não estão grávidas. A náusea que é causada pela gravidez geralmente desaparece no segundo trimestre.

Cannabis medicinal, náuseas e vômitos

A *Cannabis* medicinal tem sido utilizada com muito sucesso nos cuidados paliativos, para o alívio de náuseas e vômitos, bem como no aumento de apetite. As pesquisas sobre seu efeito em náuseas e vômitos tiveram início na década de 1980 e demonstraram a sua efetividade em diminuir os episódios. O efeito antiemético do CBD e do THC ocorre devido a sua interação com a 5-hidroxitriptamina do receptor 3 (5-HT3), localizado nos neurônios (Duran, 2004). É justamente essa interação que diminui significativamente as náuseas e vômitos que muitos pacientes experimentam durante a quimioterapia e radioterapia no tratamento do câncer. Estudos recentes com o canabidiol (CBD) em ratos comprovou a supressão de náuseas e ansiedade (Pertwee, 2018).

Em 1995, o professor Raphael Mechoulam, da Universidade Hebraica de Jerusalém, teve a ideia de testar THC em crianças sendo tratadas contra o câncer. Já se sabia há muitos anos que a *Cannabis* diminui os efeitos adversos das drogas anticâncer. Muitos dos fármacos utilizados no tratamento do câncer causam efeitos colaterais terríveis. As crianças vomitam, têm náuseas, choram o tempo todo e passam muito mal. Como já foi mencionado, a professora Aya Avramov, chefe do Departamento de Oncologia Pediátrica do Hospital de Jerusalém, em um estudo duplo-cego para avaliar o THC como coadjuvante da quimioterapia, logo percebeu que as crianças que estavam recebendo o placebo continuavam a ter náuseas, vomitar e passar mal, ao passo que as que receberam o THC apresentaram sensível melhora. No final do estudo, a conclusão foi que o THC bloqueou completamente os vômitos e as náuseas com uma dose mínima, que não causou nenhum efeito adverso.

Um estudo com 1.772 pacientes foi realizado com o objetivo de determinar o efeito da *Cannabis* na redução de náuseas e vômitos induzidos por quimioterapia. Os resultados foram bem-sucedidos, comprovando a sua eficácia neste cenário. Outros 14 estudos confirmaram a eficácia da nabilona, comercializada nos Estados Unidos com o nome de Cesamet®, e aprovado pelo FDA em 1985 para uso paliativo em náuseas e vômitos em pacientes tratados com quimioterapia. Ela também recebeu aprovação para o tratamento de anorexia e perda de peso em pacientes com Aids.

Nove estudos testaram o dronabinol, um THC sintético, comercializado nos Estados Unidos como Marinol®, indicado como estimulante do apetite e antiemético. Ele foi aprovado pelo FDA como seguro e eficaz nas anorexias induzidas por HIV/Aids, náuseas e vômitos induzidos por quimioterapia.

Um trabalho realizado por Whiting, em 2015, testou o nabiximol (THC e CBD sintéticos) comercializado no exterior como Sativex® e no Brasil como

Mevatyl®, desenvolvido para tratar espasticidades na esclerose múltipla. Ele foi o primeiro medicamento no mundo contendo extrato de *Cannabis* com dosagem padronizada de CBD e THC na proporção 1:1 a ser aprovado, após extensas pesquisas clínicas.

Outra revisão de 30 estudos controlados com um total de 1.138 pacientes reportou que os canabinoides são mais eficazes que o placebo ou as drogas neurolépticas na redução de náuseas e vômitos associados à quimioterapia (Machado Rocha, 2008).

Em uma revisão de 23 estudos comparando canabinoides com placebo ou com outras drogas antieméticas, 168 pacientes relataram ausência total de vômito e 288 de náusea ou vômito com o uso dos canabinoides (Smith, 2005).

A *Cannabis* inalada também possui efeito antiemético nas náuseas e vômitos induzidos por quimioterapia e possivelmente nas que ocorrem por outros fatores desencadeantes. O Marinol® (THC sintético) tem sido utilizado em pacientes em quimioterapia que apresentam náuseas e vômitos severos e em pessoas que vivem com o HIV e perdem peso rapidamente. É a única droga canabinoide sintética aprovada pelo FDA e oferece uma alternativa aos medicamentos tradicionais, embora sua eficácia seja menor quando comparada com o canabidiol herbal, sem os efeitos colaterais causados por ele. Isso levantou a suspeita de que, como a droga sintética não possui os múltiplos componentes do extrato de CBD de espectro total, ela seria menos eficaz (Queensland, 2017).

A Academia Nacional de Ciência e Medicina Americana reportou, em janeiro de 2017, que existem evidências substanciais e conclusivas sobre a eficácia dos canabinoides no tratamento de náuseas e vômitos.

Um estudo randomizado, duplo-cego e placebo controlado avaliou a melhora do apetite em 54 pacientes com câncer avançado tratados com a *Cannabis*. Eles foram divididos em dois braços (grupos), um que recebeu a *Cannabis* medicinal (THC) oral e outro que foi tratado com placebo. O braço que recebeu a *Cannabis* apresentou melhora do apetite e um ganho de peso médio de 0,567g. O grupo placebo teve efeito oposto e perdeu, em média, 9,525kg (Regelson, 1976).

Um estudo duplo-cego, randomizado e comparado com placebo foi realizado com 21 pacientes portadores de câncer avançado. No grupo do tratamento, os participantes receberam THC em doses que variaram de

2,5mg a 20mg por dia. Os pacientes relataram melhora do apetite antes das refeições, do gosto dos alimentos, tiveram aumento da ingestão calórica e, consequentemente, do peso. Além disso, observou-se também melhora do sono e da ansiedade (Brisbois, 2011).

Pesquisas científicas

- Implicações terapêuticas no vômito e na náusea após quimioterapia por câncer, na melhora do apetite, na esclerose múltipla e na neuroproteção (Mechoulam, 2001).
- Regulação de náuseas e vômitos por canabinoides (Parker, 2010).
- O canabidiol, um componente não psicoativo da *Cannabis*, atenua o vômito e a náusea por meio de agonismo indireto dos receptores somatodendríticos 5-HT1A (Rock, 2011).
- Interação entre canabinoides não psicotrópicos nos efeitos antináusea e antiemético do canabigerol (CBG) e do canabidiol (CBD) em ratos e musaranhos (Rock, 2011).
- Interação entre canabinoides não psicotrópicos: efeitos antináusea e antiemético do canabidiol e do canabigerol (Rocha, 2011).
- O ácido canabidiólico impede o vômito em musaranhos e o comportamento induzido por náusea em ratos, aumentando a ativação do receptor 5-HT1A (Bolognini, 2012).
- Regulação canabinoide de náuseas agudas e antecipatórias (Rock, 2016).

Doença de Crohn

"Somos feitos de carne, mas temos de viver como se fôssemos de ferro." – Sigmund Freud

A Doença de Crohn é uma inflamação crônica intestinal que afeta todo o sistema digestivo (da boca ao ânus), mas acomete especialmente o íleo terminal (parte inferior do intestino delgado) e o cólon. Ela também é conhecida por ileíte, enterite regional ou colite, dependendo da região afetada. Esta doença é invasiva, comprometendo todas as camadas da parede intestinal: mucosa e submucosa, muscular e serosa. Ela tem início com maior frequência na segunda e terceira décadas de vida, mas pode afetar qualquer faixa etária. Sua causa é desconhecida, mas existem algumas hipóteses sobre o seu surgimento. Uma delas seriam vírus ou bactérias. Quando o sistema imunológico do paciente tenta lutar contra eles, acaba respondendo de modo anormal. Tal ação faz com que o sistema imune ataque também as células do sistema digestivo.

Ocorre mais frequentemente em pessoas que têm algum familiar portador da enfermidade, tornando-os geneticamente suscetíveis.

Em alguns casos, apenas o intestino delgado (íleo) é afetado, enquanto, em outros, a inflamação se apresenta no cólon (parte do intestino grosso). Seu desenvolvimento é imprevisível e muitos dos pacientes são assintomáticos até haver um surto.

A Doença de Crohn não tem progressão igual em todos os pacientes. Ela se desenvolve de modo diferente em cada um, o que torna difícil o diagnóstico e o controle da enfermidade.

Cannabis medicinal e Doença de Crohn

Pacientes com doenças inflamatórias intestinais, como a Doença de Crohn e a colite ulcerativa, podem se beneficiar com o uso de *Cannabis* medicinal.

Pesquisadores da Universidade de Nottingham, na Inglaterra, descobriram em 2010 que compostos químicos presentes na *Cannabis*, incluindo o THC (tetra-hidrocanabinoide) e o CBD (canabidiol), interagem com células do corpo que desempenham um papel importante na função intestinal e nas respostas imunes. O organismo produz compostos que aumentam a permeabilidade intestinal, permitindo que as bactérias entrem. Todavia, os canabinoides bloqueiam essa entrada, tornando as células intestinais mais unidas e deixando-as menos permeáveis. A causa deste fenômeno é desconhecida, mas acredita-se estar associada a uma deficiência no sistema endocanabinoide do intestino.

Há muito tempo sabe-se que as propriedades anti-inflamatórias dos canabinoides auxiliam no tratamento desta doença. Um estudo preliminar realizado recentemente descobriu que o tratamento com a *Cannabis* medicinal melhorou a qualidade de vida, promovendo aumento de apetite e ganho de peso, diminuindo a quantidade de movimentos intestinais por dia e eliminando a necessidade de uso de esteroides.

A inflamação é um importante gatilho para muitos dos sintomas da Doença de Crohn. O uso da *Cannabis* não apenas inibe a ação do sistema imunológico que está continuamente atacando o intestino, mas também evita a liberação de proteínas pró-inflamatórias. Por isso, ela tem sido considerada superior às terapias convencionais. Os pacientes relatam uma qualidade de vida melhor, diminuição da dor e angústia mental, bem como aumento do apetite levando ao ganho de peso. Eles também têm melhorado a performance em sua vida profissional, sendo capazes de se concentrar mais no trabalho.

Um grupo composto por 615 pacientes com Doença de Crohn que utilizava *Cannabis* foi comparado com não usuários. Os usuários de *Cannabis* apresentaram índices inferiores de obstrução intestinal ($p < 0,001$), fístulas, abcessos, colectomias ($p = 0,004$), internações hospitalares ($p = 0,001$) e transfusões de sangue ($p = 0,037$) (Mbachi, 2019).

Um estudo com 6.002 pacientes portadores de Doença de Crohn comparou 2.999 deles, que eram usuários de *Cannabis*, a 3.003 não usuários. O uso de *Cannabis* diminuiu a incidência de câncer colorretal ($p < 0,001$), anemia ($p < 0,001$) e as internações hospitalares foram de menor duração e menor custo ($p < 0,001$) (Desai, 2019).

Um mil quatrocentos e oitenta e um pacientes com colite ulcerativa, dentre os quais 742 eram usuários de *Cannabis*, foram comparados a 739 não usuários. A *Cannabis* diminuiu a frequência de infecções no pós-operatório ($p = 0,01$), a permanência hospitalar e o custo ($p < 0,001$), porém aumentou a hipovolemia (Desai, 2019).

Estudos de prevalência mostram que 10% a 12% dos pacientes com doença inflamatória intestinal utilizam a *Cannabis* medicinal para o alívio da dor abdominal, melhora do apetite e controle da diarreia (Swaminath, 2018).

Casos clínicos

Paciente de 68 anos com história de ansiedade, depressão e Doença de Crohn relatava dor abdominal, muitas vezes intensa, e diarreia.

Também sofria de artrite crônica e dor neuropática nos joelhos e pés. Vinha sendo tratado com antidepressivo (gabapentina), anti-inflamatório (prednisona), imunossupressor biológico (adalimumabe) e ansiolíticos. Tabagista crônico, fumava uma média de 40 cigarros por dia, durante vários anos. Iniciou tratamento com CBD óleo (CBD:THC, na proporção de 20:1) para alívio da ansiedade, dor gastrintestinal e dor neuropática. Foi recomendado que parasse de fumar, pois estava piorando o processo inflamatório e a dor. Na visita de retorno após um mês, o paciente relatou melhora acentuada da dor abdominal bem como ausência total de diarreia. A ansiedade e a dor neuropática haviam melhorado significativamente. Conseguiu diminuir o consumo de cigarros de 40 para 10 por dia.

Paciente do sexo feminino, vinha lutando há 32 anos contra a Doença de Crohn. Procurou o médico em função das intensas contrações abdominais, diarreia e falta de apetite. Estava pesando apenas 45 quilos. Tinha sido tratada agressivamente com imunossupressores, incluindo vedolizumabe, adalimumabe e mirtazapina. Apresentou efeitos colaterais com quase todos eles. Sua colonoscopia sempre mostrava inflamação grave e fístulas. Passou por quatro cirurgias abdominais, removendo parte do intestino. Com a piora do quadro clínico, optou-se por iniciar tratamento com CBD/THC óleo, aumentando a dose gradativamente até a melhora dos sintomas. Seu apetite voltou após um mês de tratamento, as contrações abdominais desapareceram e a diarreia diminuiu. Conseguiu aumentar suas atividades físicas e ganhou peso. Na última consulta estava muito feliz, pois sua colonoscopia apresentava-se completamente normal, depois de mais de 30 anos sofrendo com a doença.

Pesquisas científicas

- *Cannabis* alivia sintomas da Doença de Crohn (Hergenrather, 2005).
- Tratamento da Doença de Crohn com *Cannabis*: um estudo observacional (Naftali, 2011).
- *Cannabis* induz resposta clínica em pacientes com doença de Crohn: estudo prospectivo controlado por placebo (Naftali, 2013).
- *Cannabis* encontra seu caminho no tratamento da Doença de Crohn (Schicho, 2014).

- *Cannabis* no tratamento da Doença de Crohn e colite ulcerativa (Kafil, 2019).
- Uso da *Cannabis* em pessoas com doença inflamatória intestinal (Hansen, 2019).

Transtorno de estresse pós-traumático (TEPT)

O transtorno de estresse pós-traumático (TEPT) pode ser definido como um distúrbio de ansiedade caracterizado por um conjunto de sinais e sintomas físicos, psíquicos e emocionais, após exposição a algum tipo de trauma. Esse quadro ocorre depois de a pessoa ter sido vítima ou testemunha de ataques violentos ou de situações traumáticas que representaram ameaça à sua vida ou à de terceiros. Quando se recorda do fato, revive o episódio como se estivesse ocorrendo naquele momento e com a mesma sensação de dor e sofrimento experimentados na primeira vez. Essa recordação, conhecida como revivescência, desencadeia alterações neurofisiológicas e mentais. Quando se fala de ameaça à vida, há várias dimensões: física, psíquica (ameaças como assédio, humilhações e outras violências psíquicas), social (micro e macrossocial) e ainda a espiritual. Em todas estas dimensões pode haver situações de extrema violência ou ameaça e, de certa forma, podem produzir um quadro de estresse pós-traumático.

Há diversos estudos que apontam eventos ocorridos na infância e adolescência como fatores que tornam as pessoas mais vulneráveis ao TEPT. Em geral, encaixam-se situações de *bullying* infantil, violência doméstica, episódios que passam despercebidos na escola em função de dificuldades na adaptação (sociabilização) ou no aprendizado (transtorno do déficit de atenção e hiperatividade; TDAH), fazendo com que essas crianças sejam estigmatizadas e ridicularizadas.

Outros fatores a serem considerados são crianças expostas a desastres naturais (enchentes, terremotos e guerras) e os filhos da violência urbana que ocorre em resposta às desigualdades sociais existentes e que deixam marcas profundas.

A violência social e estrutural também são, sem dúvida, fatores responsáveis pelo aumento da prevalência do transtorno de estresse pós-traumático durante o desenvolvimento na adolescência. Aproximadamente 75% das pessoas com TEPT possuem comorbidades psiquiátricas como depressão, abuso de drogas e alcoolismo. O aumento das taxas de suicídio em TEPT dobram ou triplicam na presença de comorbidades.

Cannabis medicinal e TEPT

O tratamento atual para a TEPT geralmente envolve o apoio psicológico, terapia e a prescrição de medicamentos como a fluoxetina e a paroxetina para reduzir a ansiedade e o estresse. No entanto, essas drogas muitas vezes não são capazes de aliviar os sintomas dos pacientes em função de seus efeitos colaterais. Em algumas situações, eles impedem os pacientes de desfrutar de um estilo de vida normal, produtivo e prazeroso.

Atualmente os canabinoides sintéticos, como a nabilona, que ativa os receptores canabinoides tipo 1 (CB1) encontrados em grande quantidade no sistema nervoso central, têm sido utilizados no manejo destes sintomas do TEPT. A nabilona foi aprovada em vários países para o tratamento de náuseas e vômitos induzidos por quimioterapia. Um exemplo é o Canadá, em que ela está aprovada há mais de 30 anos. O primeiro estudo aberto de nabilona foi conduzido nesse país e demonstrou ótimos resultados no tratamento do TEPT. A maioria dos participantes do estudo (72%) reportou cessação total ou diminuição da severidade de pesadelos recorrentes. E alguns participantes notaram melhora no tempo de sono. Os efeitos colaterais foram moderados (Cowling, 2019).

A *Cannabis* medicinal interage com os receptores cerebrais responsáveis por reduzir o estresse. Os pacientes que sofrem de TEPT possuem níveis diminuídos de canabinoides. Nesse contexto, a *Cannabis* medicinal pode ser extremamente útil no aumento dos níveis destes canabinoides e, assim, aliviar muitos dos sintomas psicológicos associados a essa enfermidade.

Os canabinoides de ocorrência natural, semelhantes ao THC, ajudam a regular o sistema endocanabinoide, diminuindo o medo e a ansiedade.

A *Cannabis* medicinal é aprovada para tratar o TEPT em alguns estados norte-americanos. No Novo México, por exemplo, o estresse pós-traumático é o principal motivo para que as pessoas obtenham uma licença para o seu uso.

Em 2014, o Departamento de Saúde Pública do Colorado, nos EUA, concedeu 2 milhões de dólares à Associação Multidisciplinar de Estudos Psicodélicos (um dos maiores defensores da pesquisa de *Cannabis*) para estudar o potencial da *Cannabis* no transtorno de estresse pós-traumático.

Em uma revisão retrospectiva de 80 pacientes portadores de TEPT, o uso da *Cannabis* medicinal reduziu os sintomas significativamente e melhorou a qualidade de vida. A maioria dos participantes se tornou mais produtiva (Greer, 2014).

Outra revisão retrospectiva de 47 pacientes com TEPT descobriu que a nabilona (THC oral) reduziu ou interrompeu pesadelos em 72% dos indivíduos, bem como melhorou o sono (Fraser, 2009).

Acredita-se que o CBD funcione tão bem quanto as drogas prescritas para ansiedade, porém sem os efeitos colaterais, como cefaleia, náuseas, depressão e dependência.

Pesquisas científicas

- Alterações dos níveis plasmáticos de endocanabinoides após trauma tipo I – estudo piloto prospectivo (Maximilians, 2012).
- Interrupção da memória do medo por bloqueio de reconsolidação – evidências do tratamento com canabidiol (Stern, 2012).
- Disponibilidade elevada do receptor CB1 canabinoide cerebral no transtorno de estresse pós-traumático – um estudo de tomografia por emissão de pósitrons (Neumeister, 2013).
- Relatórios de sintomas de TEPT de pacientes avaliados para o programa de *Cannabis* medicinal do Novo México (Greer, 2014).
- Estudo piloto preliminar e aberto do D9-tetra-hidrocanabinol oral adicional no transtorno de estresse pós-traumático crônico (Roitman, 2014).
- Canabinoides e lembretes situacionais no processamento emocional (Koren, 2014).

- As concentrações de endocanabinoides no cabelo estão associadas à gravidade dos sintomas de TEPT (Wilker, 2016).
- Associação do gene do receptor canabinoide (CNR1) com TDAH e transtorno de estresse pós-traumático (Lu, 2016).
- Canabidiol no tratamento de TEPT: uma série de casos (Lucas, 2019).

Artrite reumatoide

"Às vezes quando digo que estou bem, quero alguém que me olhe nos olhos, me abrace, e diga: eu sei que você não está!" – Paciente com artrite reumatoide

A artrite reumatoide (AR) é uma doença inflamatória e crônica que geralmente afeta as pequenas articulações das mãos e dos pés. Ela interfere nessas articulações, causando um inchaço doloroso que pode, eventualmente, resultar em erosão óssea e deformidade articular. A AR é uma doença autoimune, ou seja, faz com que o próprio sistema imunológico da pessoa ataque os tecidos saudáveis.

Além de causar problemas nas articulações, a artrite reumatoide, em alguns casos, pode afetar outros órgãos do corpo, tais como pele, olhos, pulmões, coração e vasos sanguíneos.

De acordo com a Sociedade Brasileira de Reumatologia, a AR acomete cerca de dois milhões de brasileiros. Qualquer pessoa pode desenvolver a doença, desde crianças até idosos. Na infância, entre dois e 15 anos, o quadro é chamado de artrite reumatoide juvenil. Na fase adulta, recebe o nome de artrite reumatoide.

A doença se manifesta com maior frequência entre o público feminino por causa do fator hormonal, já que o estrogênio pode mexer com o sistema imune da mulher. Segundo a Sociedade Brasileira de Autoimunidade, a incidência de AR é de três mulheres para cada homem. Diferentes fatores podem causar artrite reumatoide. O principal é ter grau de parentesco com pessoas que têm a doença, visto que a carga genética passada de pai para filho pode conter genes associados à artrite reumatoide. Além dos fatores genéticos, a AR também pode estar associada a infecções virais e bacterianas. Cerca de 80% dos pacientes com AR têm uma proteína circulando no sangue chamada de fator reumatoide. Ela é detectada pelo exame de sangue VHS ou PCR. Quando a doença está mais avançada, podem surgir deformidades nas juntas e uma diminuição da densidade dos ossos, perto das articulações, denominada desmineralização periarticular.

Além da rigidez matinal, algumas deformidades existentes nos dedos das mãos são características da AR e têm designações próprias, como dedo em pescoço de cisne ou dedo em botoeira. A AR pode causar alterações cutâneas, como os nódulos reumatoides, que ficam embaixo da pele. Outro ponto em comum nos pacientes é a presença de dor nas juntas acometidas. A AR geralmente afeta os dois lados do corpo, mas às vezes com intensidade diferente.

A doença não tem cura, apenas tratamento, que varia de acordo com o estágio da doença. Muitos pacientes utilizam medicamentos para dor, anti-inflamatórios (paracetamol, ibuprofeno, diclofenaco) e corticoides. O problema é que esses medicamentos, quando usados de forma prolongada, podem causar sérios efeitos colaterais. Um estudo do *European Heart Journal*, de 2017, mostrou que tanto o ibuprofeno como o diclofenaco (dois dos anti-inflamatórios mais utilizados no mundo), quando usados continuamente, podem levar a um risco 31% maior de sofrer um infarto comparado com quem não toma estas drogas. Já os efeitos colaterais pelo uso contínuo de corticoides incluem: cansaço, aumento dos níveis de açúcar no sangue, diminuição das defesas do corpo, agitação, insônia e, principalmente, inchaço.

Cannabis medicinal e artrite reumatoide

A *Cannabis* é um agente analgésico e anti-inflamatório natural que pode ajudar bastante os pacientes portadores de AR. Muitos relatam que após o uso da *Cannabis* medicinal sua qualidade de vida melhorou drasticamente. O canabidiol, por ter uma função na regulação imunológica e inflamatória do organismo, pode ser útil na artrite inflamatória. Além de não apresentar risco de causar dependência, estudos já comprovaram a eficácia do canabidiol como analgésico.

Vários trabalhos científicos revelaram haver uma relação entre o sistema endocanabinoide e o crescimento ósseo, o que ressalta o potencial da *Cannabis* em manter os ossos sadios ou, ao menos, prevenir a perda óssea. A *Cannabis* também demonstrou excelentes resultados em função de sua capacidade de melhorar o movimento, diminuir a dor e o uso de medicamentos tradicionais.

De acordo com a Sociedade Americana de Artrite, aproximadamente dois terços dos canadenses que consomem a *Cannabis* medicinal o fazem para aliviar os sintomas da AR. Por possuir efeito analgésico, anti-inflamatório e imunossupressor, a *Cannabis* medicinal tem se tornado o medicamento de escolha nesta situação.

Um estudo clínico randomizado, duplo-cego, placebo-comparado, com 58 pacientes portadores de AR reportou que o nabiximol spray (Sativex®), utilizado uma vez por dia, por cinco semanas, melhorou a dor matinal, em movimento e em repouso, além da qualidade do sono (Blake, 2006).

Em uma outra pesquisa realizada em 2011, a *Cannabis* medicinal aliviou a dor, reduziu a inflamação e melhorou a qualidade do sono, o que sempre ajuda a amenizar o desconforto das pessoas com artrite reumatoide.

Pesquisadores de centros de reumatologia de vários hospitais norte-americanos prescreveram aos pacientes o Sativex®, um canabinoide sintético, para o alívio da dor. Após um período de duas semanas, eles tiveram uma redução significativa da dor, regularam o sono e melhoraram a qualidade de vida, em comparação a outros usuários que tomaram apenas o placebo.

Outros estudos relataram que os canabinoides derivados da planta e mesmo a *Cannabis* inalada podem diminuir a dor da artrite reumatoide e melhorar a qualidade de vida.

O sistema endocanabinoide pode ajudar as principais funções do organismo e regular uma série de processos fisiológicos, incluindo a dor. Como já se sabe, o organismo produz endocanabinoides, mas o uso do canabidiol pode potencializá-los. Essa potencialização cria efeitos anti-inflamatórios e analgésicos que auxiliam no controle da dor e dispensa o uso desses medicamentos. A *Cannabis* medicinal, além de atuar na analgesia, livra o corpo de diversos efeitos colaterais que medicamentos de uso contínuo podem causar. É importante ressaltar que pacientes com artrite reumatoide já têm idade avançada e provavelmente são polimedicados, ou seja, utilizam medicamentos para outras doenças também.

Caso clínico

Paciente do sexo feminino, 26 anos, com quadro de AR juvenil que iniciou quando ela tinha 15 anos, apresentou inúmeros efeitos colaterais com os medicamentos tradicionais, incluindo uma grave reação alérgica ao adalimumabe. Passou a usar cadeira de rodas, ficou ansiosa, deprimida, não era capaz de ir à escola ou de cuidar de si própria. Foi prescrita alta proporção de CBD:THC, óleo sublingual de 8 em 8 horas (150mg – 200mg de CBD por dia), para uso diurno. A paciente respondeu bem ao tratamento e deixou de usar outros medicamentos. "Por tanto tempo eu não podia fazer nada, agora estou vivendo outra vez. A *Cannabis* é o medicamento que eu tanto procurei, eu rezava por algo assim, mas não sabia que existia. Descobrir a *Cannabis* foi uma resposta às minhas preces!", conta a paciente. Ela voltou a andar, tomar banho sozinha, a cozinhar e a sua qualidade de vida melhorou tremendamente.

Pesquisas científicas

- Caracterização do sistema receptor canabinoide no tecido sinovial e líquido em pacientes com osteoartrite e artrite reumatoide (Richardson, 2008).
- O mesilato de canabinoide WIN-55,212-2 inibe a metaloproteinase da matriz induzida pela interleucina-1b e o inibidor de tecido da expressão da metaloproteinase da matriz em condrócitos humanos (Dunn, 2013).
- Receptores CB2 canabinoides regulam a sensibilidade central e as respostas à dor associadas à osteoartrite da articulação do joelho (Burston, 2013).
- Receptor canabinoide 2 como potencial alvo terapêutico na artrite reumatoide (Fukuda, 2014).

Anemia falciforme

Se só houver um gene, o paciente é apenas portador do traço falciforme: ele não tem a doença e nem vai desenvolvê-la no futuro.

A anemia falciforme corresponde a um grupo de distúrbios hereditários em que os glóbulos vermelhos assumem o formato de foice, deformando-os e impedindo-os de efetivamente transportar oxigênio por todo o corpo. As células da membrana são alteradas e se rompem com facilidade, causando uma escassez de glóbulos vermelhos saudáveis (a anemia) e podem obstruir o fluxo sanguíneo, causando dor (crise de dor). É uma doença rara e que atinge 150 mil pessoas por ano no Brasil. O tratamento pode ajudar, mas a anemia falciforme não tem cura. Ela pode durar anos ou a vida inteira. Os tratamentos incluem medicamentos, transfusões de sangue e, raramente, transplante de medula óssea.

Esse tipo de anemia acontece quando a pessoa herda duas cópias anormais do gene da hemoglobina de seus pais, uma de cada. A hemoglobina, que transporta o oxigênio e dá cor aos glóbulos vermelhos, é essencial para a saúde de todos os órgãos do corpo. Os primeiros sintomas costumam surgir entre os 5 e 6 meses de vida e vários problemas de saúde podem ser desenvolvidos, como infecções e até mesmo acidente vascular cerebral (AVC).

A expectativa de vida de pessoas com anemia falciforme pode variar entre 40 e 60 anos de idade e as mais afetadas são as negras. Acredita-se que 8% dos negros no Brasil sofram com a anemia falciforme, mas como o país possui muita diversidade, outras raças também começaram a ser acometidas.

Cannabis medicinal e anemia falciforme

A *Cannabis* medicinal é muito eficaz no tratamento da dor associada à anemia falciforme, bem como em minimizar as lesões no tecido que são o resultado das ações inflamatórias. Uma vez que a dor é consequência da oclusão vascular e inflamação do tecido presentes na anemia falciforme, a *Cannabis* medicinal é uma escolha perfeita para ajudar os pacientes a se sentirem melhor. Um levantamento feito em 2005 mostrou que os pacientes com doença falciforme que usaram a *Cannabis* relataram uma diminuição de 52% em sua dor e uma redução de 39% na ansiedade e na depressão. Em geral, os pacientes relataram sentir-se bem e com uma melhor qualidade de vida.

Pesquisas científicas

- Apoptose induzida por D9-tetra-hidrocanabinol em células T de leucemia Jurkat (Jia, 2006).
- Aprimorando a atividade do canabidiol e outros canabinoides *in vitro* por meio de modificações nas combinações de medicamentos e nas programações de tratamento (Scott, 2013).
- O dronabinol possui atividade antileucêmica preferencial na leucemia linfoblástica e mieloide aguda com padrões de diferenciação linfoide (Schittenhelm, 2016).

Lesão da medula espinhal

A lesão da medula espinhal é um dos mais graves acometimentos que pode afetar o ser humano e com enorme repercussão física, psíquica e social.

A lesão na medula espinhal é, como o próprio nome diz, qualquer tipo de dano causado à medula, que é parte fundamental do sistema nervoso central (SNC). Essas lesões podem ocorrer quando há danos às células dentro da medula ou quando os nervos que correm para cima e para baixo na medula são lesionados.

A medula espinhal passa pelo pescoço e pelas costas e é protegida pela coluna vertebral, que fornece suporte para o tronco e outras estruturas ao redor. Também é cercada pelos chamados discos intervertebrais, que servem como amortecedores ao caminhar, correr ou saltar. Graças a esses discos a espinha pode ser flexionada ou estendida.

A medula espinhal é parte fundamental do SNC, composto também pelo cérebro. Este funciona principalmente na recepção de impulsos nervosos da medula e dos nervos cranianos. Já a medula contém os nervos que transportam mensagens neurológicas do cérebro para o restante do corpo.

As lesões da medula espinhal são causadas por traumas na espinha, quando o osso desalojado danifica os tecidos espinhais após o impacto. Quando esta contusão na medula espinhal acontece, axônios ou células nervosas são destruídas levando a mudanças permanentes de força e sensação. Não há nenhuma maneira de reverter esse dano, que causa efeitos devastadores nas habilidades do indivíduo em executar atividades da vida diária. Pacientes com lesões da medula espinhal podem ser acometidos por dor intensa, rigidez, coágulos sanguíneos, insônia, descontrole das funções da bexiga e intestinal, disfunção sexual, ansiedade e depressão.

Existem dois tipos de lesão na medula espinhal: completa e incompleta. Os ferimentos completos incluem aqueles em que há uma perda total da função abaixo da posição do ferimento. Os ferimentos incompletos são aqueles em que ocorre perda parcial da função, com gravidade que varia entre os pacientes.

Cannabis medicinal e lesão da medula espinhal

Os estudos da década de 1970 começaram a documentar a capacidade da *Cannabis* medicinal em combater a dor e a paralisia em pacientes com lesões da medula espinhal (LME). A *Cannabis* medicinal também tem sido usada por esses pacientes para tratar outros sintomas, como insônia, depressão e melhora do controle da bexiga e do intestino. Os canabinoides, como o CBD, são analgésicos eficazes. Eles também ajudam a diminuir a paralisia, melhorando a função motora. O THC, outro ingrediente ativo na *Cannabis*, auxilia na redução da dor, da paralisia e da insônia. Além disso, a *Cannabis* medicinal demonstrou limitar os danos neurológicos se administrada logo após a LME. Os canabinoides diminuem as citocinas inflamatórias, atrasam a atrofia neuronal e a degeneração, o que preserva a matéria branca ao redor da área lesada, protegendo a bainha de mielina que rodeia a medula espinhal. Foi demonstrado em vários estudos que a

Cannabis medicinal, agindo por meio dos receptores CB1 e CB2 do sistema endocanabinoide, pode fornecer uma resposta neuroprotetora a essas lesões devastadoras.

Vários estudos confirmam a capacidade da *Cannabis* medicinal de tratar os sintomas da LME, como dor, espasticidade, insônia e depressão. A melhora do controle esfincteriano também tem sido observada com seu uso.

O canabidiol (CBD) está se tornando um nome de destaque na arena dos analgésicos. Estudos científicos têm demonstrado suas propriedades analgésicas notáveis e sua capacidade em reduzir a espasticidade e melhorar a função motora em pacientes com lesão medular.

Desde 1974, o hospital *U.S. Veterans Affairs* vem realizando pesquisas em busca de terapias antiespasmódicas e sobre o uso de canabinoides em homens com LME (Dunn, 1974). Posteriormente, estudos confirmaram a eficácia dos canabinoides, especialmente o tetra-hidrocanabinol (THC).

Um estudo realizado na Basileia (Suíça) recomenda iniciar o tratamento com uma dose mínima de 15mg a 20mg por dia para produzir efeito antiespasmódico no controle de sintomas relacionados à lesão da medula espinhal.

O THC, embora estereotipado como composto psicoativo da *Cannabis*, carrega seu próprio valor medicinal no tratamento de lesões da medula espinhal. Vários trabalhos mostram que ele diminui os inúmeros sintomas da lesão medular, incluindo dor, espasticidade, controle da bexiga e insônia.

Pesquisas científicas

- Os efeitos da *Cannabis* medicinal em homens com lesão na medula espinhal (Dunn, 1974).
- Ação da *Cannabis* na espasticidade da lesão na medula espinhal (Malec, 1982).
- Tetra-hidrocanabinol mostrou ação analgésica e antiespástica em estudo duplo-cego (Maurer, 1990).
- Tratamento da espasticidade na lesão da medula espinhal com dronabinol, um derivado do tetra-hidrocanabinol (Kogel, 1995).

- Tratamento da espasticidade com tetra-hidrocanabinol em pessoas com lesão da medula espinhal (Hagenback, 2007).

Acidente vascular cerebral (AVC)

Enfrentar qualquer enfermidade não é fácil, mas é importante ter fé e acreditar sempre que será possível superar.

O acidente vascular cerebral, mais conhecido pela sigla AVC, é uma séria condição médica que acontece quando o suprimento de sangue que vai para o cérebro é bloqueado. Isso ocorre pela falta de oxigênio e nutrientes fazendo com que o cérebro pare de funcionar adequadamente. Portanto, quando há uma interrupção no fluxo sanguíneo, as células cerebrais começam a morrer, ocasionando diversos problemas para o indivíduo, inclusive o óbito. O tipo de AVC mais comum é o isquêmico, que acomete cerca de 80% dos pacientes. Ele é causado pela falta de fluxo sanguíneo para o cérebro. O AVC hemorrágico é o menos comum, porém não deixa de ser grave. Ele acontece quando há uma ruptura de um vaso sanguíneo localizado no cérebro.

Cannabis medicinal e AVC

A *Cannabis* medicinal provou ser eficaz na contenção de danos às células nervosas e oferecendo efeitos neuroprotetores após eventos isquêmicos, como o AVC. Estes benefícios se devem à presença de um dos principais canabinoides encontrados na *Cannabis*, o CBD. Administrar o CBD logo após um AVC protege os neurônios e astrócitos, levando à recuperação funcional, histológica, bioquímica e neurocomportamental mais rapidamente. A maioria das pesquisas demonstrou benefícios neuroprotetores do CBD. Em estudos com animais que foram submetidos a uma isquemia induzida, o uso imediato do CBD conseguiu recuperar a atividade elétrica do cérebro em 46,4% deles e apenas quatro em cada oito sofreram convulsões em comparação com os que não receberam CBD. Neste segundo grupo, apenas 20,5% recuperaram suas atividades elétricas e todos experimentaram convulsões. O CBD reduziu ambos os efeitos em mais de 50% dos animais.

Em estudos com camundongos e ratos, o CBD demonstrou reduzir o volume de infartos e danos agudos no cérebro quando administrado logo após um evento cerebral isquêmico. Outro trabalho descobriu que a administração de CBD antes e depois de um AVC gerou efeitos neuroprotetores potentes e duradouros.

Os danos cerebrais que ocorreram após um AVC estão associados a um aumento do estresse oxidativo e da inflamação. No entanto, a administração de CBD logo após o AVC tem se demonstrado eficaz na prevenção desses tipos de alterações.

Essas propriedades neuroprotetoras também têm sido demonstradas em humanos. Os canabinoides administrados logo após o AVC causaram redução do volume de infartos e provocaram progressos significativos em testes de atividades cerebrais em curto e longo prazo, demonstrando, portanto, que melhoram o resultado funcional do AVC.

Pesquisas sugerem que a administração do CBD o mais rapidamente possível após o AVC gera um impacto significativo na habilidade de limitar os danos e melhorar a recuperação. Um estudo em animais descobriu que a administração crônica de CBD, entre um e três dias após um AVC, provocou uma melhora funcional e o aumento das taxas de sobrevida. No entanto, quando o CBD foi administrado cinco dias após o AVC, ele não inibiu os danos isquêmicos.

A administração do CBD logo após um evento isquêmico gerou um aumento de cerca de 50% na recuperação da atividade elétrica no cérebro e uma redução de 50% das convulsões.

O CBD reduziu danos cerebrais agudos e apoptóticos quando administrado logo após um evento isquêmico em camundongos. Em um modelo *in vitro* em camundongos com danos hipóxicos-isquêmicos no cérebro, os efeitos neuroprotetores do canabidiol foram mediados pelos receptores CB2 e de adenosina. Os canabinoides administrados em humanos logo após um AVC reduziram o volume do infarto e melhoraram a resposta funcional do cérebro.

Um estudo recente, publicado pelo Instituto Nacional de Saúde dos EUA e pela revista *Translational Stroke Research*, descobriu que a ativação dos receptores canabinoides do organismo pode reduzir os efeitos nocivos do AVC e, até mesmo, impedi-los inteiramente.

Pesquisadores do Departamento de Patologia da Faculdade de Medicina da Universidade de Temple, na Filadélfia (EUA), usaram modelos de ratos para examinar os efeitos da ativação de receptores canabinoides do organismo em meio cerebral em lesão ou oclusão transitória da artéria. Eles descobriram que a administração da combinação de antagonista CB2R e agonista CB1R provoca uma redução significativa da dimensão do derrame nos modelos de ratos. Segundo o pesquisador principal do estudo, esses resultados têm implicações importantes para um maior desenvolvimento de medicamentos à base de *Cannabis* na prevenção de AVCs, bem como para o tratamento dos seus sintomas e da apoplexia, uma vez que ela ativa naturalmente o sistema endocanabinoide do corpo.

Pesquisas da Universidade de Nottingham (Reino Unido) mostraram que a *Cannabis* pode ajudar a proteger o cérebro de danos causados por AVCs reduzindo o tamanho da área afetada. Este não é o único trabalho a mostrar os efeitos neuroprotetores da *Cannabis*. Alguns estudos apontam que a planta pode ajudar a proteger o cérebro após outros tipos de traumas, inclusive concussões e traumatismos.

Lester Grinspoon, professor de psiquiatria da Universidade de Harvard e defensor da *Cannabis*, escreveu uma carta aberta ao Comissário Roger Goodell, da Liga Nacional de Futebol dos EUA. Nela, Grinspoon disse que a NFL deveria parar de investigar o uso da *Cannabis* nos testes antidoping e que, em vez disso, deveriam começar a estudar a capacidade da planta em proteger o cérebro. "Muitos médicos e pesquisadores acreditam que a *Cannabis* tem propriedades neuroprotetoras incrivelmente poderosas, confirmadas por análises laboratoriais e clínicas", escreveu Grinspoon. Goodell disse que consideraria permitir que os atletas usassem *Cannabis* se a pesquisa médica demonstrar que ela realmente é um efetivo agente neuroprotetor. Pelo menos um estudo recente sobre o tema descobriu que os pacientes que haviam usado a *Cannabis* tinham menores chances de morrer por conta de lesões cerebrais traumáticas. A *Cannabis* possui propriedades neuroprotetoras tanto em relação ao THC como para o CBD.

Pesquisas científicas

- Potencial terapêutico do canabidiol não psicotrópico no curso isquêmico (Hayakawa, 2010).
- Atualização sobre o papel dos receptores canabinoides após AVC isquêmico (Capettini, 2012).
- Canabinoides no AVC experimental – uma revisão sistemática e meta-análise (England, 2014).

Obesidade

"Obesidade não tem a ver com gordura física que deforma o corpo: tem a ver com descompensações emocionais que destroem a alma. O corpo é apenas o reflexo."
– Autor desconhecido

A obesidade é uma doença crônica que afeta muitas pessoas no mundo todo. Ela possui tratamento e também é passível de prevenção. Sua principal característica é o acúmulo de gordura corporal, o qual pode ocasionar graves problemas de saúde, podendo até levar o paciente à morte. Esse acúmulo de gordura geralmente é causado pelo consumo em excesso de calorias na alimentação, maior do que o valor de uma dieta comum para a manutenção do organismo ou para a realização das atividades do dia a dia (caminhar, exercitar-se, dirigir e trabalhar). Um indivíduo torna-se obeso quando faz uma ingestão de alimentos superior ao seu gasto de energia.

No Brasil, existem cerca de 18 milhões de pessoas consideradas obesas. Somando com o total de indivíduos acima do peso, o número chega a 70 milhões, mais que o dobro registrado há três anos.

Uma pessoa é considerada obesa se o seu índice de massa corporal (IMC) for superior a 29,9 kg/m². A obesidade é considerada um problema de saúde pública no mundo, por causa de sua prevalência, assim como os gastos e efeitos na saúde das pessoas. A OMS antevê que a obesidade se sobreporá a outras preocupações de saúde pública.

O paciente obeso não tem sintomas diretos, apenas quando a obesidade é extrema. Entre as condições mais apresentadas estão as limitações estéticas, acentuadas pelo padrão atual de beleza, exigindo um peso corporal até menor do que o aceitável como normal, sobrecarga na coluna e membros inferiores, desenvolvendo a longo prazo degenerações (artroses) de articulações de coluna, quadril, joelhos e tornozelos, além de doença varicosa superficial e profunda (varizes) com úlceras de repetição e erisipela. As principais causas de obesidade incluem o distúrbio nutricional, a inatividade física, as alterações endócrinas e a hereditariedade.

Cannabis medicinal e obesidade

Apesar de a *Cannabis* apresentar a famosa larica (aumento de apetite), evidências mostram que o seu consumo está associado a menores taxas de obesidade e diabetes. Um estudo da Universidade de Harvard sugere que os fumantes de *Cannabis* têm a circunferência abdominal menor do que os que não fumam. Para realizar o estudo, os pesquisadores mediram as circunferências abdominais e o nível de glicose no sangue de mulheres e homens adultos, no período de 2005 a 2010. A maioria dos que fumava tinha a medida da cintura menor. A *Cannabis*, em doses terapêuticas, pode ser útil no tratamento de pacientes obesos com risco de diabetes e doenças cardiovasculares.

De acordo com um estudo realizado pela Universidade de Buckingham, dois compostos presentes na *Cannabis*, o canabidiol (CBD) e o tetra-hidrocanabinol (THC) podem aumentar a quantidade de energia que o corpo queima, ajudando a controlar o diabetes e a reduzir o colesterol e a gordura presente em alguns órgãos, principalmente no fígado (esteatose hepática).

Um trabalho publicado no *American Journal of Medicine* sugeriu que os fumantes de *Cannabis* são mais magros do que a média da população em geral e têm um metabolismo e uma reação mais saudável em relação aos açúcares, mesmo que acabem ingerindo mais calorias. Foram analisados os dados de mais de 4.500 adultos norte-americanos, dentre os quais 579 eram fumantes de *Cannabis* e o haviam feito no último mês do período estudado. Cerca de 2 mil participantes haviam usado a droga no passado, enquanto outros 2 mil nunca a haviam fumado. Os pesquisadores estudaram como os corpos dos participantes responderam ao consumo de açúcares. Eles mediram os níveis de açúcar e de insulina no sangue após um jejum de nove horas e também depois de terem comido açúcar. Eles observaram que os usuários de *Cannabis* eram mais magros e seus organismos apresentavam uma resposta mais saudável ao açúcar. Portanto, concluíram que a *Cannabis* medicinal, em doses terapêuticas, pode ser útil no tratamento de pacientes obesos com risco de diabetes e doenças cardiovasculares.

Três estudos avaliaram a relação entre o uso de *Cannabis* e obesidade: o primeiro deles, com 297 indivíduos, sugere que as taxas de uso nos últimos 12 meses é menor nos indivíduos obesos que nos indivíduos com menor IMC (Warren, 2005). O segundo estudo apontou que o uso frequente de *Cannabis* foi associado com a obesidade (Farhat, 2010). Por fim, o terceiro trabalho revelou que o uso de *Cannabis* está associado com alta ingestão de calorias, mas não a índices elevados de IMC (Rodondi, 2006). A análise dos três estudos concluiu que mesmo consumindo *Cannabis* e tendo aumento de apetite, os indivíduos que o fazem têm uma tendência menor de serem obesos do que aqueles que não a utilizam.

Uma meta-análise foi realizada para avaliar a redução do IMC e das taxas de obesidade em indivíduos que utilizam a *Cannabis*. A obesidade resistente ao tratamento está relacionada a uma série de doenças crônicas. Revisões recentes apontam que o aumento no consumo de ácidos graxos (ômega 3, 6) contribui para uma elevação das taxas de obesidade por meio de uma maior presença dos endocanabinoides anandamida (AEA) e 2-AG. Estes endocanabinoides estimulam os receptores CB1 levando a um aumento da ingestão calórica. A presente meta-análise revelou uma redução significativa do IMC e das taxas de obesidade em usuários de *Cannabis*, mesmo com aumento da ingestão calórica. Pela primeira vez encontrou-se uma explicação para esse paradoxo, no qual a rápida e prolongada *downregulation* dos receptores canabinoides CB1, após o consumo agudo de *Cannabis*, reduz o armazenamento de energia e aumenta as taxas metabólicas, revertendo o impacto no IMC, após a ingestão de ômega 3 e 6 (Clark, 2018).

A *Cannabis* medicinal é prescrita por médicos a pacientes com câncer e doenças de deficiência imunológica, como Aids/HIV, como tratamento paliativo para ajudá-los a ganhar peso. Muitos pacientes com câncer não conseguem manter os alimentos no estômago em razão das náuseas causadas pela quimioterapia. O hormônio que regula o apetite é a leptina, que também é responsável por controlar os níveis de canabinoides no cérebro para suprir os sintomas da fome. Uma pessoa saudável e com peso normal que usa *Cannabis* moderadamente não ganha peso. Além disso, o canabidiol (CBD) transforma gordura branca (ruim) em gordura marrom (boa) causando o emagrecimento.

Caso clínico

JDS tem 34 anos e é portador de obesidade há 10 anos. É extremamente ansioso, o que o leva à compulsão alimentar. Atualmente pesa 180kg. Já fez acompanhamento com endocrinologista, terapia de apoio com psicólogo e inúmeros outros tratamentos, todos sem resultados. Foi recomendada cirurgia bariátrica, mas JDS se recusa a fazer, pois tem medo de morrer durante o procedimento. Ouviu falar sobre a *Cannabis* medicinal e gostaria de tentar essa alternativa. Iniciou seu uso na proporção de 25:1 (CBD:THC), juntamente a acompanhamento psicológico, dieta alimentar e atividades físicas junto ao fisioterapeuta. A diminuição de peso foi mais acentuada a partir do terceiro mês. Seis meses após o início do tratamento perdeu 30kg. Relata melhora da ansiedade, das dores nos joelhos e da sua autoestima.

Pesquisas científicas

- Modulação de ácidos graxos do sistema endocanabinoide e o efeito na ingestão de alimentos e no metabolismo (Naughton, 2003).
- Índice de massa corporal e uso de *Cannabis* recreativa (Warren, 2005).
- Uso de *Cannabis* recreativa, dieta, IMC e fatores de risco cardiovascular (Rodondi, 2006).
- O sistema endocanabinoide na obesidade e no diabetes tipo 2 (Marzo, 2008).
- Sobrepeso, obesidade, juventude e comportamento de risco (Farhat, 2010).
- Suspensão de membros posteriores e PUFA de ômega-3 de cadeia longa aumentam os níveis no sistema endocanabinoide de mRNA no músculo esquelético (Wiese, 2012).

- A Δ9-tetra-hidrocanabivarina (THCV) melhora a sensibilidade à insulina em dois modelos de obesidade em camundongos (Wargent, 2013).
- Papel fisiopatológico da microbiota hospedeira no desenvolvimento da obesidade (Kobyliak, 2016).
- Um aumento na proporção de ácidos graxos ômega-6-ômega-3 eleva o risco de obesidade (Simopoulos, 2016).
- Receptor canabinoide 2 como alvo antiobesidade – inflamação e armazenamento de gordura (Rossi, 2016).
- Os usuários da *Cannabis* têm menor chances de ganhar peso? Resultados de um estudo prospectivo nacional com duração de três anos (Alshaarawy, 2019).

Esquizofrenia

Para superar a esquizofrenia é importante entendê-la e aceitá-la.

A esquizofrenia é uma doença mental crônica e incapacitante que geralmente se manifesta na adolescência ou no início da idade adulta, entre 20 e 30 anos. Segundo a OMS, dentre todas as doenças é a terceira causa de perda de qualidade de vida entre os 15 e os 44 anos de idade. Ela acomete 1% da população mundial e, no Brasil, estima-se que exista cerca de 1,6 milhão de portadores desta enfermidade.

A esquizofrenia é uma desestruturação psíquica que faz com que a pessoa perca a noção da realidade e não consiga mais diferenciar o real do imaginário. É um dos principais e mais grave transtornos mentais. Ao contrário do que muitas pessoas pensam, o paciente esquizofrênico não é extremamente perigoso e nem possui dupla personalidade.

Como a esquizofrenia muitas vezes se desenvolve no período da adolescência, pode passar despercebida pelos pais, pois os sintomas são confundidos com crises existenciais típicas desta fase.

Ainda não se sabe as causas da esquizofrenia, mas acredita-se que 50% são genéticas. Parentes de primeiro grau de um portador da doença têm mais chances de desenvolvê-la se comparado à população em geral

Os outros 50% são decorrentes de fatores ambientais, como complicações da gravidez e do parto, infecções e outras doenças que possam ter alterado o desenvolvimento do sistema nervoso no período da gestação. Uma pesquisa norte-americana publicada em outubro de 2016, na revista científica *Nature*, constatou que a doença se desenvolve no cérebro do feto ainda em formação.

Existem vários tipos de esquizofrenia, como a catatônica (paciente apresenta um quadro de apatia, redução da atividade motora e pode permanecer por horas na mesma posição), paranoica (perda de vínculo com a realidade, acha que está sendo perseguido, falta de emoção e fala confusa), desorganizada (também conhecida como hebefrênica, caracterizada por comportamento infantil, respostas emocionais descabidas e pensamento sem nexo), indiferenciada (apresenta características de outros tipos de esquizofrenia, mas não se encaixa em nenhum deles), residual (caracterizada por quadros crônicos, de longos anos de evolução, afetando a capacidade de comunicação, inclusive verbal, gerando passividade), simples (apresenta mudanças na personalidade, paciente prefere ficar sozinho, é dispJuly aos acontecimentos do dia a dia e insensível no que diz respeito a afetos) e cenestopática (sensações anormais em várias partes do corpo).

As pessoas com esquizofrenia possuem regulações anormais em alguns de seus neurotransmissores, afetando o pensamento e o comportamento. Os sinais e sintomas podem se apresentar de maneiras diferentes em cada indivíduo.

Os sintomas positivos da esquizofrenia são comportamentos psicóticos não observados em pessoas saudáveis. O paciente pode perder contato com alguns aspectos da realidade, apresentando alucinações, delírios, escutar ou ver algo que não existe, pensamentos desorganizados (modos de pensar incomuns ou disfuncionais), distúrbios de movimento (movimentos do corpo agitado), dificuldade de dormir ou se concentrar. Já os sintomas negativos estão associados a interrupções nas emoções e comportamentos normais e incluem redução do afeto (expressão reduzida de emoções por meio da expressão facial ou tom de voz), diminuição dos sentimentos de prazer da vida cotidiana, dificuldade em iniciar e manter atividades, redução de fala e preocupação extrema com religião ou ocultismo.

Cannabis medicinal e esquizofrenia

Uma grande possibilidade de avanço no tratamento das psicoses parece residir justamente nos estudos com o CBD (canabidiol), identificado como um agente com propriedades antipsicóticas, ou seja, capaz de tratar a esquizofrenia.

Por outro lado, a literatura menciona que a *Cannabis* é uma substância que pode causar psicose. Entretanto, na realidade, o composto da planta que induz a esses efeitos psicóticos é o THC. O CBD, que também está presente na *Cannabis*, é um canabinoide que não causa o efeito eufórico e atua neutralizando parte dos efeitos psicoativos do THC.

O CBD é um canabinoide encontrado principalmente na *Cannabis* indica e na ruderalis (cânhamo). Se a terapia com o CBD é capaz de extinguir as propriedades psicoativas do THC, poderia também eliminar a psicose de outras origens. O tratamento com o CBD está associado a um aumento dos níveis sanguíneos de anandamida (endocanabinoide) e acredita-se que ele seja responsável pela melhora dos sintomas.

Uma equipe da *Western University School of Medicine* descobriu que o CBD foi eficaz no tratamento de psicoses e esquizofrenia induzidas em ratos. Este foi o primeiro passo no sentido de se confirmar esta indicação do CBD. O próximo foi o desenvolvimento de pesquisas em seres humanos. Na opinião de Dr. Laviolette, investigador principal do estudo, os antipsicóticos disponíveis no mercado têm se mostrado ineficazes e com inúmeros efeitos colaterais que, algumas vezes, podem ser graves. Por isso a importância das pesquisas em buscar novas terapias mais eficientes e com menos efeitos adversos. Além disso, ele ressalta que o CBD não causa efeitos secundários importantes.

Uma revisão de 11 estudos examinou os efeitos cognitivos da *Cannabis* em comparação com placebo em pacientes com esquizofrenia. Observou-se melhora da função cognitiva entre os usuários de *Cannabis*.

Estudos farmacológicos em modelos animais sugerem que o CBD apresenta atuação tanto no sistema dopaminérgico quanto no sistema glutamatérgico, sendo ambos responsáveis por suas propriedades antipsicóticas.

Um relato de caso descreveu melhora dos sintomas psicóticos com a administração do canabidiol, o que não aconteceu com o uso do antipsicótico haloperidol, utilizado pelo mesmo paciente.

Uma revisão que incluiu 19 estudos examinou os efeitos cognitivos da *Cannabis* comparada com placebo em pacientes esquizofrênicos. Onze estudos reportaram melhora das funções cognitivas entre os usuários da *Cannabis*. Cinco indicaram uma pequena diferença entre os grupos e outros três apontaram menor função cognitiva entre os usuários de *Cannabis* (Segev; Lev-Ran 2012).

Há duas séries de casos publicadas que demonstram que a *Cannabis* possui valor terapêutico nas ocasiões em que pacientes com esquizofrenia não respondem à medicação convencional. Os autores concluíram que um baixo nível de endocanabinoide cerebral foi a causa da esquizofrenia nestes indivíduos (Schwarcz *et al.*, 2009).

Em um estudo duplo-cego, randomizado, controlado, comparando o CBD com a amissulprida (potente fármaco antipsicótico) no tratamento de pacientes com esquizofrenia, demonstrou-se que ambos os tratamentos levaram a uma melhora clínica significativa. No entanto, o CBD desencadeou um número consideravelmente menor de efeitos colaterais, sendo eles de menor gravidade. Além do mais, o tratamento com o CBD foi acompanhado de um aumento significativo dos níveis séricos de anandamida. Os resultados são promissores com relação ao uso de canabidiol como um antipsicótico (Leweke, 2012).

Existem evidências clínicas de que o canabidiol (CBD), extrato da planta, em uma dose diária de 800mg, pode ser tão eficaz quanto a medicação convencional no tratamento da esquizofrenia (Leweke, 2012).

O efeito neuroprotetor e o equilíbrio imunológico do CBD o tornam uma opção promissora no tratamento da esquizofrenia, sem os sérios efeitos adversos dos medicamentos farmacêuticos. É importante notar que o THC pode piorar os sintomas da esquizofrenia, embora alguns pesquisadores acreditem que doses não intoxicantes possam ser benéficas para eles.

Estudos científicos mostram que a esquizofrenia é uma doença genética e, portanto, o uso da *Cannabis* não pode desencadeá-la. O que eventualmente pode ocorrer em 1% dos pacientes é que eles já tinham a doença, não sabiam, e os sintomas surgiram após o consumo da *Cannabis*. Deve-se ressaltar que o número de pessoas com esquizofrenia continua estável, embora tenha havido um aumento do uso de *Cannabis* recreativa.

O uso precoce e abusivo da *Cannabis* por pacientes jovens portadores de psicose está associado a um aumento da sua incidência. Todavia, novamente, isso não quer dizer que a *Cannabis* cause a psicose. Um estudo realizado pela Universidade de Harvard analisando os usuários de *Cannabis* com ou sem psicose concluiu que a ela tem herança genética.

Pesquisas científicas

- O canabidiol reverte a interrupção induzida por MK-801 da inibição do pré-pulso em camundongos (Long, 2006).
- Efeitos de drogas canabinoides no déficit de inibição de sobressalto do pulmão em um modelo animal de esquizofrenia: a cepa SHR (Morgan, 2008).
- O canabidiol melhora a sinalização da anandamida e alivia os sintomas psicóticos da esquizofrenia (Leweke, 2012).
- Efeitos do canabidiol nos sintomas semelhantes à esquizofrenia em pessoas que usam *Cannabis* (Levin, 2014).
- Comparação clínica da esquizofrenia com e sem *Cannabis* antes do desenvolvimento da doença: um estudo de coorte retrospectivo usando abordagens categóricas e dimensionais (Sarrazin, 2015).

Síndrome de Tourette

"O quadro clínico da Marquesa de Dampierre foi o primeiro relato da doença, feito em 1825, caracterizado pela emissão de palavras obscenas em público."
– *Autor desconhecido*

A síndrome de Tourette é um distúrbio neuropsiquiátrico caracterizado por tiques múltiplos, motores ou vocais, que persistem por mais de um ano e geralmente se instalam na infância. Na maioria das vezes, os tiques são de tipos diferentes e variam no decorrer de uma semana ou de um mês para outro. Em geral, eles ocorrem em ondas, com frequência e intensidade variáveis, piorando com o estresse. São independentes de problemas emocionais e podem estar associados a sintomas obsessivos-compulsivos (TOC) e ao transtorno do déficit de atenção com hiperatividade (TDAH). Além disso, é possível que existam fatores hereditários comuns a essas condições. Sua etiologia ainda não é totalmente conhecida.

Em 80% dos casos os tiques motores são a manifestação inicial do transtorno. Eles incluem piscar, franzir a testa, contrair os músculos da face, balançar a cabeça, contrair em trancos os músculos abdominais ou outros grupos musculares, além de movimentos mais complexos que parecem propositais, como tocar ou bater nos objetos próximos. Os tiques vocais ou ruídos não articulados mais típicos incluem tossir, fungar, ou limpar a garganta, e outros em que ocorre a emissão parcial ou completa de palavras. Em menos de 50% dos casos estão presentes o uso involuntário de palavras e gestos obscenos, a formulação de insultos, a repetição de um som, da palavra ou de frase dita por outra pessoa. A síndrome de Tourette não tem cura, mas pode ser controlada com medicamentos e com treinamento de reversão de hábitos.

Cannabis medicinal e síndrome de Tourette

A síndrome de Tourette pode ser manejada com a ajuda da *Cannabis* medicinal, segundo afirma um estudo publicado em maio de 2017, pelo *Journal of Neuropsychiatry and Clinical Neuroscience*. Conduzida por pesquisadores da Universidade de Toronto, no Canadá, a pesquisa avaliou retrospectivamente a eficácia e tolerância da *Cannabis* em 19 pacientes adultos. A investigação mostrou que os tiques motores e vocais reduziram em 60%. Além disso, 18 dos 19 participantes melhoraram muito, o que incluiu redução da impulsividade, irritabilidade, sintomas obsessivos-compulsivos e explosões de raiva.

O dronabinol foi desenvolvido a partir de testes clínicos que demonstraram que os componentes químicos da *Cannabis* reduzem a gravidade dos sintomas. Comercializado como Marinol® ou Syndros®, ele é composto por tetra-hidrocanabinol ou THC, o componente psicoativo da *Cannabis* que causa o "high" ou "barato" aos seus usuários. Foi aprovado pelo FDA para uso na redução da náusea causada pela quimioterapia em adultos.

Um estudo duplo-cego placebo-controlado, envolvendo 24 pacientes com a síndrome de Tourette, descobriu que o THC (até 10mg/dia, durante seis semanas) foi mais eficaz do que o placebo em uma lista de sintomas autoavaliados pelos participantes e também por outras escalas (Muller-Vahl 2003).

Um estudo cruzado, duplo-cego e placebo-controlado, incluindo 12 pacientes com a síndrome de Tourette, identificou que o THC (nas doses de 5,0mg; 7,5mg; ou 10,0mg) foi mais eficaz do que o placebo na diminuição de tiques motores e no comportamento obsessivo-compulsivo (Muller-Vahl 2002). Com as evidências científicas disponíveis, pode-se considerar que o THC é eficaz no tratamento de pacientes com síndrome de Tourette.

Pesquisas científicas

- Influência do tratamento da síndrome de Tourette com D9-tetra-hidrocanabinol (D9-THC) no desempenho neuropsicológico (Vahl, 2001).
- Canabinoides – possível papel na fisiopatologia e terapia da síndrome de Gilles de la Tourette (Vahl, 2007).
- Canabinoides para a síndrome de Tourette (Curtis, 2009).
- Tratamento da síndrome de Tourette com canabinoides (Vahl, 2013).
- Tratamento da síndrome de Tourette com D9-tetra-hidrocanabinol (THC): um estudo cruzado e randomizado (Vahl, 2018).

Doença pulmonar

"O segredo é manter o otimismo, insistir e não desistir." – Autor desconhecido

A doença pulmonar é qualquer enfermidade, distúrbio ou condição anômala de saúde que ocorre nos pulmões ou que faça com que estes órgãos não funcionem adequadamente.

Existem três tipos de doença pulmonar: doença das vias respiratórias, doenças do tecido pulmonar e doenças da circulação pulmonar. As doenças das vias respiratórias afetam as estruturas que transportam o oxigênio e outros gases para dentro e fora dos pulmões, por meio do estreitamento ou do bloqueio das vias aéreas. Asma, enfisema e bronquite são alguns exemplos. As doenças do tecido respiratório afetam a estrutura do tecido pulmonar.

A escoriação ou inflamação deste tecido incapacita os pulmões de se expandirem totalmente. Isso faz com que seja difícil para eles absorverem oxigênio e liberarem o dióxido de carbono. Fibrose e sarcoidose pulmonar são classificadas nesse grupo. As doenças da circulação pulmonar afetam diretamente os vasos sanguíneos dos pulmões. Elas costumam ser causadas pela coagulação do sangue, escoriações ou inflamação dos vasos sanguíneos e afetam principalmente a capacidade dos pulmões de absorverem oxigênio e liberarem dióxido de carbono. Essas doenças podem afetar também o coração.

Cannabis medicinal e doença pulmonar

Existe uma quantidade razoável de evidências científicas de que a *Cannabis* fumada não prejudica os pulmões, exceto se o indivíduo também consumir derivados do tabaco. Um estudo publicado no *Journal of American Medical Association* descobriu que a *Cannabis* não prejudica a função pulmonar, mas também pode aumentar a sua capacidade. Outro trabalho recente publicado pelo Instituto Nacional de Saúde dos EUA descobriu que os canabinoides podem ser um tratamento eficaz para a lesão pulmonar aguda ou síndrome do desconforto respiratório agudo (SDRA), que é uma condição causada por uma lesão ou doença pulmonar. Dr. João Palermo Neto, um dos pesquisadores, relatou a importância dessa pesquisa confirmando o uso da *Cannabis* medicinal como tratamento para bronquite, asma e outras condições relacionadas ao pulmão.

Em busca de fatores de risco para a doença cardíaca, pesquisadores testaram a função pulmonar de 5.115 jovens adultos ao longo de 20 anos. Os fumantes de tabaco praticamente perderam a função pulmonar durante esse período, mas os usuários de *Cannabis* mostraram um aumento na capacidade pulmonar, mesmo que fumassem apenas algumas vezes por mês. Os estudos apontam que mesmo quem consome a *Cannabis* com frequência não apresenta problemas nos pulmões. Uma pesquisa mais recente de pessoas que fumavam diariamente por até 20 anos não encontrou nenhuma evidência de que fumar *Cannabis* prejudicasse seus pulmões. O relatório das Academias Nacionais dos EUA aponta que existem bons estudos que mostram que os usuários de *Cannabis* não são mais propensos a ter tipos de câncer geralmente associados ao tabagismo.

A *Cannabis* causa vasodilatação dos brônquios pulmonares e diminui o número de crises asmáticas. Realizou-se um estudo em que a capacidade dos canabinoides de inibir o fechamento dos brônquios induzido por proteínas inflamatórias foi medido. Os brônquios são estruturas cartilaginosas, cuja função é levar ar aos pulmões. Os canabinoides usados no estudo foram o THC, CBD, CBD-A e a tetra-hidrocanabivarina (THCV). Os canabinoides THC e THCV foram os únicos a apresentar ações contra o fechamento dos brônquios, sendo que o THC apresentou melhor eficácia. Os outros canabinoides não demonstraram efeito algum e adicionar CBD ao THC não fez com que este melhorasse a sua eficácia. Concluiu-se que o THC possui atividade anti-inflamatória e de proteção ao sistema respiratório. O estudo mostrou também que o receptor CB1 é ativado pelo THC para posteriormente ser bloqueado pelo THCV a fim de evitar os efeitos negativos, como a náusea causada por outro composto.

Em um estudo conduzido por médicos da Universidade de São Paulo (USP), observou-se que o CBD possui efeito anti-inflamatório e pode melhorar a função pulmonar em pacientes com lesão pulmonar aguda, sugerindo que a *Cannabis* é uma opção viável de tratamento para doenças pulmonares inflamatórias.

O periódico científico *Immunopharmacology and Immunotoxicology* publicou um trabalho demonstrando que o tratamento profilático com o CBD reduzia a inflamação na lesão pulmonar aguda em ratos. Os resultados evidenciaram que o CBD diminuiu a resistência pulmonar total e a migração de leucócitos para os pulmões, com notável efeito anti-inflamatório, além de ter melhorado a função pulmonar.

Vários estudos comprovam que quem fuma maconha, mesmo com frequência, não apresenta problemas pulmonares. Uma pesquisa mais recente analisando pessoas que fumavam diariamente, por até 20 anos, não encontrou nenhuma evidência de que fumar maconha prejudicasse os pulmões, a exemplo do tabaco.

Uma pesquisa conduzida na Universidade da Califórnia comparou pulmões de pessoas que fumavam apenas *Cannabis* com o daqueles que fumavam só o tabaco. Foi comprovado que os fumantes de *Cannabis* tinham os pulmões mais saudáveis. "Inalar a *Cannabis* profundamente quando se fuma pode ser um exercício que ajuda a expandir a capacidade pulmonar", diz o Dr. Mark Fletcher, médico responsável pelo estudo.

Pesquisas científicas

- Efeito broncodilatador do D9-tetra-hidrocanabinol (Hartley, 1978).
- Inibição da atividade do nervo sensorial humano em porquinhos-da-índia e reflexo da tosse pela ativação do receptor canabinoide CB2 (Patél, 2003).
- Inibição da lipase de monoacilglicerol (MAGL) atenua lesão pulmonar aguda em camundongos (Souza, 2003).
- Avaliação pré-clínica de novas terapêuticas no reflexo da tosse: agonistas canabinoides como potenciais antitussígenos (Belvisi, 2008).
- Fumar maconha aumenta o risco de doença pulmonar obstrutiva crônica (Tashkin, 2009).
- Maconha e doença pulmonar obstrutiva crônica – um estudo de base populacional (Tun, 2009).
- Efeitos do canabinoides na ventilação e falta de ar: estudo piloto de eficácia e segurança (Pickring, 2011).
- Associação entre exposição à maconha e função pulmonar por mais de 20 anos (Pletcher, 2012).
- Efeitos do consumo de maconha no pulmão (Tashkin, 2013).
- Os efeitos da exposição à maconha sobre o fluxo de ar expiratório. Um estudo de adultos que participaram do Estudo Nacional de Avaliação da Saúde e Nutrição dos EUA (Kempker, 2014).
- Avaliação dos níveis de citocinas séricas e o papel do tratamento com canabidiol no modelo animal de asma (Vuolo, 2015).

Opioides

"O consumo público da Cannabis já ultrapassou nosso conhecimento científico." – Dr. Chen

Em 1996, a Califórnia foi o primeiro estado norte-americano a legalizar a *Cannabis* medicinal para o tratamento da dor crônica. Mais tarde, outros trinta estados seguiram o mesmo caminho. "O consumo público da *Cannabis* já ultrapassou nosso conhecimento científico", disse o Dr. Chen, diretor do Instituto de Pesquisas da Universidade da Califórnia, em Los Angeles. A dependência e abuso de opioides (morfina) alcançou proporções epidêmicas nos Estados Unidos. A overdose por opioides matou 42 mil norte-americanos em 2016, de acordo com o Centro de Controle e Prevenção de Doenças Americano. Apesar do uso ilegal de drogas como heroína e fentanil, responsáveis por inúmeros óbitos, mais de 40% deles envolvem prescrições médicas de opioides, segundo o Centro de Controle. Em um estudo com cinco anos de duração, publicado na revista médica JAMA (uma das mais respeitadas mundialmente), os autores relataram que nos estados norte-americanos em que o uso da *Cannabis* medicinal estava aprovado, o consumo de opioides diminuiu em 6% comparado aos estados onde ela não estava. Um segundo estudo (publicado no mesmo periódico) demonstrou uma queda ainda maior no consumo de opioides, de 8,5%.

Pesquisadores da Universidade de San Diego, na Califórnia, estudaram as consequências da *Cannabis* medicinal sobre o uso de opioides. Esta demonstrou bons resultados na redução do consumo de opioides, bem como diminuiu o abuso, evitando, assim, inúmeras mortes.

Um estudo publicado em 2017 avaliou 2.897 pacientes que utilizaram *Cannabis* medicinal. De acordo com os pesquisadores, 97% deles reportaram que "concordavam muito ou concordavam" que foram capazes de diminuir a quantidade de opioides que vinham consumindo com o uso concomitante da *Cannabis*. Adicionalmente, 81% "concordaram muito ou concordaram "que a utilização apenas da *Cannabis* foi mais eficaz do que o uso concomitante com opioides. No geral, a esmagadora maioria reportou que a *Cannabis* medicinal aliviava a dor igual ou melhor que as outras medicações, sem os efeitos colaterais indesejados.

Em um estudo que incluiu pacientes utilizando opioides para o alívio da dor crônica, comparou-se o dronabinol (forma sintética de THC) ao placebo. O dronabinol reduziu a dor crônica e melhorou a qualidade de vida dos participantes (Narang, 2008). Em um outro trabalho realizado com 359 pacientes portadores de câncer e fazendo uso de opioides para alívio da dor, que mesmo assim não era totalmente aliviada, a administração do Sativex® foi capaz de reduzi-la e também melhorar a qualidade do sono (Portnoy, 2012).

Um estudo experimental para avaliar o efeito da morfina com o uso concomitante da *Cannabis* medicinal, mostrou que o THC potencializou o efeito da primeira. Portanto, conclui-se que o uso da *Cannabis* pode reduzir as doses de morfina (Naef, 2003).

Vinte e um pacientes com dor crônica foram tratados com morfina ou oxicodona. A adição de *Cannabis* inalada por cinco dias diminuiu significativamente a dor e não alterou os níveis de opioides no sangue (Abrams, 2001).

Embora os opioides possuam efeitos benéficos no alívio da dor, seu uso é perigoso, pois o limiar para a dependência é muito tênue. Além disso, seu uso leva a efeitos adversos importantes como náuseas, vômitos, depressão respiratória, epilepsia e até morte, quando consumido em altas doses. Com a crise epidêmica causada pelo abuso de opioides no mundo, limitar seu uso não é suficiente. Pessoas estão sofrendo com dor crônica e utilizando alta doses de opioides em busca do alívio. Uma alternativa efetiva no controle da dor é o CBD, que promove alívio sem causar os efeitos colaterais dos opioides. Já está cientificamente comprovado que os canabinoides não são letais e praticamente isentos de efeitos adversos. E, o mais importante: a *Cannabis* é tão eficaz quanto os opioides no alívio da dor.

A administração da *Cannabis* medicinal simultaneamente aos opioides é segura e ainda permite uma redução das doses destes.

Cannabis medicinal e opioides

Cannabis medicinal	Opioides
Possi ação anticonvulsivante	Altas doses causam convulsão
Utilizada no tratamento de vômitos	Causam náuseas e vômitos
Não existe o risco de overdose	Pode levar a overdose e depressão respiratória

Pesquisa científica

- *Cannabis* como uma alternativa ao uso de opioides por adultos: programa piloto alternativo de opioides em Illinois (Bobitt, 2019).

Cannabis medicinal e saúde feminina

A *Cannabis* pode estimular a libido em ambos os sexos. Na mulher, ela leva a um aumento da lubrificação vaginal e diminuição da ansiedade durante a relação sexual, o que ocasiona relaxamento da musculatura vaginal e alívio da dor genital (dispareunia) (Johnson, 2004). Ela também ajuda a superar a disfunção sexual causada pelo uso de medicamentos da classe dos inibidores seletivos de recaptação da serotonina (ISRS). A inalação é o melhor modo de administração.

Usuários de *Cannabis* têm aumento da frequência sexual (Eisenberg, 2017), seu consumo não altera o tempo de gravidez (Eisenberg, 2018), e aqueles que são usuários frequentes têm melhora do orgasmo (Lynn, 2019).

O 2AG (um endocanabinoide e agonista endógeno do receptor CB2), está envolvido no ciclo sexual e, quando liberado, aumenta a libido e o orgasmo (Fuss, 2017). O canabidiol e a oxitocina aumentam os níveis de anandamida (DeLaurentiis, 2010) no organismo. O THC pode alterar a percepção de tempo pelo indivíduo que o consome.

Uma pesquisa on-line buscou avaliar o impacto da frequência do uso de *Cannabis* (para o THC, CBD ou ambos) e o método de consumo sobre a função sexual feminina em mulheres que já eram usuárias. Os resultados mostraram um aumento da função sexual em usuárias frequentes de *Cannabis* (Kasman; Blambhvani; Wilson; Eisenberg, 2020).

Cannabis medicinal e infertilidade

Não existem evidências científicas de que a *Cannabis* cause infertilidade. Em estudos com animais, altas doses de THC diminuíram a produção de alguns hormônios sexuais (Kolodny, 1974). A maioria dos estudos realizados com humanos não mostrou nenhuma alteração dos hormônios sexuais (Mendelson, 1974). Também não existem evidências científicas de que a *Cannabis* retarde o desenvolvimento sexual ou que tenha efeito feminilizante em homens e masculinizantes em mulheres (Block, 1991).

Em um estudo publicado em 1978, Zimmerman e outros trataram ratos machos por cinco dias consecutivos com injeções intraperitoniais de THC. Trinta e cinco dias após a exposição, os ratos que receberam o THC apresentaram uma incidência maior de morfologia anormal dos espermatozoides do que o grupo controle.

Outro estudo, feito com a administração de 50mg/kg de peso de THC, cinco vezes por semana, durante seis semanas, em 498 camundongos machos, mostrou que após o acasalamento com fêmeas, não foi observado aumento nas mutações letais dominantes fetais ou translocações hereditárias quando comparadas com os controles (Generoso e cols). Esses achados foram corroborados por um estudo de Berryman e outros que não encontraram aumento induzido por THC na perda pré-implante, mortalidade fetal ou no índice de mutação em fetos criados cronicamente com THC.

Em modelos com animais e humanos, as evidências sugerem que a maconha induz alterações morfológicas no esperma enquanto o material genético é preservado. Uma pesquisa realizada no Centro de Fertilidade do Hospital Geral de Massachusetts, nos EUA, avaliou a qualidade e quantidade seminal de 317 homens que já tinham consumido ou que eram consumidores atuais de *Cannabis*. Os achados da pesquisa não demonstraram efeitos prejudiciais do consumo de *Cannabis* prévio ou atual na qualidade e quantidade dos espermatozoides e, o mais surpreendente, os resultados das análises seminais parecem melhores em homens que tinham utilizado ou que ainda utilizavam a *Cannabis*.

Pesquisas científicas

- Diminuição dos níveis de testosterona após uso crônico de *Cannabis* recreativa (Kolodny, 1974).
- Efeito da *Cannabis* recreativa nos hormônios neuroendócrinos (Mendelson, 1974).
- Uso contínuo de *Cannabis* recreativa durante a gestação relacionado com diminuição da idade gestacional (Nobutoshi, 2019).
- Impacto do uso da *Cannabis* recreativa na gravidez (Bailey, 2020).
- O efeito deletério da *Cannabis* durante a gravidez (Luke, 2020).

Viciados em drogas perigosas

A cada 36 horas um jovem brasileiro morre decorrente do uso do álcool.

Considerada uma das cem pessoas mais influentes do mundo, a neurocientista Nora Volkow afirma que a dependência em drogas é uma doença crônica e reincidente, que envolve mudanças no cérebro. Para a especialista, que foi pioneira no uso de tomografia para investigar o efeito das drogas no cérebro, o motivo que leva uma pessoa a experimentar qualquer tipo de droga pela primeira vez é voluntário. Porém, seu uso contínuo pode precipitar mudanças cerebrais que comprometem os sistemas de recompensa, motivação e livre arbítrio. Por conta disso, Volkow defende que o vício em drogas é uma doença crônica e deve ser tratada como tal, com medicamentos, terapias comportamentais e atendimento rápido em casos de recaída, que são frequentes em doentes crônicos.

Uma pesquisa conduzida pelo Comitê Científico Independente para Drogas da Grã-Bretanha, do *Imperial College de Londres*, classificou em uma escala de 0 a 100 o nível de periculosidade das drogas mais destrutivas. O estudo levou em consideração os danos para o usuário como mortes causadas direta ou indiretamente pelas drogas, além de dependência e perda de relacionamentos. As consequências nocivas para os demais incluem criminalidade, dano ambiental, conflitos familiares, danos internacionais, custos econômicos e prejuízo à coesão comunitária.

Álcool (72 pontos de 100)

O álcool liderou a lista por vários fatores: agrava os casos de depressão, seu uso a longo prazo ocasiona doença hepática (cirrose), câncer e danos cerebrais. Causa dependência física e psicológica e, além de ser acessível, tem seu consumo estimulado pela publicidade. Todavia, os danos causados pelo consumo do álcool não afetam apenas o indivíduo. São inúmeros os casos de mortes por brigas e os acidentes de trânsito com óbitos causados por pessoas embriagadas. O Estado tem o custo da fiscalização de consumo (por motoristas e menores) em contrapartida ao estímulo do uso.

Heroína (55 pontos de 100)

A heroína foi inicialmente desenvolvida em 1898, pelo químico alemão, Dr. Charles Alder, para o tratamento de viciados em morfina e como sedativo da tosse em crianças. Dois anos depois, os médicos descobriram que causava sérios danos ao corpo humano e dependência nos usuários. A heroína foi considerada uma droga e proibida no começo do século XX em todo o mundo. A droga é injetável e causa dependência já na primeira dose; poucos são aqueles que conseguem deixar o vício. É extraída do ópio (produzido a partir da planta papoula). Causa overdose, diversas doenças, problemas físicos e mentais. Seu efeito dura entre cinco a dez minutos. Na América e na Europa, seu preço varia de dez a vinte dólares e no Brasil tem apenas 10% de participação no mercado clandestino.

Crack (54 pontos de 100)

Considerada uma das drogas mais perigosas e destruidoras já criadas, o crack é extraído da cocaína e tem um teor químico maior. É encontrado facilmente no Brasil e seu efeito dura de três a cinco minutos, custando cerca de cinco reais (a porção pequena). O crack é fumado e, com o passar do tempo, seu usuário necessitará de quantidades cada vez maiores para sustentar o vício. Com a abstinência, a pessoa passa a ter depressão. Segundo estatísticas, mais de 90% dos usuários deixam a família e amigos para se isolar e consumir a droga. Frequentemente cometem crimes para manterem o vício.

Metanfetaminas (33 pontos de 100)

Também chamada de cristal, a forma de administração da metanfetamina varia, podendo ser fumada, cheirada, diluída e injetada na corrente sanguínea ou no ânus. Causa hipertermia, aumento da pressão arterial que, dependendo do ritmo, pode levar a ataques cardíacos, derrame cerebral, coma ou morte. Usuários de metanfetamina podem passar dias sem dormir e desenvolverem paranoia e desejo de suicídio.

Cocaína (27 pontos de 100)

A cocaína é bastante popular em todo o mundo e está presente em todas as classes sociais. Pode ser cheirada ou injetada e a overdose é comum. Seu uso pode causar doenças graves como o câncer e sérios danos mentais. Os efeitos da cocaína mais frequentes são euforia, sensação falsa de bem-estar e poder. Eles duram de 15 a 40 minutos, dependendo da quantidade ingerida. É raro de se encontrar cocaína pura. Muitos traficantes a misturam com pó de giz, diazepam ou outras substâncias, diminuindo a concentração em até 20%. Desse modo, eles aumentam o seu lucro. A cocaína causa uma intensa e rápida euforia que é seguida imediatamente pelo oposto, uma depressão profunda, tensão e avidez por mais droga. As pessoas que a consomem não comem nem dormem adequadamente. Elas podem desenvolver frequência cardíaca extremamente elevada, espasmos musculares e convulsões. A droga pode fazer a pessoa sentir-se paranoica, zangada, hostil e ansiosa.

Cigarro – tabaco (26 pontos de 100)

O tabaco ficou atrás da cocaína em função dos danos que causa a longo prazo, as perdas por conta da dependência e os custos dos tratamentos dos problemas acarretados pelo seu uso.

Ecstasy (25 pontos de 100)

Conhecida também como droga G ou GHB (ácido gama hidroxibutírico), o ecstasy também possui a versão GBL, que é o ácido gama butil-lactona. Altas dosagens podem causar convulsões, coma e morte por depressão respiratória.

Anfetamina (23 pontos de 100)

As anfetaminas são estimulantes, a exemplo dos encontrados nas pílulas de ecstasy. Oferecem aumento de energia, euforia e excitação, mas o uso prolongado leva a alterações de humor, alucinações, paranoias e agressividade. Popularmente é chamada de "rebite". Costuma ser consumida por estudantes, motoristas e outros profissionais que precisam trabalhar ou estudar durante muitas horas seguidas, especialmente de madrugada.

Cannabis (20 pontos de 100)

Também conhecida como maconha, a *Cannabis* entrou na lista em oitavo lugar por conta do custo que a sua proibição acarreta nos Estados Unidos (são gastos, em média, 20 bilhões por ano na luta contra o tráfico da maconha). Possui um pequeno potencial ofensivo ao organismo e é mais perigosa na ilegalidade, pois, quando traficada, ajuda a financiar o crime.

Benzodiazepínicos (15 pontos de 100)

Estão entre os medicamentos mais prescritos pelos médicos no Brasil para o tratamento de transtornos de ansiedade, depressão e tensão. Atuam sedando os pacientes e os deixando relaxados, muitas vezes em estado de torpor. Deprimem o sistema nervoso central causando inúmeros efeitos colaterais. Sua overdose pode levar ao coma.

Outras drogas

- *Bath Salts* (*Zombie Drug*): Conhecida como droga zumbi, é considerada a mais terrível de todas as drogas. Seus efeitos no cérebro humano são incontroláveis, causa fortes alucinações perturbadoras. Quem consome de forma inalada ou fumada tem ataques de fúria e paranoia, tornando-se agressivo e furioso.

- Krokodil: É a droga mais letal que existe no mundo, considerada a pior de todas. Quem a consome pela primeira vez já se torna dependente. Criada na Rússia, em 2005, tem efeito mais forte que a heroína e o crack. O nome "krokodil" se originou a partir dos efeitos colaterais que causa na pele humana, deixando o corpo esverdeado com um formato de escamas igual a de um crocodilo. A carne apodrece causando necrose e feridas de lenta cicatrização, bem como exposição dos ossos. Mesmo assim a pessoa permanece viva, a caminho de uma morte lenta, dolorosa e horrível.

Cannabis medicinal e viciados em drogas perigosas

Por muito tempo a *Cannabis* tem sido rotulada como a porta de entrada para outras drogas. Médicos e pesquisadores vêm confirmando exatamente o oposto e utilizando com sucesso a *Cannabis* medicinal como "porta de saída" para drogas perigosas e até letais. Um estudo publicado na revista *Clinical Psychology Review* mostra que o uso da *Cannabis* pode ajudar as pessoas a largarem vícios como o álcool, a cocaína, heroína, os opioides e medicamentos analgésicos. "Ao analisar as evidências científicas sobre a *Cannabis* medicinal, valida-se seu uso na redução de drogas perigosas", afirma o Dr. Zach Walsh, professor de psicologia na Universidade da Columbia Britânica. A pesquisa conclui que o uso da *Cannabis* medicinal não aumenta o risco de danos ao paciente.

Uma nova clínica de reabilitação em Los Angeles, nos EUA, justamente contraria o que seria a regra em clínicas tradicionais, valendo-se desse método que, em outros contextos, seria proibido. A clínica utiliza a *Cannabis* medicinal como substituto para drogas perigosas, como a cocaína e a heroína. Segundo o Dr. Mark Wallace, diretor médico da divisão de Medicina de Dor, do Departamento de Anestesia da Universidade da Califórnia, nos últimos cinco anos a *Cannabis* medicinal ajudou centenas de pacientes a deixarem de usar opiáceos. Estudos realizados em ratos já confirmaram que a *Cannabis* medicinal ajuda a reduzir a abstinência. A vantagem de se utilizar a *Cannabis* medicinal é que ela auxilia os pacientes a dormirem melhor, a relaxarem e a retomarem o apetite, especialmente durante o período de desintoxicação. Com isso, os indivíduos recobram o sentido de "controle emocional" da própria vida.

A maioria das pessoas que fuma *Cannabis* o faz apenas ocasionalmente. Uma minoria fuma *Cannabis* diariamente. Mesmo aquelas que fumam muito, frequentemente conseguem parar sem dificuldade. Portanto, a *Cannabis* não causa dependência física. Menos de 1% dos seus usuários apresenta síndrome de abstinência (US Department of Health 1991, 1994).

A dependência da *Cannabis* é uma questão bastante relativa até mesmo para os cientistas. O vício de fato não existe, mas sim o hábito de fumá-la. Não há casos de abstinência como também não há relatos de tolerância. O vício em *Cannabis* é social e menos danoso do que o causado por outras drogas. Ou seja, você pode não se tornar quimicamente dependente da *Cannabis*, mas sim desenvolver uma dependência emocional. Portanto, os usuários que utilizam a *Cannabis* para relaxar, estimular a criatividade ou mesmo para dormir, quando o fazem regularmente, podem criar dependência psicológica, porém, não física. Cerca de 9% dos usuários desenvolvem uso abusivo, índice que é muito menor se comparado com os de outras drogas. Em função do grande número de usuários de *Cannabis* e o infrequente relato de problemas médicos com a interrupção do seu uso, a tolerância (quando a droga não faz mais efeito) e a dependência não são problemas neste contexto (US Department of Health, 1991).

Considerando-se a ausência de receptores canabinoides no cérebro, especificamente na medula oblongata, o vício na *Cannabis* não é comum. Não há dúvidas de que o álcool, tabaco e café causam muito mais dependência do que a *Cannabis*.

Vários estudos têm demonstrado a sua eficácia no tratamento de viciados em drogas perigosas, como a cocaína, o crack, a heroína, os opioides e o álcool. Em 2018, em um trabalho publicado na revista médica *Addiction*, nos estados norte-americanos em que a *Cannabis* foi regulamentada, os pesquisadores identificaram significativa redução de prescrições e doses de opioides nos pacientes participantes do Programa Medicaid.

Os programas de dependentes químicos e de aconselhamento geralmente se dividem em duas categorias: abstinência ou redução de danos. Eles têm como objetivo interromper totalmente o uso de drogas. Os programas de redução de danos têm como objetivo diminuir o consumo de drogas pelas pessoas que não conseguem sozinhas ou, simplesmente, não querem. A *Cannabis* pode ajudar muito, tanto na abstinência como na redução de riscos. Nos casos de abstinência, a *Cannabis* é um passo inicial importante para se eliminar o uso de drogas. Na redução de danos, ela serve como substituto das drogas mais perigosas ou ajuda para reduzir a quantidade que é consumida.

Em um estudo publicado em 2014, no periódico JAMA, os pesquisadores concluíram que as leis liberando o uso da *Cannabis* medicinal ocasionaram significativa redução do consumo de opioides e da mortalidade causada por overdose.

Importante ressaltar que alguns anos após a legalização do uso recreacional por adultos, a cidade de Denver reportou uma queda de 6% nas mortes causadas por opioides.

Estudos em animais demonstraram que o CBD inibiu com sucesso o ciclo de dependência de álcool e cocaína em ratos. Indivíduos com tendência a se viciar podem usar CBD com níveis zero de THC. O CBD é frequentemente citado como o canabinoide que mais auxilia as pessoas a deixarem o vício de drogas perigosas.

Caso clínico

ML é uma paciente do sexo feminino, de 38 anos, que vem utilizando há dois anos a *Cannabis* medicinal após abuso de opioides e álcool. Tem história pregressa de transtorno de ansiedade grave e doença obsessiva-compulsiva. Com o uso da *Cannabis* apresentou melhora significativa em relação à qualidade de sono, estresse e concentração. Faz uso de alto teor de CBD e baixo de THC. Parou de ingerir bebidas alcoólicas e retornou ao trabalho como enfermeira.

Pesquisas científicas

- Leis sobre *Cannabis* medicinal e mortalidade por overdose de analgésicos opioides nos Estados Unidos, 1999-2010 (Bach Huber, 2004).
- Envolvimento do sistema endocanabinoide na toxicodependência (Maldonado, 2006).
- Exposição a tetra-hidrocanabinol bloqueia a dependência de opiáceos em ratos com privação materna (Morel, 2009).
- Canabidiol, um componente não psicotrópico da *Cannabis*, inibe a busca por heroína e normaliza distúrbios neuronais mesolímbicos discretos (Ren, 2009).
- *Cannabis* como substituto do álcool e outras drogas (Reiman, 2009).
- Interações entre tetra-hidrocanabinol e autoadministração de heroína em macacos *Rhesus* (Li, 2012).
- Canabidiol como uma intervenção para comportamentos aditivos – uma revisão sistemática das evidências (Prud'homme, 2015).

Alcoolismo

"Beber achando que esquecerá os problemas é o mesmo que arrumar mais alguns." - Jader Medeiros

O alcoolismo é um termo utilizado para descrever a dependência do álcool. Pessoas que sofrem desse mal costumam ter compulsão por bebidas alcoólicas, dificuldade em parar de beber e acabam por desenvolver tolerância aos efeitos da substância. Trata-se de uma doença psiquiátrica, considerada pela OMS como "doença com componentes físicos e mentais". Isso porque a dependência, muitas vezes, é puramente psíquica, mas há também componentes fisiológicos envolvidos. O alcoolismo é mais comum em homens (70%) do que em mulheres (30%).

O álcool é uma droga depressora do sistema nervoso. Ao entrar no corpo, ele chega rapidamente ao cérebro, onde estimula a liberação de neurotransmissores excitatórios como a serotonina, dopamina e endorfinas, responsáveis pelas sensações de prazer e bem-estar. Logo em seguida, acontece exatamente o efeito contrário: o álcool estimula o principal neurotransmissor inibitório do cérebro, o ácido gama-aminobutirico (GABA), que faz com que os neurônios se tornem menos receptivos às mensagens vindas de outros neurônios dificultando a comunicação entre eles.

Cannabis medicinal e alcoolismo

O alcoolismo pode ter consequências irreversíveis sobre o corpo e a mente. Nos EUA, muitos programas de recuperação para alcoólatras estão substituindo o uso diário de álcool pela *Cannabis* medicinal. O modelo ocidental e convencional de tratamento do álcool tem uma taxa de êxito estatisticamente muito baixa, uma vez que metade das pessoas que iniciam um programa de tratamento de dependência do álcool apresentam recidiva no prazo de seis meses. Além disso, os médicos são conhecidos por prescreverem benzodiazepínicos bastante potentes, viciantes e com inúmeros efeitos colaterais importantes. *Marijuana Maintenance* é o nome dado ao programa de tratamento do alcoolismo com a *Cannabis* medicinal nos Estados Unidos. Em princípio, oferece uma solução relativamente pouco impactante aos desejos do álcool, já que os viciados fumam ou ingerem a *Cannabis* em vez de tomar uma bebida.

O *Harm Reduction Journal* publicou que a *Cannabis* pode retardar o impulso de um viciado em álcool e é uma alternativa viável e natural aos medicamentos de prescrição, tais como os benzodiazepínicos. Em segundo lugar, uma grande quantidade de alcoólatras utiliza o álcool para aliviar as condições psicológicas, tais como a depressão, ansiedade e estresse. Os estudos mostram que o uso responsável da *Cannabis* medicinal pode proporcionar alívio desses males emocionais.

Um estudo recente publicado no *Journal of Neuroscience* descobriu que o consumo excessivo de álcool leva a uma diminuição na disponibilidade dos receptores de canabinoides, tornando-os um potencial tratamento para o impacto negativo da recidiva ao álcool e abstinência. Nesse estudo, 20 consumidores sociais saudáveis foram submetidos ao exame de tomografia no início do estudo e após a administração intravenosa de etanol. Além disso, 26 pacientes foram submetidos a sequências alcoólicas depois de beberem exageradamente durante anos de suas vidas e após um mês de abstinência. Dezessete indivíduos saudáveis serviram como controle. Seguindo esse método, os pesquisadores descobriram que: "Considerando que o efeito agudo do álcool seja um aumento da disponibilidade do receptor canabinoide CB1, beber em demasia leva a uma redução da disponibilidade do CB1 (tipo 1 do receptor canabinoide) que não é reversível após um mês de abstinência". Eles concluem que um CB1 ativado, por meio do consumo de *Cannabis*, pode oferecer uma nova direção para o tratamento do estado afetivo negativo produzido pela abstinência do álcool, o que é fundamental para acabar com a dependência.

Enquanto o álcool pode causar doenças como o Parkinson, doença de Alzheimer e outras mais comumente associadas à neurodegradação, um estudo recente reconhece que o canabidiol (CBD) tem demonstrado uma capacidade de controlar condições degenerativas, podendo haver uma ligação significativa no que diz respeito ao tratamento com extrato de CBD para pacientes com lesões cerebrais causadas pelo álcool. Outros trabalhos já mostraram anteriormente que a *Cannabis* pode ser utilizada no tratamento do alcoolismo, ajudando a combater os efeitos da abstinência e a regular o sistema interno do indivíduo, inclusive tratando os danos cerebrais causados pelo vício.

O que é novidade é que os extratos tópicos à base de *Cannabis* também tenham esse mesmo efeito. Esse é um claro exemplo de como essa planta é versátil e pode ser utilizada por todos, sem perigo de dependência. Na lista de drogas perigosas, a *Cannabis* situa-se no fim, pois é praticamente impossível ingerir uma dose letal. Uma dose fatal de *Cannabis* requer a ingestão de 675 quilos em 15 minutos, ou seja, é realmente impossível de morrer por overdose.

A *Cannabis* é mais segura do que o álcool. Isso não quer dizer que ela seja livre de riscos, mas é muito menos viciante do que o álcool e não chega perto de causar tantos danos físicos e mentais.

Distúrbios como o alcoolismo envolvem interrupções no sistema endocanabinoide. Por isso, algumas pessoas acreditam que a *Cannabis* pode ajudar os pacientes que estão lutando contra eles. Pesquisas publicadas no *Harm Reduction Journal* descobriram que algumas pessoas usam a *Cannabis* como um substituto menos nocivo ao álcool, a medicamentos prescritos e outras drogas ilegais. Algumas das razões mais comuns pelas quais os pacientes fazem essa substituição são que a *Cannabis* tem menos efeitos colaterais e é menos provável de causar problemas de abstinência.

Glaucoma

Tenho como princípio sempre procurar algo de bom em cada momento ruim que nos acontece.

O glaucoma é um conjunto de diversas doenças distintas que envolvem a pressão intraocular associada à neuropatia óptica. Por conta disso, possui características bem específicas, em que ocorre lesão no nervo óptico que carrega a informação visual até o cérebro, causando a perda progressiva da visão. Se não tratada, pode conduzir à cegueira. Em todo o mundo, mais de 60 milhões de pessoas vivem com esta doença e sofrem de suas consequências potencialmente devastadoras. Desde 1980, muitos tratamentos cirúrgicos e outros procedimentos melhoraram o risco de cegueira em quase 50% dos portadores de glaucoma. Entretanto, enquanto o tratamento melhorou, o número de drogas tópicas que são eficazes ainda é limitado.

Uma causa de dano ao nervo ótico é a pressão elevada intraocular, que ocorre no glaucoma. Colírios de prescrição ou cirurgia podem, por vezes, ajudar a diminuir essa pressão, no entanto, nenhuma abordagem é 100% eficaz. Segundo a OMS, o glaucoma é a segunda maior causa de cegueira no mundo, ficando atrás apenas da catarata. Estima-se que a prevalência mundial da doença seja de aproximadamente 1% a 2%. Já no Brasil, a estimativa é de que 900 mil pessoas sejam portadoras da doença. Na maioria das vezes, o glaucoma é causado pelo aumento da pressão intraocular (PIO) do indivíduo.

Entretanto, como isso acontece? A parte anterior de nossos olhos produz continuamente um líquido chamado humor aquoso, que preenche toda a parte da frente do órgão. Em seguida, ele deixa os olhos por meio de canais localizados na córnea e na íris. Quando esses canais são bloqueados ou parcialmente obstruídos, a pressão intraocular pode aumentar. Com esse aumento, o nervo óptico pode ser lesionado. Como essas lesões podem ser progressivas, o campo de visão vai sendo afetado gradativamente. As causas desse aumento na pressão ocular ainda não são conhecidas, porém especialistas acreditam que um ou mais desses fatores listados a seguir podem influenciar: uso de colírios dilatadores, drenagem restrita ou bloqueada do olho, uso de corticoides, má circulação ou redução sanguínea no nervo óptico, pressão arterial elevada.

O glaucoma possui um caráter hereditário, em que os familiares de quem possui a doença têm mais chances de desenvolvê-la também. Porém, além desse fator de risco, há ainda outros que podem influenciar o seu aparecimento, como: pressão intraocular elevada; idade acima de 60 anos ou acima de 40 anos (para casos de glaucoma agudo). Os afrodescendentes têm maior tendência a desenvolver a doença, principalmente acima dos 40 anos.

Cannabis medicinal e glaucoma

Estudos que remontam à década de 1970 mostraram que os canabinoides podem aliviar os sintomas relacionados ao glaucoma, porque eles baixam a pressão intraocular e têm ações neuroprotetoras. Um dos primeiros estudos realizados mostrou que a ingestão de *Cannabis* reduziu a pressão intraocular em torno de 25% a 30%.

Seis pacientes foram avaliados em um estudo comparado com placebo em que se observou que a *Cannabis* fumada reduziu a pressão intraocular.

A *Cannabis* fumada ou a ingestão de THC reduz a pressão intraocular por várias horas em pacientes com glaucoma. Uma dose única de THC (5mg sublingual) reduziu a pressão intraocular por aproximadamente duas horas (Tomida, 2006).

Com o avançar das pesquisas e melhor entendimento sobre o glaucoma, os cientistas compreenderam que a pressão no olho não é o único fator que danifica o nervo óptico. Estudos recentes mostram que o glaucoma é muito semelhante à doença de Parkinson e ao Alzheimer em sua base celular. No glaucoma de estágio tardio, os oftalmologistas estão se tornando mais inclinados a utilizar a *Cannabis* como forma de tratamento. Nos estágios finais da doença, a *Cannabis* demonstrou ser muito eficaz no alívio dos sintomas. Os receptores canabinoides são proeminentes em tecidos oculares responsáveis pela regulação da pressão intraocular. A *Cannabis* ajuda de duas maneiras: diminui a pressão no olho e protege as células da retina. Muitos pacientes relatam uma diminuição dos sintomas do glaucoma ao usar a *Cannabis* medicinal como um complemento à terapia farmacológica tradicionalmente prescrita pelo médico.

Nos 40 estados norte-americanos em que a *Cannabis* medicinal foi legalizada, uma das razões mais comuns para a permissão é o uso para o tratamento e a prevenção do glaucoma. "Estudos do início da década de 1970 mostraram que, quando fumada, a *Cannabis* reduz a pressão intraocular em pessoas com pressão normal e com glaucoma", diz o representante do *National Eye Institute*, dos EUA.

Apesar de o glaucoma constar na lista de vários estados norte-americanos dentre as enfermidades passíveis de serem tratadas com *Cannabis*, existem limitações. Por exemplo, quando a *Cannabis* é fumada, seu efeito persiste por, no máximo, três horas.

É o THC e não o CBD que diminui a pressão intraocular. O CBD é neuroprotetor e protege o nervo ótico e a retina das lesões causadas pelo aumento da pressão intraocular. A *Cannabis* está recomendada no glaucoma como tratamento adjuvante, sendo importante a continuação da medicação prescrita pelo oftalmologista.

Dosagem sublingual

A dose sublingual da *Cannabis* medicinal é de 20mg a 40mg de extrato contendo óleo de CBD, em combinação com 5mg de THC. A duração do efeito é de aproximadamente quatro horas. Não se deve utilizar doses superiores a 40mg de CBD, pois elas podem aumentar a pressão intraocular (dose-resposta em U invertido).

Aplicação tópica

O colírio que contém CBD em sua fórmula é bem tolerado e provavelmente oferece o melhor resultado em termos da diminuição da pressão intraocular. A duração do seu efeito é de 8 a 12 horas.

Casos clínicos

- Diane relatou que a pressão no seu olho caiu de 40 mmHg para 16 mmHg após utilizar o CBD por um mês. Ela conta que até mesmo seu médico ficou impressionado com este resultado.
- Al Morentin estava gradualmente perdendo a sua visão quando foi diagnosticado com glaucoma. Após o uso de *Cannabis* medicinal, foi possível interromper o declínio da perda visual, bem como promover alívio da dor e da pressão ocular. Entretanto, quando deixou de usar a *Cannabis*, perdeu a visão do olho direito. Após retomar o tratamento, sua visão do olho direito foi recobrada e atualmente afirma enxergar melhor que há dez anos.

Pesquisas científicas

- Efeito neuroprotetor do Δ9-tetra-hidrocanabinol e canabidiol na neurotoxicidade da retina induzida por N-metil-d-aspartato (El; Remessy, 2003).
- Canabinoides e glaucoma (Tomida, 2004).
- Efeito da aplicação sublingual de canabinoides na pressão intraocular: um estudo piloto (Tomida, 2006).
- Canabinoides não psicotrópicos, canabidiol e canabigerol atuam em novos receptores canabinoides para reduzir a pressão intraocular (Szczesniak, 2011).

- A prevalência e a incidência da *Cannabis* medicinal nas prescrições na Holanda (Hazekamp, 2013).
- Canabinoides no tratamento de glaucoma (Novak, 2016).
- Percepções dos pacientes sobre o uso de *Cannabis* (Weldy, 2020).

Enfermidades dermatológicas

O primeiro livro a descrever terapias dermatológicas, *Um tratado sobre a matéria médica e terapêutica da pele*, publicado em 1881, já trazia indicações sobre os efeitos da *Cannabis* em doenças cutâneas: "Uma pílula de *Cannabis* na hora de dormir proporcionava às minhas mãos alívio da coceira intolerável do eczema", comentou o Dr. Henry Granger Piffard, um dos pioneiros da dermatologia norte-americana.

As doenças de pele representam atualmente a quarta maior causa de incapacitação no planeta. A informação vem de uma robusta revisão englobando registros hospitalares e mais de quatro mil pesquisas publicadas entre 1980 e 2013 ao redor do mundo. "Consideramos nessa pesquisa qualquer efeito negativo na saúde ou vida, o que incluía: dor, deformidade, impacto psicológico e até morte", explica a médica Chante Karimkhani, uma das autoras da investigação, liderada pela Universidade do Colorado, nos Estados Unidos.

Os problemas que podem afetar a pele não são somente estéticos, eles estão relacionados ao maior e mais exposto órgão do corpo humano (a pele), que está sujeito aos vírus, fungos, raios solares, elementos alergênicos e irritantes. É vasto o número de agressores externos que podem acometer a pele, sem contar que, às vezes, a doença se inicia dentro do próprio organismo. De acordo com a *Psoriasis Foundation*, 125 milhões de pessoas em todo o mundo, ou seja, 2% a 3% da população, têm psoríase, uma doença inflamatória crônica e que afeta 2,5 milhões de indivíduos no Brasil.

Segundo a OMS, a psoríase é classificada como doença não transmissível, é uma condição crônica, dolorosa e incapacitante para a qual ainda não existe cura. É mais comum no grupo etário dos 50 a 60 anos. A psoríase se caracteriza por lesões cutâneas localizadas ou generalizadas e que provocam coceira e dor. Seus impactos vão muito além das marcas na pele, caracterizadas por placas avermelhadas e descamações que surgem em várias partes do corpo. Segundo estudo publicado no *Journal of Dermatological Treatment*, em 2008, 70% dos brasileiros com psoríase sofrem também com distúrbios emocionais, como ansiedade e depressão. Estas pessoas são afetadas pelo preconceito social, pois muitos ainda consideram que as lesões psoriásicas são contagiosas. Com isso, seus portadores se isolam e têm seu equilíbrio físico e mental comprometidos.

Cannabis medicinal e doenças dermatológicas

A *Cannabis* medicinal possui potencial terapêutico em várias condições dermatológicas. Ela é rica em ômega 3, 5 e 9, ácidos graxos e vitaminas. Suas moléculas são pequenas e penetram facilmente na pele, com propriedade hidratante, nutricional e terapêutica. A pele possui seu próprio sistema endocanabinoide (SEC) que regula a produção de hormônios, proteínas, citocinas (envolvidas na resposta imunológica), lipídeos e canabinoides que regulam a homeostase da pele e atuam no processo inflamatório.

Dois tipos de receptores canabinoides são encontrados na pele: o receptor CB1, que regula a liberação de neurotransmissores e o CB2, que modula a liberação de citocinas. A afinidade de certos receptores de se ligar às moléculas canabinoides tem implicações na diferenciação epidermal bem como no desenvolvimento da pele, envelhecimento e crescimento de novas células. Estudos em andamento na Universidade do Colorado investigam o uso da *Cannabis* medicinal no tratamento da psoríase e eczema. Em países como os Estados Unidos e o Canadá, a *Cannabis* está ganhando popularidade entre os pacientes com essas condições de pele, especialmente nos casos em que os esteroides são ineficazes. A *Cannabis* interage com receptores canabinoides presentes na pele reduzindo a dor, inflamação e a coceira em portadores de eczema, psoríase e outras enfermidades cutâneas. Os canabinoides CBD, CBG E CBN são os principais responsáveis por essa ação. A partir dos dados de um estudo publicado em 2009, os pesquisadores concluíram que essas doenças de pele são causadas por um desequilíbrio do sistema endocanabinoide. Atualmente existe uma série de pesquisas em andamento avaliando a utilização da *Cannabis* medicinal em doenças dermatológicas.

A revisão científica denominada *Cannabis: um novo tratamento e uma revisão da literatura* avaliou o sistema imunológico e a sua interação com o sistema nervoso, que foram investigados como o mecanismo subjacente à doença. A interação entre estes dois sistemas por meio da via anti-inflamatória e também do sistema endocanabinoide (SEC) sugere a *Cannabis* medicinal como um potencial tratamento da psoríase, especialmente por seu aspecto autoimune.

A desregularização do sistema imunológico cutâneo resulta em uma marcada proliferação e queratinização das células epidérmicas. Um estudo publicado pelo *Journal of Life and Environmental Science* sugere que os canabinoides e os seus receptores podem ajudar a controlar e a limitar a produção de células cutâneas imaturas. Os investigadores acreditam que a *Cannabis* pode ser útil no tratamento de várias condições que envolvem queratinócitos, incluindo a psoríase e a cicatrização de feridas. A modulação do sistema endocanabinoide é feita por meio de endocanabinoides (anandamida e 2-AG) e de fitocanabinoides (THC e CBD) por meio de agonistas (agentes que seletivamente ativam os receptores CB1 e CB2) ou antagonistas (agentes que bloqueiam os receptores CB1 e CB2). Dessa forma, é possível controlar o SEC e o tratamento de inúmeras enfermidades. Por outro lado, o CBD tem ação no sistema imunológico e, portanto, controla o processo inflamatório comum a várias doenças, como psoríase e acne.

Pesquisadores da Universidade de Debrecen, na Hungria, descobriram a presença de receptores canabinoides nos folículos capilares. Agonistas como os endocanabinoides ou fitocanabinoides participam ativamente na regulação do crescimento do cabelo. Portanto, o tipo e a dose específica de canabinoide têm uma importância significativa em regular o crescimento dos fios ou a perda de pelos indesejáveis (como no hirsutismo).

Em um estudo de casos realizado pela clínica de neurodermatologia da Universidade de Munster (Alemanha, 2006), pesquisadores avaliaram um creme contendo N-palmitoil etanolamina que estimula a produção de anandamida. Houve redução de mais de 80% do prurido dos pacientes participantes dessa avaliação. O autor da pesquisa escreveu: "Os agonistas canabinoides de uso tópico representam uma nova, efetiva e bem tolerada terapia para o prurido refratário de diferentes origens. Cremes com alta concentração e com indicações mais amplas podem ser ainda mais eficazes" (Stander, 2006).

Um outro estudo realizado pelo Departamento de Medicina da Universidade de Miami avaliou os sintomas de prurido de diferentes origens em pacientes diagnosticados com doença hepática colestática e que não responderam a nenhuma forma de terapia. Pesquisadores iniciaram o tratamento com 5mg de THC (Marinol®) ao deitarem-se. Todos os pacientes relataram diminuição do prurido, melhora do sono, da depressão e voltaram a trabalhar. A duração do efeito antiprurido foi de quatro a seis horas, sugerindo a necessidade de aumentar a frequência da dose administrada. Portanto, o tetra-hidrocanabinol pode ser uma alternativa eficaz em pacientes com prurido colestático intratável (Neff, 2002).

Um estudo de 2019 investigou o efeito terapêutico da pomada de CBD administrada em doenças crônicas de pele. Vinte pacientes – sendo cinco com psoríase, cinco com dermatite atópica e dez com cicatrizes – administraram a pomada nas áreas lesionadas da pele duas vezes ao dia, durante três meses. Os resultados mostraram que o tratamento melhorou significativamente os parâmetros da pele, os sintomas e também a pontuação do índice de PASI (que mede a gravidade da psoríase). Nenhum efeito adverso foi documentado. A administração tópica da pomada de CBD, sem THC, é uma alternativa segura e eficaz para melhorar a qualidade de vida em pacientes com distúrbios dermatológicos, especialmente os de origem inflamatória.

Enfermidade	CB1 e CB2
Acne/seborreia	A inibição dos receptores CB2 dificulta a produção de gordura e lipídeos.
Câncer de pele	A estimulação de ambos os receptores CB1 e CB2 inibe a proliferação de queratócitos e de inflamação.
Psoríase	A estimulação de ambos os receptores CB1 e CB2 inibe a proliferação de queratinócitos e de inflamação.
Calvície - Alopecia	A inibição dos receptores CB1 leva ao crescimento de cabelos.
Hirsutismo	A estimulação dos receptores CB1 produz a supressão do crescimento de pelos.

Pele seca	A estimulação dos receptores CB2 aumenta a produção de gordura.
Eczema - Dermatite	A estimulação dos receptores CB1 e CB2 inibe o processo imunoinflamatório nos casos de dermatites.
Dor e prurido	A estimulação dos receptores CB1 e CB2 reduz a dor e o prurido e inibe a transmissão de sinais para o sistema nervoso.
Escleroderma	A estimulação dos receptores CB2 reduz o processo imune inflamatório e a fibrose.

A Avon anunciou a primeira coleção de sua história com vários produtos à base de canabidiol e com efeitos terapêuticos reconhecidos por boa parte da comunidade médica científica. A gigante do mundo de dermocosméticos lançou cremes hidratantes para o rosto que, segundo a empresa, prometem ser a solução para ajudar a aliviar a irritação e reduzir a vermelhidão da pele, além de relaxá-la.

Acne e seborreia

"Qualquer um pode amar uma rosa, mas é preciso um grande coração para incluir os espinhos." - Clarice Lispector

A acne é uma doença cutânea que afeta ambos os gêneros durante a puberdade. Ocorre quando os folículos capilares são obstruídos por óleo ou células mortas da pele. Pode ser causada também por uma elevação dos hormônios andrógenos, que contribuem para um aumento da atividade da glândula sebácea, produzindo muito óleo (ou sebo) que, quando não eliminado adequadamente por meio dos poros, pode causar acúmulo, inflamação e espinhas.

A acne pode desencadear áreas dolorosas de inflamação e feridas nos locais em que aparece, como rosto, ombro, tórax e nas costas. Embora a acne possa parecer um pequeno problema, seus efeitos podem ser fisicamente e emocionalmente dolorosos, além de financeiramente dispendiosos.

Mais de 50 milhões de pessoas sofrem com acne nos Estados Unidos (no Brasil o número é semelhante). Dentre elas, 10 milhões ficam com cicatrizes no rosto e no corpo. Mais de 1,4 bilhões de dólares são gastos anualmente no tratamento da acne. Noventa e seis por cento dos portadores de acne se sentem deprimidos por esse fato e 14% pensaram em suicídio. Quase todo mundo no planeta já teve alguma forma de acne, ou seja, 95% da população.

Algumas vezes os sintomas acneicos são passageiros, em outras eles podem persistir por anos. Determinados fatores são responsáveis pelo desencadeamento da acne, como a idade. Como os hormônios têm uma participação no desenvolvimento da acne, os adolescentes na puberdade são mais suscetíveis a ela, em especial os meninos, como resposta ao aumento dos níveis de testosterona. As mulheres estão mais propensas a desenvolver acne na vida adulta do que os homens, em função das flutuações hormonais a que são submetidas.

Mais de 80% dos casos de acne em adultos são em mulheres. Estudos recentes mostram um componente genético como causa da acne. Ela pode ser desencadeada a qualquer momento da vida e por várias razões, como alterações hormonais, estresse, ingestão de determinados alimentos, lavagem da área afetada em demasia, uso de muitos produtos químicos e de medicamentos anticonvulsivantes ou esteroides.

Cannabis medicinal e acne

Um estudo multicêntrico realizado por pesquisadores da Alemanha, Estados Unidos, Inglaterra e Hungria identificou a presença do sistema endocanabinoide (SEC) na pele. Essa descoberta levou inúmeros cientistas a estudarem o SEC, cuja principal função é controlar o crescimento, a diferenciação, a sobrevivência celular bem como produzir a resposta imune desejada. Os cientistas acreditam que a manipulação do SEC trará importante contribuição na descoberta de novos medicamentos em uma série de doenças da pele, como acne, dermatite, pele seca, perda de cabelo (alopecia e calvície), hirsutismo, coceira, seborreia, tumores de pele, dor e psoríase (Biro, 2009).

Em 2014, foi publicado um estudo no *Journal of Clinical Investigation* em que os pesquisadores concluíram que o canabidiol exerce um efeito sebostático (ajuda a controlar a produção de gordura ou óleo produzido pela pele ou couro cabeludo) e anti-inflamatório nos cebócitos humanos, reduzindo a produção de gordura e, consequentemente, o controle da acne.

Pacientes que utilizaram a *Cannabis* relatam diminuição da ansiedade. Este é um ponto positivo no controle da acne, uma vez que ela é piorada pelos sintomas ansiosos. O CBD atua no processo inflamatório diminuindo a área inflamada bem como evitando a formação de novas pústulas. Vários estudos têm demonstrado que a aplicação de canabinoides exógenos na pele ajuda na regularização da produção de óleo. Isso ocorre porque as glândulas sebáceas possuem receptores canabinoides CB2 que, quando estimulados, inibem a produção de gordura e lipídeos.

A melhor forma de se tratar acne é aplicando um creme tópico ou gotas do óleo contendo *Cannabis* na área afetada. O uso de uma dose baixa de CBD diariamente também ajuda, principalmente se a acne for desencadeada pelo estresse.

Pesquisas científicas

- Diminuição do prurido, melhora do sono e da depressão em pacientes com prurido devido à doença hepática colestática (Neff, 2002).
- Canabinoides e o sistema imune: potencial tratamento para doenças inflamatórias (Croxford, 2005).
- Propriedades farmacológicas e possibilidades terapêuticas para drogas que atuam nos receptores canabinoides (Fowler, 2005).
- Redução da coceira em 80% durante tratamento de prurido com canabinoides (Stander, 2006).
- Estudo sobre o estresse psicológico na produção de sebo na *acne vulgaris* em adolescentes (Yosipovitch, 2007).
- Canabinoides inibem a proliferação de queratócitos em humanos (Wilkinson, 2007).
- Manipulação do sistema endocanabinoide pode ser útil em uma grande variedade de doenças da pele (Biro, 2009).
- O sistema endocanabinoide na pele saudável e não saudável, novas perspectivas e oportunidades terapêuticas (Biro, 2009).

- Estímulo dos receptores canabinoides CB1 e CB2 suprime o processo inflamatório na dermatite (Biro, 2009).
- Canabinoides e o sistema imune (Tanasescu, 2010).
- *Cannabis* para o tratamento da psoríase refratária (Derakshan, 2016).
- O papel dos canabinoides em dermatologia (Mounessa, 2017).
- Sociedade Brasileira de Dermatologia (SBD) realiza pesquisa inédita na América do Sul (SBD, 2017).

Diabetes

"A diabetes não é o fim do mundo, mas sim um novo mundo a ser descoberto." - Associação Pernambucana de Diabetes

O diabetes é uma condição metabólica que envolve a capacidade de criar energia no corpo. Existem dois tipos de diabetes: o tipo 1, também referido como diabetes juvenil, pois é uma condição com a qual a pessoa nasce e, portanto, manifestar-se-á ainda na infância. Nela ocorre uma disfunção das células-beta pancreáticas, responsáveis pela produção de insulina. Esse tipo de diabetes exigirá que o paciente utilize insulina injetável pelo resto da vida. Isso ocorre porque seu organismo não produz insulina suficiente para suprir suas necessidades. Já o diabetes tipo 2 é muitas vezes referido como diabetes tardio. Isso porque a pessoa não nasce com ele, mas desenvolve-o ao longo da vida. É um processo lento, causado por escolhas inadequadas de alimentação e estilo de vida. É caracterizado pelo excesso de glicose no sangue, o que desencadeia uma série de complicações no organismo. Trata-se de uma doença autoimune na qual o corpo ataca as células pancreáticas que produzem insulina. A principal causa no diabetes tipo 2 é o aumento de peso. As células que produzem insulina são identificadas como uma ameaça pelo organismo, em virtude de um defeito na resposta imunológica, e são atacadas pelos anticorpos. Esse defeito ocorre na resposta imunológica TH1, uma resposta inflamatória que leva à inflamação no pâncreas.

O diabetes é um problema emergente mundial. O número de pessoas que sofrem da doença tem aumentado muito além do esperado e está alcançando um dos primeiros lugares em causa de morte por todo o mundo. Em 2020, o diabetes alcançou o quinto lugar neste ranking, sendo que há 20 anos ele não estava nem entre os dez primeiros. Estima-se que uma pessoa morra a cada seis segundos por complicações da doença. No Brasil, o diabetes é a quarta principal causa de morte, acometendo um em cada dez adultos, aproximadamente 14,3 milhões de pessoas. Isso gera um custo de mais de 21 bilhões de reais na área de saúde.

Cannabis medicinal e diabetes

Estudos em ratos diabéticos mostraram que o uso do canabidiol (CBD) entre as primeiras 11 e 12 semanas do diagnóstico do diabetes ficaram protegidos e não desenvolveram a doença. A análise histológica do tecido pancreático de ratos tratados com CBD mostrou que 77% das células ficaram protegidas contra 8% do grupo controle.

Uma descoberta mais recente indica que a *Cannabis* medicinal pode ajudar a tratar e até prevenir a ocorrência do diabetes, pois ela exerce um efeito metabólico em pacientes com a doença, auxiliando na normalização dos níveis de açúcar, colesterol e lipídios. Além disso, a incidência de insulite (inflamação no pâncreas) é reduzida nesses pacientes (Holland, 2010).

O diabetes é uma das causas da perda da visão em adultos. Noventa por cento dos diabéticos tipo 1 desenvolvem problemas de visão. O que ocorre neste contexto é a neurodegeneração (morte das células nervosas) da retina. Estudos em ratos demonstraram que os canabinoides, especialmente o CBD, são capazes de combater a neurodegeneração e prevenir a cegueira (El-Remmessy, 2006). A *Cannabis* também é eficaz no tratamento da dor neuropática, que pode ocorrer em pacientes com diabetes. Entre outros efeitos, a *Cannabis* possui ação vasodilatadora, facilitando a circulação sanguínea desses pacientes. Os problemas circulatórios causados pelo diabetes podem levar à amputação de membros.

Um estudo realizado em 2012 indicou que os usuários de *Cannabis* têm menos chances de desenvolver diabetes. A pesquisa, conduzida entre a população norte-americana, identificou que a prevalência do diabetes em não usuários é de 18,9%, entre os usuários esporádicos é de 15,8% e para os usuários frequentes é de 9,2%.

A *Cannabis* tem um efeito anti-inflamatório (identificado também em estudos com THC e com o CBD isolados), mas sem afetar a capacidade imunológica do organismo. Ela parece inibir a resposta inflamatória e, dessa forma, reduz os efeitos negativos de doenças autoimunes como o diabetes sem, contudo, diminuir as defesas do organismo.

Em uma investigação realizada pela *American Alliance for Medical Cannabis*, foi constatado que muitos canabinoides agem primariamente inibindo as prostaglandinas e a COX-2, substâncias que causam a inflamação de tecidos, providenciando ação antioxidante para salvar radicais livres e inibir macrófagos (relacionado ao efeito autoimune da doença) e fator TNF, também inflamatório. Isso significa que a *Cannabis* é um excelente anti-inflamatório que não apresenta os efeitos colaterais de esteroides (que diabéticos precisam evitar). O diabetes também causa uma série de complicações no sistema nervoso. A *Cannabis* é conhecida por ter um efeito neuroprotetor, que tem ajudado crianças com epilepsia e que pode ajudar a combater complicações causadas pelo diabetes.

A neuropatia é a complicação mais comum do diabetes e até os dias de hoje não se encontrou um analgésico que atue contra ela. A Dra. Comelli, da Universidade de Milano, avaliou os efeitos benéficos da *Cannabis* medicinal no tratamento da neuropatia induzida pelo diabetes. Os achados comprovaram os efeitos benéficos da *Cannabis*, atenuando a dor neuropática e o estresse oxidativo, possivelmente por meio da forte atividade antioxidante e específica ação no fator de crescimento nervoso.

No estudo publicado na revista médica *Journal of Pain* em 2015, dezesseis pacientes diabéticos dos tipos 1 e 2 foram avaliados por meio de um ensaio clínico randomizado. O objetivo era avaliar o efeito da *Cannabis* medicinal no controle da dor. Ela não foi fumada, mas vaporizada por meio de um aparelho chamado Volcano. O estudo demonstrou que quanto maior a dose inalada, maior o seu potencial analgésico. Este trabalho foi importante, pois evidenciou a possibilidade de uma nova classe terapêutica para esta condição de difícil tratamento.

Um estudo feito em 2013 observou que os usuários regulares de *Cannabis* apresentavam uma menor incidência de síndrome metabólica, obesidade e diabetes, apesar de estas pessoas geralmente adotarem dietas piores que a média. Desde então, descobriu-se que o CBD era responsável por esses efeitos. Portanto, o óleo de CBD pode ser utilizado para:

- Melhorar os sintomas do diabetes: diminui a neuropatia diabética (Serpell, 2014); reduz a ansiedade (Crippa, 2011); previne as condições da pele; acelera a cicatrização tópica (Wright, 2005); e limita a avidez por doces (Morgan, 2010).

- Combater a obesidade ao reduzir o apetite e auxiliar na perda de peso: a obesidade é considerada um dos principais fatores de risco para o desenvolvimento do diabetes (Grundy, 2004). O CBD reduz o desejo de comer por meio do sistema de recompensa do cérebro e dos endoreceptores endocanabinoides CB1. Esses receptores são encontrados no cérebro e regulam os hormônios associados à fome (Matias, 2006).

- Proteger o fígado dos danos causados pelo diabetes: quando os níveis de açúcar no sangue começam a subir e a insulina se torna incapaz de controlá-los, o fígado converte o excesso de açúcar em gordura, que é mais estável para armazenamento. Isso impede os danos causados pela hiperglicemia. Como o fígado armazena gordura, parte dela permanece nas células que o compõe, os hepatócitos. Com isso, o fígado aumenta de tamanho causando a doença hepática gordurosa. Um dos principais benefícios do CBD é a sua capacidade de proteger o fígado da doença hepática gordurosa. Quando o fígado é lesado, o sistema endocanabinoide fica hiperativo na área, tentando manter o órgão em equilíbrio. O CBD atua como um modulador diminuindo a progressão da doença (Purohit, 2010).

- Melhorar a capacidade da insulina de regular os níveis de açúcar no sangue, tornando-a mais eficaz: um estudo recente examinou quase 4.700 pacientes com diabetes ou pré-diabetes para medir o uso da *Cannabis* e a sensibilidade à insulina. Os pesquisadores concluíram que o uso da *Cannabis* foi associado a níveis mais baixos de insulina em jejum (Migrene, 2009).

- Reduzir a dor nevrálgica associada ao diabetes.

- Acelerar a cicatrização de feridas diabéticas.

- Proteger as células secretoras de insulina no pâncreas.

Dosagem

Apesar dos inúmeros estudos realizados, ainda são necessários novos trabalhos para determinar a dosagem exata para cada tipo de paciente.

A dose ideal do óleo de CBD é individualizada e difere de uma pessoa para a outra. De uma forma geral, a dose mais comumente utilizada é entre 5mg e 100mg de CBD por dia. Deve-se iniciar com uma dose de 5mg e adicionar 5mg por dia até atingir os efeitos terapêuticos desejados. O óleo de CBD deve ser utilizado durante um longo período para se obter o melhor controle do diabetes.

Pesquisas científicas

- Efeitos do bloqueador do receptor canabinoide-1 rimonabanto na redução de peso e fatores de risco cardiovascular em pacientes com sobrepeso (Gaal, 2005).
- Síntese endocanabinoide, degradação e sua regulação em termos de balanço energético (Matias, 2006).
- O sistema canabinoide endógeno estimula a captação de glicose em células humanas de gordura via mecanismos dependentes de fosfatidilinositol 3-quinase e cálcio (Pagano, 2007).
- O sistema endocanabinoide na obesidade e no diabetes tipo 2 (DiMarzo, 2008).
- Detenção de canabidiol no início do diabetes autoimune em camundongos (Weiss, 2008).
- Presença de receptores canabinoides funcionais em células humanas do pâncreas (Bermúdez-Silva, 2008).
- A adiponectina é necessária para mediar a melhora da sensibilidade induzida por rimonabanto, mas não a perda de peso em ratos obesos (Migrenne, 2009).
- Participação dos canabinoides no desenvolvimento da esteatose hepática (Purohit, 2010).

- O canabidiol atenua a disfunção cardíaca, o estresse oxidativo, a fibrose, as vias de sinalização inflamatória e a morte celular na cardiomiopatia diabética (Rajesh, 2010).
- Base neural do efeito ansiolítico do canabidiol em ansiedade generalizada (Crippa, 2011).
- Sistema endocanabinoide e canabinoides derivados de plantas em diabetes e complicações diabéticas (Horvath, 2012).
- *Cannabis* associada à redução de peso e proteção de células beta em modelo com ratos obesos (Levendal, 2012).
- O impacto do uso da *Cannabis* na glicose, insulina e resistência à insulina entre adultos nos EUA (Penner, 2013).
- Novo estudo relata que usuários de maconha têm melhor controle do açúcar no sangue (Grochowski, 2013).
- Canabinoides regulam a expressão de Bcl-2 e cíclica D2 em células β pancreáticas (Kim, 2016).

Transtorno bipolar

"Os homens devem saber que do cérebro, e só do cérebro, derivam prazer, alegria, riso e divertimento, assim como tristeza, pena, dor e medo." - Hipócrates

O transtorno bipolar (TB), ou "doença maníaco-depressiva", é uma enfermidade psiquiátrica associada a alterações do humor que vão de depressão a episódios de obsessão ou mania. Caracterizado pela alternância de humor (euforia *versus* depressão), o TB é um dos motivos que mais levam pessoas de diferentes idades aos consultórios psiquiátricos em todo o mundo. No Brasil, estima-se que a doença chegue a cerca de dois milhões de casos por ano, segundo dados da Associação Brasileira de Transtornos Bipolar (ABTB).

A causa exata do TB não é conhecida, mas acredita-se que seja influenciada por uma combinação de fatores como genéticos, ambientais, estruturais e químicos do cérebro. O tratamento pode ajudar, mas essa doença não tem cura. É uma condição crônica e que pode durar por anos ou a vida inteira. Não requer exames laboratoriais ou de imagem para o seu diagnóstico.

Os episódios maníacos incluem sintomas como euforia, dificuldade para dormir e perda de contato com a realidade. Muitas vezes os sintomas imitam os de outras doenças, como o transtorno de ansiedade, doença da tireoide, enxaquecas e cefaleia. Pessoas que sofrem só de depressão, ou depressão unipolar, não apresentam os altos e baixos do TB. Já os episódios depressivos são caracterizados por falta de energia e motivação, além de perda de interesse nas atividades cotidianas. Os episódios de alteração de humor podem durar dias ou meses e estar associados a pensamentos suicidas. Existem três tipos básicos do transtorno bipolar:

Bipolar I: Episódios maníacos que duram pelo menos sete dias ou sintomas tão graves a ponto de internação imediata em hospital psiquiátrico. Presença de episódios depressivos por sete dias. O paciente provavelmente experimentará depressão juntamente com episódios maníacos e outros depressivos.

Bipolar II: Um padrão distinto de episódios depressivos e hipomaníacos, porém não tão grave como no tipo I.

Ciclotimia As mudanças de humor não são tão extremas como ocorre nos transtornos I e II.

Os psiquiatras costumam receitar uma série de medicamentos para tratar o TB, sendo a maioria deles, inclusive, fornecida pelo Sistema Único de Saúde (SUS). No entanto, eles podem ter efeitos colaterais devastadores. Alguns exemplos dos fármacos utilizados são a clozapina, lamotrigina, olanzapina, quetiapina e rispiridona.

Cannabis medicinal e transtorno bipolar

Conforme escreveu o Dr. Grinspoon, "até que novas pesquisas sejam realizadas sobre a *Cannabis* medicinal, nunca saberemos o seu verdadeiro potencial no tratamento de transtornos mentais".

Em 2012, Raphael Braga realizou um estudo comparando indivíduos com TB que utilizaram *Cannabis* com outros sem histórico de uso. Ele descobriu que aqueles que já consumiram *Cannabis* anteriormente demonstraram um desempenho significativamente melhor em testes de atenção, velocidade de processamento de informações, memória e, em geral, melhor desempenho neurocognitivo em relação aos pacientes que nunca utilizaram.

Alguns anos mais tarde, a *Revista Acadêmica de Psicofarmacologia* (EUA) publicou uma revisão e discussão feitas pelo Dr. Ashton, explorando o potencial terapêutico dos canabinoides no transtorno bipolar. Os pesquisadores descobriram relatos anedóticos de pacientes utilizando a *Cannabis* medicinal para aliviar sintomas de mania e depressão. Eles identificaram também que os canabinoides THC e CBD exercem efeitos sedativos, hipnóticos, ansiolíticos, antidepressivos, antipsicóticos e anticonvulsivantes.

Os canabinoides sintéticos puros, como o dronabinol, a nabilona e os extratos de plantas específicas contendo THC e CBD, ou uma mistura dos dois em concentrações conhecidas, estão disponíveis e podem ser ingeridos via sublingual.

Quase um quarto dos pacientes com transtorno bipolar faz uso de *Cannabis*. Essa foi a conclusão a que chegaram pesquisadores da Universidade Federal do Rio Grande do Sul após realizarem uma revisão sistemática sobre o tema (Pinto, 2019). Foram identificados 2.918 estudos nos bancos de dados pesquisados. Após análise segundo os critérios de inclusão, 53 foram incluídos na revisão. Os resultados foram publicados no periódico *Neuroscience & Biobehavirol Reviews*.

Um estudo recente, realizado em 2019, conduzido em uma parceria da Harvard Medical School, Tufts University e McLean Hospital, nos EUA, chegou à conclusão de que utilizar a *Cannabis* medicinal pode ajudar no combate aos sintomas do transtorno bipolar sem causar qualquer impacto negativo na cognição. "A *Cannabis* é a substância ilícita mais utilizada por pessoas diagnosticadas com transtorno bipolar", afirma o resumo do estudo. Ao contrário das drogas convencionais e seus efeitos colaterais, a *Cannabis* medicinal é capaz de tratar o TB sem oferecer qualquer prejuízo à saúde.

Dois estudos reportaram melhora da função neurocognitiva nos usuários de *Cannabis* (Braga, 2012; Ringen, 2010). Os não usuários tendem a prolongar ou piorar o período de mania (Gibbs, 2012) e têm um aumento do risco de tentativas de suicídios e psicoses (Corra, 2014; Bally, 2014; Van Rossum, 2019; Lev-Ran, 2013).

O uso de *Cannabis* medicinal não está associado a psicoses, porém o uso recreacional sim. Pacientes com psicoses devem evitar o uso de THC. Já o CBD é um antipsicótico e pode neutralizar a psicose e comprometimento cognitivo desencadeados pelo THC.

Um grupo de pacientes psicóticos utilizou 800mg de CBD por dia *versus* o segundo grupo tratado com o fármaco amisulprida. As melhoras foram semelhantes em ambos os grupos, sem nenhuma diferença significativa. O uso concomitante de lorazepam não alterou os resultados. O CBD foi bem tolerado e sem efeitos colaterais significativos. A determinação dos níveis de anandamida após o tratamento mostrou uma elevação significativa no grupo tratado com CBD. Este aumento foi correlacionado com a diminuição da psicose, o que não foi observado no grupo tratado com a amisulprida (Leweke, 2012).

Em um estudo clínico, randomizado, duplo-cego, placebo-controlado, em pacientes psicóticos, comparou-se o uso de CBD 1.000mg por dia *versus* placebo. Os pesquisadores observaram uma melhora significativa da performance cognitiva e das funções em geral no grupo CBD, bem como uma diminuição dos sintomas psicóticos (McGuire, 2018).

Dosagem de CBD

– CBD de espectro completo, 800mg, uma vez ao dia (Leweke, 2012).
– CBD de espectro completo, 1.000mg, uma vez ao dia (McGuire, 2018).

Pesquisas científicas

- Uso de *Cannabis* medicinal em pacientes com distúrbio bipolar (Braga, 2002).
- Canabinoides em transtorno afetivo bipolar (Ashton, 2005).
- *Cannabis* medicinal e humor (Sanches, 2010).
- O uso da *Cannabis* como estabilizador de humor em transtorno bipolar (Grinspoon, 2011).
- Estudo piloto sobre o impacto do transtorno bipolar e uso de *Cannabis* medicinal (Sagar, 2016).

Distúrbios do sono

"Não há dor que o sono não consiga vencer."
- Honoré de Balzac

Os problemas persistentes para dormir e permanecer dormindo são frequentes para um grande número de pessoas. Os casos de insônia geralmente estão relacionados a maus hábitos de sono, depressão, estresse, ansiedade, falta de exercícios físicos, doença crônica ou uso de certos medicamentos. Segundo a Sociedade Americana do Sono, a insônia é uma queixa comum que ocorre quando se tem dificuldade em iniciar e manter o sono, acordar cedo e não conseguir voltar a dormir e quando o sono não é restaurador ou é de baixa qualidade. Trata-se de uma doença que não tem cura e, segundo a Associação Brasileira do Sono, são registrados anualmente no Brasil mais de dois milhões de casos.

Os distúrbios do sono costumam ser diagnosticados pela própria pessoa. Os sintomas podem incluir dificuldade para dormir ou permanecer dormindo, acordar frequentemente durante a noite, despertar pela manhã e se sentir cansado. A conclusão diagnóstica raramente requer exames laboratoriais ou de imagem.

O tratamento para insônia consiste na melhoria dos hábitos de sono, na fototerapia e terapia comportamental e na identificação e controle das causas subjacentes. Também é possível usar medicamentos para dormir, mas seus efeitos colaterais devem ser monitorados, pois é muito comum criar dependência a esse tipo de tratamento. De acordo com a Associação Brasileira de Sono, 73 milhões de brasileiros apresentam algum tipo de insônia. Cerca de 30% dos adultos apresentam sintomas de insônia, 10% têm consequências ao longo da vida e menos de 10% desenvolverão a insônia crônica. A Fundação Nacional de Sono dos EUA indica que quarenta milhões de norte-americanos possuem alterações crônicas de sono e mais de 60% dos adultos apresentam algum tipo de alteração de sono por várias noites durante a semana.

O sono reparador e repousante é crucial para uma boa saúde. Uma noite mal dormida impacta negativamente na qualidade de vida e na performance do próximo dia. Pessoas com sono inadequado sofrem de fadiga, ansiedade, depressão e confusão mental quando comparados com aqueles que dormem bem. Ansiedade, depressão e apneia do sono podem levar a um sono fragmentado, no qual os pacientes acordam várias vezes à noite. O sono estágio 3 é profundo, reparador e necessário para o corpo se recarregar.

Dependendo da gravidade, a insônia pode afetar a performance física e mental, e o humor do indivíduo durante o dia. Outros sintomas que podem ser desencadeados pela insônia incluem as alucinações, queda da imunidade, alteração hormonal, hipertensão arterial e doença cardíaca.

A insônia causada por dor aguda, *jet lag* ou que ocorre em função da troca de horário no trabalho normalmente se corrige com o passar do tempo, não sendo necessário o uso de nenhum medicamento. Já a insônia causada por ansiedade ou uso de medicamentos à base de anfetaminas requer mais tempo e intervenção ativa.

A abordagem terapêutica tradicional para insônia inclui o diagnóstico da enfermidade de base, que é a sua causa. O tratamento farmacológico pode ser feito com benzodiazepinas (como o diazepam), com drogas hipnóticas sedativas (zolpidem) e opiáceos. Todos eles possuem um alto potencial de adição e efeitos adversos. Ao mesmo tempo em que esses agentes auxiliam no controle dos sintomas, nenhum é capaz de curar a insônia crônica, a qual usualmente retorna com o cessar desses medicamentos.

Cannabis medicinal e distúrbios do sono

"Existem evidências de que os canabinoides são eficazes em melhorar a curto prazo as alterações do sono em indivíduos com apneia obstrutiva do sono." - Academia Nacional de Ciências, Engenharia e Medicina

A maioria dos estudos sobre o papel da *Cannabis* sobre o sono foi feita entre 1970 e 1980 (Fugimori, 1973). Estes estudos iniciais revelaram que a *Cannabis* afetava o sono de várias maneiras, parecendo agir como um sedativo, mas também reduzindo o sono profundo. Nenhum desses trabalhos explicava esse paradoxo. Entretanto, o estudo de Farnborough (Nicholson, 2004) revelou um aparente mecanismo de equilíbrio entre o CBD e o THC, em que o THC apresenta efeitos sedativos e o CBD propriedades de alerta, reduzindo o sono profundo.

A *Cannabis* inalada aumenta o tempo de sono reparador, melhorando a sua qualidade. Seus usuários relatam se sentir energizados e descansados ao acordar. De acordo com um estudo publicado pelo Departamento de Medicina, da Universidade de Illinois, o THC administrado em doses de 2,5mg/dia a 10mg/dia reduziu alterações de sono como respiração ruidosa e apneia, permitindo um descanso repousante e reparador. Muitos pacientes que usam a *Cannabis* para dormir o fazem sem os efeitos adversos típicos dos hipnóticos tradicionais, tais como: sonolência durante o dia, sensação de ressaca, tonturas, perda relativa de memória e até disfunções sexuais. A administração de THC em animais também induz o sono.

Vários trabalhos têm demonstrado a eficácia da *Cannabis* medicinal nos distúrbios do sono. Um estudo clínico, publicado em 1981, avaliou o efeito do CBD em pacientes sofrendo de insônia na cidade de São Paulo, no período de 1972 a 1981. Os pacientes tinham dificuldade para dormir (pegar no sono) de pelo menos uma hora e a qualidade do sono durante a noite era péssima. A duração do estudo foi de cinco semanas. Os pacientes foram divididos em três grupos. Um grupo tomava uma cápsula que continha CBD à noite, o segundo grupo uma cápsula de glicose (placebo) e o terceiro grupo uma cápsula contendo nitrazepam, um tranquilizante suave. Os participantes que receberam CBD reportaram um período de sono superior a sete horas, tiveram poucas interrupções e, de modo geral, dormiram bem se comparados com os outros dois grupos. Não foram observados efeitos adversos indesejáveis em nenhum dos três grupos. Uma revisão da literatura publicada recentemente também demonstrou evidências pré-clínicas e clínicas documentando a eficácia da *Cannabis* medicinal nos distúrbios de sono.

Um estudo retrospectivo, realizado em uma clínica psiquiátrica, avaliou a eficácia do CBD em distúrbios do sono. Dentre os 72 pacientes avaliados, 48, ou seja, 67% melhoraram seus escores de sono. O CBD foi bem tolerado sem apresentar efeitos colaterais importantes (Shannon, 2019).

Uma revisão crítica de pesquisas clínicas sobre o uso de canabinoides em distúrbios do sono concluiu que existem evidências de melhora da sua qualidade, diminuição dos sintomas presentes (como dificuldade para adormecer, insônia, despertares noturnos) e da sua intensidade (Kuhathasan, 2019).

Em um outro estudo, o efeito do uso oral do THC foi avaliado em 13 pacientes durante sete dias. A concentração plasmática de THC foi medida diariamente nesse período. As alterações nas características do sono e sua relação com a concentração plasmática foram avaliadas. O aumento das concentrações plasmáticas estava significativamente associado às menores interrupções de sono, menor dificuldade para dormir e qualidade melhor de sono (Gorelick, 2013).

O efeito do extrato de *Cannabis* no sono noturno, performance na manhã seguinte e ausência de sono durante o dia foi avaliado em oito voluntários sadios em um estudo duplo-cego e comparado com placebo. Os participantes receberam 15mg de THC e 15mg de CBD, em monoterapia ou associados, à noite. Observou-se que a administração noturna de CBD e THC é dose-dependente e não houve efeitos adversos importantes. A coadministração de CBD com THC trouxe mais benefícios do que quando usados separadamente, provavelmente em função do efeito *entourage* (Nicholson, 2004).

Um estudo australiano publicado na revista *Medicines* envolveu 409 pessoas com insônia. Os participantes classificaram seus sintomas de insônia em uma escala de 1 a 10, sendo 10 os mais graves. No início do estudo os sintomas foram classificados, em média, em 6,6. Depois de utilizar a *Cannabis* medicinal (THC 0,3% + CBD 60%), os participantes reclassificaram os sintomas como 2,2, o que resultou em uma diminuição média de 4,5 pontos na escala. Os resultados confirmam que a *Cannabis* medicinal foi eficaz em reduzir os sintomas de insônia.

Dosagem de CBD[2]

Semanas	1	2	3	4	5
Dosagem em mg	5	10	15	20	25

[2] Dados baseados em experiências clínicas, vide pesquisas científicas.

Casos clínicos

CG começou a apresentar insônia aos 46 anos, logo após entrar na menopausa. Tinha dificuldade para dormir e normalmente só conseguia adormecer depois das três horas da manhã. No início tentou medicamentos de venda livre, como o anti-histamínico difenidramina e o analgésico paracetamol, mas sempre acordava de manhã com dor de cabeça e se sentia muito desidratada. Seu médico prescreveu um benzodiazepínico, mas uma semana depois começou a falar durante a noite e a andar enquanto dormia, o que a levou a desenvolver sintomas de ansiedade durante o dia. O médico suspendeu o benzodiazepínico e iniciou tratamento com a *Cannabis* medicinal na dose de 10mg de canabidiol à noite. CG comentou: "Pela primeira vez em dois anos consegui dormir bem, sem interrupções, e acordei sem dor de cabeça ou ansiedade durante o dia."

A *Cannabis* medicinal funciona muito bem em mulheres na época da menopausa, uma vez que os níveis elevados de estrógeno produzem insônia, ansiedade e inibem o GABA, um neurotransmissor que interrompe ou diminui as atividades dos neurônios de induzir o sono, relaxar os músculos e reduzir a ansiedade.

Pesquisas científicas

- O efeito do THC sobre o sono (Fugimori, 1973).
- Efeitos da administração crônica de THC em alta doses nos estágios do sono (Feinberg, 1975).
- Efeitos da administração crônica de THC em voluntários sadios monitorados poligraficamente (Freemon, 1982).
- THC apresentou efeitos sedativos enquanto o CBD desencadeou efeitos de alerta (Centro de Ciências Humanas, Farnborough, 2004).
- Efeitos do THC e do CBD no sono noturno e no despertar matinal em jovens adultos (Nicholson, 2004).
- Hiperexcitação emocional e cognitiva como característica de pré-morbidade em indivíduos com insônia (Fernandez-Mendonza, 2010).
- Canabidiol em ansiedade e sono (Shannon, 2019).
- *Cannabis* medicinal e tendência nacional do uso de medicamentos sedativos e hipnóticos nos Estados Unidos (Kaufmann, 2019).

- Uso de canabinoides no sono. Revisão crítica de pesquisas clínicas (Kuhathasan, 2019).

Endometriose

Ter endometriose não é apenas ter dor física, mas também ter dor emocional.

A endometriose, doença que fez a atriz norte-americana Lena Dunham se submeter a uma histerectomia, acontece quando o endométrio, tecido que reveste a cavidade uterina, cresce para fora do órgão. Esta é a hipótese mais aceita na fisiopatologia da endometriose, de que as células endometriais são transportadas da cavidade uterina durante a menstruação e se implantam em locais ectópicos, podendo acometer outros órgãos presentes no abdômen. A presença de fluxo retrógrado do tecido menstrual nas tubas uterinas é comum e pode transportar células endometriais viáveis para as cavidades pélvica e abdominal. Esses tecidos contêm receptores de estrogênio e progesterona e, desse modo, crescem, diferenciam-se e sangram em resposta às mudanças nos níveis hormonais durante o ciclo menstrual. Além disso, esses tecidos podem produzir estrogênio e prostaglandinas.

Na endometriose o tecido endometrial funcional é implantado na pélvis, fora da cavidade uterina. A endometriose fica confinada à superfície peritoneal ou à superfície serosa dos órgãos pélvicos, geralmente nos ovários, ligamentos largos, fundo de saco posterior e ligamentos uterossacros. Lugares menos comuns incluem as tubas uterinas, o intestino, os ureteres, a bexiga, a vagina e, mais raramente, no pulmão, na pleura, no pericárdio e no cérebro. Como resultado, tem-se uma reação inflamatória crônica que, por sua vez, pode ocasionar cólicas menstruais intensas, dor crônica na região pélvica, na vagina, durante relações sexuais e ao urinar, inchaço, náuseas e vômitos e, em casos mais graves, infertilidade.

A endometriose é muito comum no Brasil. Segundo dados da OMS, aproximadamente sete milhões de mulheres sofrem com a doença no país. A prevalência relatada varia de 6% a 10% em todas as mulheres, 25%

a 50% em mulheres inférteis e 75% a 80% em mulheres com dor pélvica crônica.

A média de idade no diagnóstico é de 27 anos, mas a endometriose também ocorre em adolescentes. Ele costuma ser feito pela visualização direta dos locais afetados e, em alguns casos, por biópsia, em geral por via laparoscópica.

A causa para o surgimento da doença é objeto de vários estudos. Cientistas apontam uma etiologia multifatorial com associação de fatores genéticos, anormalidades imunológicas e disfunção endometrial. Acredita-se que os sangramentos decorrentes de implantes peritoneais iniciam a inflamação, seguida por deposição de fibrina, formação de aderências e, com o tempo, cicatrizes que distorcem as superfícies peritoneais dos órgãos, resultando em dor. Os sintomas dependem da localização dos implantes e podem ser dismenorreia, dispareunia, infertilidade, disúria e dor ao evacuar. A gravidade dos sintomas não está relacionada com o estágio da doença.

A maior incidência de endometriose é entre parentes de primeiro grau de mulheres com a doença, o que sugere a hereditariedade como um fator. Os potenciais fatores de risco para endometriose são: história familiar de parentes de primeiro grau, gravidez tardia ou nuliparidade, menarca precoce, menopausa tardia, ciclos menstruais encurtados. Potenciais fatores de proteção parecem ser: partos múltiplos, lactação prolongada, menarca tardia, baixa dose de contraceptivos orais e exercícios regulares.

O principal sintoma da endometriose é a presença de dor na região inferior do abdômen e na região pélvica. A dor varia de intensidade durante o ciclo menstrual, ficando mais forte antes e durante a menstruação. Dependendo da localização do tecido ectópico, é possível que uma biópsia seja realizada quando a vagina é examinada. A chance de uma mulher engravidar com endometriose depende do grau de gravidade desta doença, idade, tempo de esterilidade, se já engravidou e se os órgãos reprodutores estão funcionando adequadamente.

Os tratamentos incluem anti-inflamatórios não esteroidais (AINES), fármacos para suprimir a função ovariana e ablação cirúrgica do crescimento do tecido endometrial. Em casos graves e quando a mulher não tem nenhum plano de gestação, opta-se pela histerectomia mais salpingo--ooforectomia bilateral.

Cannabis medicinal e endometriose

Vários estudos e publicações científicas recentes ressaltam a importância do sistema endocanabinoide (SEC) na homeostase e no controle hormonal e do ciclo menstrual. Os canabinoides regulam a implantação embrionária, a plasticidade e motilidade das células do endométrio, a corrente de potássio e a proliferação das células endometriais. O SEC consiste em ligantes endocanabinoides; a anandamida (AEA) e 2-AG, os receptores CB1, CB2 e as enzimas metabólicas. Existem no útero receptores CB1 e PPAR (grupo de proteínas receptoras nucleares que funcionam como fatores de transcrição que regulam a expressão dos genes, desempenham papel essencial na regulação e da diferenciação celular, desenvolvimento e metabolismo de carboidratos, lipídios, proteínas e carcinogênese de organismos superiores), no ovário CB1, CB2, PPAR e FAAH (hidrolisa o endocanabinoide anandamida), onde regulam a maturação dos oócitos e foliculogênese.

Nas trompas, ocorrem as contrações e o transporte embrionário. Na endometriose de ovário (endometrioma), existem receptores GPR55 (novo receptor canabinoide), TRPV6 (é uma proteína do canal de cálcio da membrana que está envolvida no primeiro passo da absorção de CA^{2+}), MAGL (é uma enzima hidrolase que participa do metabolismo lipídico e na regulação do SEC).

Os receptores CB1, CB2 e TRPV1 estão presentes no câncer cervical. A endometriose pode causar outras enfermidades, como o câncer endometrial. Além disso, concentrações elevadas de AEA e 2-AG podem ser encontradas no plasma.

Para muitos pesquisadores, a endometriose está associada à redução de expressão dos receptores CB1 e a um aumento de expressão de receptores TRPV1, prejudicando a regulação da homeostase, mantendo o processo inflamatório e a dor crônica. Este conhecimento combinado com o uso histórico de fitocanabinoides no alívio da dor endometrial sugere que o sistema endocanabinoide está relacionado com a endometriose, incluindo migração celular, proliferação celular, apoptose, inflamação e interação com hormônios sexuais (Tanaka, 2019).

Uma outra hipótese é a de que na endometriose ocorra uma deficiência de endocanabinoides (anandamida) chamada de síndrome da deficiência endocanabinoide, em que o tratamento é feito com a reposição de fitocanabinoides (Russo, 2016).

Pesquisadores da Universidade do Estado da Flórida (em 2010) descobriram que os receptores CB1 estão presentes nas células que inervam o endométrio e que a ativação dos receptores CB1 reduz a dor. Segundo eles, "os achados sugerem que o sistema endocanabinoide contribui nos mecanismos da inervação periférica no crescimento anormal e na dor associados à endometriose, oferecendo uma nova abordagem no desenvolvimento de medicamentos, tão necessários para esta enfermidade" (Dmitrieva, 2010).

Um outro experimento laboratorial *in vivo* realizado com linhas de células endometrióticas confirmaram as descobertas de outros pesquisadores. Cientistas observaram que o canabinoide sintético WIN55, 212-2 anulou o crescimento de tecido endométrico e exerceu um efeito antiproliferativo em ratos implantados com tecido endometrial (Leconte, 2010).

O *Journal of Molecular Endocrinology*, periódico oficial da Sociedade de Endocrinologia Europeia, publicou uma pesquisa, em 2013, constatando que o canabidiol (CBD) tem um papel importante nos órgãos reprodutores femininos. Segundo a publicação, os canabinoides podem regular algumas funções, tais como a migração e a proliferação de células endometriais. O CBD tem comprovadas propriedades analgésicas e anti-inflamatórias e, portanto, pode ser utilizado no alívio dos sintomas da endometriose.

O CBD vem sendo indicado no tratamento da endometriose por várias razões: bloqueia a proliferação celular, diminui a migração celular, inibe a formação de novos vasos sanguíneos, bloqueia a síntese de prostaglandinas inflamatórias, modula a resposta imune e reduz a hipersensibilidade dos nervos locais à dor.

O CBD 2mg/kg foi utilizado no tratamento da endometriose induzida cirurgicamente em modelos animais. Os pesquisadores foram capazes de demonstrar redução da hipersensibilidade à dor pélvica, alteração da inervação pélvica e inibição da formação de cistos endometriais. A ação mais significativa dos canabinoides na endometriose é sobre a dor crônica. O estresse psicológico e a fadiga geram um estado de amplificação da dor.

Outro fator importante é a presença dos focos inflamados nas lesões endometriais que também contribuem com a piora da dor. Como o sistema endocanabinoide possui milhares de receptores de dor espalhados pelos tecidos do sistema reprodutor, o tratamento com fitocanabinoides CBD ou THC em pequenas quantidades ativa esses receptores, proporcionando o efeito analgésico e anti-inflamatório desejado. Ele atua principalmente nas dores crônicas, nos espasmos, nas náuseas e vômitos, proporcionando melhor qualidade de vida. O CBD bloqueia a ativação do receptor GPR18, responsável pelo deslocamento das células danificadas.

Um estudo realizado no Instituto de Pesquisa em Saúde da Universidade de Western, em Sydney (Austrália), reuniu 484 mulheres, entre 18 e 45 anos, portadoras de endometriose, para determinar quais estratégias elas utilizavam para autocuidar dos seus sintomas. A pesquisa tinha como objetivo determinar a prevalência, a tolerabilidade e a eficácia autorrelatada do uso de *Cannabis* medicinal em endometriose. A *Cannabis* foi eleita como o tratamento mais eficaz em mais de 75% das pacientes. Entre os benefícios mencionados estão a redução da dor, das náuseas, dos vômitos e problemas gastrointestinais. Também houve melhora na qualidade do sono e redução de sintomas como depressão e ansiedade. Outra grande vantagem do uso da *Cannabis* foi a redução média de 50% no uso de outros medicamentos, como os opioides e contraceptivos orais, comumente prescritos, mas com sérios efeitos adversos (Armour, 2019).

Casos clínicos

BJ, paciente do sexo feminino, diagnosticada aos 27 anos com endometriose. Alguns anos após o diagnóstico, começou a trabalhar como jornalista, o que lhe causava muito estresse. Relata muita dor na região pélvica nos últimos meses, que tem se agravado a ponto de não conseguir mais trabalhar. Relata incapacidade de fazer sexo (penetração) devido à intensa dor. Há cerca de quinze dias apresentou uma dor intensa no abdômen e decidiu por conta própria fumar um baseado. Imediatamente percebeu seu corpo relaxar, se sentiu mais leve e mais feliz. Teve fome, coisa que não sentia há muito tempo. "Depois daquela experiência extremamente agradável, pedi para o meu médico me prescrever *Cannabis* medicinal como substituto da maconha, pois as pessoas comentavam que eu era viciada em drogas." Passou a fazer uso de canabidiol (CBD) tomando 30mg por dia. Além disso, utiliza creme de THC massageado na parte inferior das costas e no abdômen para alívio da dor. Sua visita de retorno foi dentro da normalidade e sem alterações. Seu comentário exemplifica como se sentia antes do tratamento: "Doutor, eu renasci com a *Cannabis* medicinal, fui promovida no meu trabalho, não sinto mais dores e minha vida amorosa vai de vento em popa."

Pesquisas científicas

- Estresse pós-traumático relacionado a abuso e alteração do eixo hipotalâmico-adrenal-pituitário em mulheres com dor crônica na região pélvica (Heim, 1998).
- *Cannabis* medicinal e tratamento em ginecologia e obstetrícia (Russo, 2002).
- Envolvimento do sistema endocanabinoide na endometriose (Dmitrieva, 2010).
- Inibição do crescimento do tecido endometriótico por canabinoides e sua ação antiproliferativa na endometriose (Leconte, 2010).
- Conexão molecular entre o sistema canabinoide e a endometriose (Sanchez, 2012).
- Níveis sistêmicos elevados de endocanabinoides e mediadores relacionados ao ciclo menstrual de mulheres com endometriose (Sanches, 2016).
- O receptor canabinoide CB1 contribui no desenvolvimento de lesões ectópicas em um modelo de ratos na endometriose (Sanchez, 2017).
- Endocanabinoides modulam apoptose na endometriose e na adenomiose (Bilgic, 2017).
- Estratégias de autocuidado na endometriose em mulheres australianas (Armour, 2019).
- A importância do sistema endocanabinoide na etiopatogenia da endometriose (Tanaka, 2019).
- Histerosalpingografia na endometriose (Kilcoyne, 2020).

Tensão pré-menstrual (TPM)

A tensão pré-menstrual é, na realidade, uma coleção de sintomas relacionados a um período do mês antes do início da menstruação. Após a ovulação, os níveis de estrógeno e progesterona diminuem dramaticamente, causando uma gama de efeitos físicos e emocionais como fadiga, variação de humor, cefaleia, problemas digestivos e irritabilidade. Em adição à queda dos níveis hormonais, algumas teorias têm sido sugeridas, como:

Alterações químicas no cérebro

As flutuações nos níveis de serotonina, um componente químico que promove bem-estar, podem desencadear os sintomas da TPM como fadiga, ansiedade, depressão e desejo por um determinado alimento.

Depressão não diagnosticada

As mulheres com depressão não diagnosticada podem notar um aumento na intensidade dos sintomas no período próximo à menstruação e atribuir isso somente a TPM.

Endocanabinoide anandamida

A maior concentração de anandamida (molécula da felicidade) é encontrada no útero e está relacionada ao sistema endocanabinoide e ao sistema reprodutor feminino. O estrógeno estimula a produção de anandamida bem como aumenta os receptores canabinoides. Quando os níveis de estrógenos se encontram no seu limiar no momento que precede a menstruação, os níveis de anandamida também estão em valores mínimos.

Os sintomas típicos da TPM aparecem cinco dias antes da menstruação e desaparecem com o aumento dos níveis hormonais com o início do ciclo. São eles: ansiedade, depressão, fadiga, cefaleia, insônia, irritabilidade, queda na libido, dor muscular, ganho de peso, labilidade emocional, intolerância alcoólica, constipação, diarreia, mamas sensíveis e inchaço.

Infelizmente a TPM é frequentemente minimizada ou descartada em uma sociedade patriarcal. Filmes retratam personagens masculinos perguntando a mulheres "se estão naqueles dias do mês". A TPM é um assunto sério e não é tema para piadas. Seus sintomas são graves, tanto no aspecto físico quanto no emocional e afetam a maioria das mulheres. De fato, mais de 90% das mulheres apresentam TPM. Existem mais de 200 sintomas diferentes de TPM e cada mulher terá a sua própria e única combinação. Mulheres que sofrem de depressão e aquelas que têm tendência ao suicídio podem apresentar sintomas mais graves e, como consequência, alterações do humor desencadeadas pela TPM.

Canabidiol

O canabidiol interage diretamente com o sistema endocanabinoide restaurando o equilíbrio e a homeostase do aparelho reprodutor. Ele pode aliviar vários sintomas da TPM, incluindo o desconforto, ansiedade, depressão (o CBD ativa diretamente os receptores da serotonina), distúrbios digestivos (o CBD normaliza os níveis hormonais, controlando a diarreia e a constipação) e a dor (o CBD é mais eficaz que os analgésicos e os anti-inflamatórios tradicionais).

Dosagem de CBD*

Semanas	1	2	3	4	5
Dosagem em mg	5	10	15	20	25

*Dados baseados em experiência clínica, vide pesquisas científicas.

Uma dose diária baixa de CBD é o suficiente para controlar a TPM. Os parceiros naturais do CBD são a vitamina B6, o magnésio, o óleo de onagra, os exercícios físicos diários, a comida integral e um estilo de vida saudável. O uso de medicamentos isentos de prescrição médica, como analgésicos e anti-inflamatórios, pode causar sérios eventos adversos, incluindo a lesão hepática.

Medicina personalizada

O tratamento com a *Cannabis* medicinal é personalizado e individualizado, pois cada paciente é geneticamente diferente e único. Indivíduos com um mesmo diagnóstico e tratados com a mesma dose podem responder de modo completamente diferente. Além disso, a interação entre o extrato da planta com todas as substâncias que interagem entre si e com o paciente pode levar a respostas totalmente diferentes entre as pessoas.

O efeito *entourage* ocorre com os fitocanabinoides, no qual uma substância inibe a hidrólise do substrato de outra, podendo prolongar ou diminuir o efeito dos compostos com os quais reagem. Na realidade, todas as moléculas presentes na planta interagem entre si, funcionando melhor sob o ponto de vista medicinal quando se utiliza o extrato com todos esses compostos, representando uma via de regulação molecular endógena do sistema endocanabinoide (Shabat, 1998).

Os fitocanabinoides, flavonoides, terpenos e inúmeros outros compostos da *Cannabis* atuam sinergicamente, proporcionando um melhor efeito terapêutico quando em conjunto se comparado ao seu uso isolado.

A planta da *Cannabis* é uma criação da natureza. Ela é perfeita e única, não havendo necessidade de modificá-la para se obter o melhor efeito terapêutico. Atualmente já existe um consenso entre os pesquisadores que para um melhor resultado deve-se utilizar o seu extrato. Normalmente, inicia-se com doses baixas, as quais são aumentadas gradativamente, dependendo da resposta dos pacientes e do objetivo terapêutico.

A *Cannabis* medicinal permite o empoderamento do paciente, fazendo com que ele ajuste a dose até atingir o efeito desejado, sem preocupações com os efeitos colaterais que são praticamente inexistentes. Para os medicamentos farmacêuticos que possuem uma única molécula, o ajuste da dose se baseia no peso, idade, sexo e comorbidades do indivíduo. Já o tratamento com a *Cannabis* não funciona dessa maneira, por isso a importância da sua personalização e individualização, em que o acompanhamento do paciente é fundamental para se encontrar a dose que mais se ajusta às suas necessidades clínicas.

Deve-se levar em consideração se os pacientes que iniciarão o tratamento com a *Cannabis* já estão utilizando medicamentos farmacêuticos, principalmente os metabolizados pelo citocromo P-450, já que interações medicamentosas podem ocorrer. Alguns estudos sugerem que quando se usa o extrato com alto teor de CBD, as doses dos antiepiléticos prescritos devem ser ajustadas para menos. Em pacientes hipertensos controlados, a vasodilatação causada pela *Cannabis* pode levar a uma diminuição da pressão arterial, necessitando, portanto, de um ajuste da dose (diminuição do medicamento anti-hipertensivo).

Os opioides podem ser potencializados pelos canabinoides permitindo, assim, uma diminuição da dose e consequente diminuição significativa dos seus efeitos adversos.

Atualmente ainda são poucos os médicos treinados e capacitados para prescrever a *Cannabis* medicinal, pois até recentemente eles não possuíam autorização do Conselhos de Medicina para tal. Além disso, a descoberta do sistema endocanabinoide e a prescrição da *Cannabis* ainda não foram incluídas no currículo das faculdades médicas. A regulamentação e a democratização da *Cannabis* medicinal transformarão a prática da medicina em nosso país.

Casos clínicos

Enquanto Dr. Paulo examinava uma paciente de 70 anos com câncer de mama, ela perguntou se a *Cannabis* medicinal seria uma opção. Como não sabia muito sobre a *Cannabis*, ele disse que não conhecia nenhum benefício e por isso não prescrevia. Ela sorriu e tirou da bolsa doze estudos randomizados, placebo-controlados, demonstrando os benefícios da *Cannabis* na dor, ansiedade, náuseas e vômitos. Ela entregou os artigos a ele e disse: "Talvez o Doutor devesse ler estes artigos antes de emitir a sua opinião." Sentindo-se embaraçado, o Dr. Paulo aceitou os artigos e prometeu lê-los. Em seguida, pesquisou, estudou e chegou à conclusão de que a *Cannabis* medicinal realmente tinha uma ação benéfica na anorexia, epilepsia, náuseas, vômitos, ansiedade e dor. Na consulta seguinte, disse que concordava com ela e que poderiam iniciar o tratamento com a *Cannabis* medicinal. Para sua surpresa, a paciente disse que já estava utilizando há seis meses e se beneficiando com ótimos resultados. Segundo ela, deveria ter iniciado o uso da *Cannabis* antes, pois ela lhe deu controle sobre a sua doença. Ela podia usar do jeito, na frequência e na dose que funcionavam e não precisava de autorização de ninguém, só dependia dela.

Quem tem uma doença crônica como o câncer acaba perdendo controle da sua vida. É assustador pensar que em algum momento perderemos o controle das nossas próprias vidas e nos tornaremos dependentes das ações e decisões dos outros.

Portanto, o Dr. Paulo aprendeu a importância de ofertar aos pacientes um maior controle sobre suas vidas, além da necessidade de os médicos se atualizarem e aprenderem mais, colocando os pacientes sempre em primeiro lugar, como protagonistas do seu tratamento. É preciso dedicar mais atenção a eles, perguntando o que desejam e o que esperam desta relação médico-paciente, sem nunca ignorar uma queixa, por mais insignificante que possa parecer.

Observações e experiências clínicas com a *Cannabis* medicinal

Fatos além das controvérsias

"Antes da iluminação, cortar lenha e carregar água. Depois da iluminação, cortar lenha e carregar água." - Provérbio zen

Após um certo tempo de evolução as pessoas voltam a fazer as mesmas coisas que praticavam no início da sua vida. Eu, por exemplo, cursei Medicina, fui para os Estados Unidos me especializar e passei a trabalhar na indústria farmacêutica. Depois de anos atuando nessa área coorporativa, recebi um convite para assessorar uma empresa norte-americana que comercializava a *Cannabis* medicinal. Aceitei o desafio e comecei a fazer cursos para compreender melhor a medicina canabinoide. Fiquei tão fascinado e impressionado com as propriedades medicinais e o seu impacto na qualidade de vida dos pacientes que voltei a praticar Medicina, retomando as atividades presentes no início da minha carreira.

A prática médica com a *Cannabis* é um pouco diferente da tradicional. Em meus atendimentos, os pacientes já chegam com o diagnóstico fechado, feito pelo médico da especialidade, como o psiquiatra ou neurologista. Muitos dos medicamentos alopáticos existentes para as enfermidades apresentadas por essas pessoas não oferecem um resultado satisfatório. Nesse contexto, eles buscam a *Cannabis* com a expectativa de obterem uma melhora.

Experiência clínica acumulada

A minha experiência pessoal como médico prescritor de *Cannabis* medicinal envolve, até o momento, 416 pacientes, com média de idade de 48 anos (variando entre 3 a 91 anos), sendo 42% do sexo feminino e 58% do masculino.

Os objetivos de reunir os dados desses casos foram avaliar a eficácia e a tolerância, o perfil dos pacientes e suas enfermidades, a dosagem utilizada e possíveis efeitos adversos da *Cannabis* medicinal.

O início da coleta de dados foi em fevereiro de 2018 e o meu objetivo é chegar em mil pacientes para comparar os resultados dos 500 iniciais com os 500 posteriores. Essa comparação será importante, pois a situação enfrentada durante a pandemia causada pelo novo coronavírus nos levou a um cenário completamente fora do normal. Nessa fase tivemos um aumento significativo no número de casos de ansiedade e outros transtornos na esfera emocional e isso pode ser positivamente afetado pelo tratamento com a *Cannabis*.

Uma das perguntas que faço aos pacientes na primeira consulta é o motivo pelo qual estão buscando o tratamento com a *Cannabis* medicinal. Grande parte deles (38%) relatam insatisfação com os medicamentos já em uso (especialmente por falha terapêutica). Um exemplo são os pacientes mais idosos, com doença de Alzheimer ou Parkinson, e que são levados pela família alegando não observar melhora com os fármacos, além da presença de efeitos colaterais. Muitos desses pacientes se posicionavam contra o tratamento com a *Cannabis*, pois a associavam à maconha de uso recreativo. No entanto, seus filhos, que são de uma geração mais jovem, já haviam se informado sobre os benefícios medicinais e acabavam convencendo seus pais a dar uma chance ao tratamento.

Vinte e um por cento dos pacientes foram à consulta por curiosidade, após tomarem conhecimento sobre a *Cannabis* medicinal pela mídia e 12% desejam sair da ilegalidade. Esse grupo é composto por pacientes que fumavam a *Cannabis* recreativa e, inclusive, alguns a cultivavam em casa. No entanto, desejavam fazer este consumo de uma maneira lícita, por isso foram até mim. Dez por cento pretendem diminuir o número de fármacos utilizados para tratar alguma condição médica, 8% justificam querer substituí-los por opções orgânicas ou naturais, 7% o fazem por conta dos efeitos adversos dos medicamentos utilizados, 3% para evitar o uso de opioides, como o fentanil, tramadol, morfina e outros analgésicos potentes e 1% me procurava para fazer o tratamento de adição com a *Cannabis* medicinal. Inclusive, na Califórnia (EUA), existem clínicas especializadas no tratamento de drogaditos substituindo as drogas mais pesadas (como a heroína ou cocaína) pela *Cannabis* medicinal.

Os principais diagnósticos dos 416 pacientes analisados incluem:

- Ansiedade: 9,98%
- Dor crônica: 6,37%
- Epilepsia: 4,33%
- Doença de Alzheimer: 4,21%
- Insônia: 3,73%
- Depressão: 3,48%
- Doença de Parkinson: 3,12%
- Fibromialgia: 3,00%
- Transtorno do espectro autista: 2,88%
- Psicose: 2,52%

Além destas supracitadas, também temos outras enfermidades, porém em menor frequência. São elas:

- Fadiga: 2,64%
- Artrite reumatoide: 2,40%
- Enxaqueca: 1,92%
- Inapetência: 1,89%
- Psoríase: 1,32%
- Câncer: 1,31%
- Tremor essencial: 1,20%
- Diabetes: 1,08%
- Doença pulmonar: 0,96%

- Náusea/vômitos: 0,90%
- Obesidade, transtorno do estresse pós-traumático (TEPT), esquizofrenia, uso de opioides, acidente vascular cerebral, lesão medular espinhal, alcoolismo, Aids/HIV, transtorno bipolar, anorexia nervosa, glaucoma, enfermidades dermatológicas, lúpus eritematoso sistêmico, esclerose múltipla, neuropatia, diabetes, demência/gliose, transtorno do déficit de atenção e hiperatividade (TDAH), esclerose lateral amiotrófica (ELA), doença de Huntington, hepatite C, Doença de Crohn, endometriose, síndrome de Tourette: <1%.

Os pacientes que buscam a *Cannabis* medicinal geralmente tomaram conhecimento deste tratamento por meio de parentes ou amigos, que relatam casos impressionantes de melhora. Por isso que temos esta ampla variedade de diagnósticos que chegam ao consultório desejando mais informações ou mesmo já iniciar o tratamento. Isso me chamou a atenção, pois imaginava que a maioria dos pacientes teria epilepsia, que é a área que mais possui estudos comprovando a eficácia da *Cannabis*, inclusive com liberação para este uso pelo FDA e pela Anvisa.

Dose da *Cannabis* medicinal - um dos grandes desafios da jornada

O tratamento com a *Cannabis* medicinal é muito diferente do alopático convencional. Encontrar a dose correta de *Cannabis* para um paciente não é fácil, pois são inúmeros os fatores envolvidos, como a complexa farmacologia canabinoide, genética e metabolismo do indivíduo, diferenças na estrutura e funções dos receptores canabinoides, planta com vários princípios ativos, estágio ou intensidade da enfermidade, o peso, a idade e a sensibilidade à *Cannabis*.

Existem 1.495 diferentes compostos presentes na *Cannabis* que podem impactar de diferentes formas. Tudo isso torna difícil estabelecer e padronizar a dose exata da *Cannabis*. Portanto, a posologia da *Cannabis* medicinal deve ser determinada individualmente, pois diz respeito a um tratamento personalizado.

Como via de regra, deve se iniciar com uma dose baixa e aumentá-la lentamente "*start low and go slow*" até se obter a resposta desejada, ou seja, atingir a melhor eficácia possível com mínimos eventos indesejáveis. Por se tratar de extrato de uma planta com vários princípios ativos, os pacientes podem responder diferentemente a uma mesma dose. Vale lembrar ainda que o CBD é considerado seguro desde que não tenha toxinas ou impurezas. Deve ser produzido por empresas sérias e com controle de qualidade.

A consulta inicial geralmente tem a duração de uma hora e o retorno é semanal até que consigamos ajustar a dose. Em algumas enfermidades, como a ansiedade, uma dose baixa já é o suficiente (conforme demonstra a curva do U invertido, em que a menor dosagem representa melhores resultados). O aumento deve ser gradual até que se atinja a janela terapêutica, que é quando o paciente se sente bem e sem efeitos adversos. A dosagem sempre é determinada de maneira individualizada, conforme a resposta do paciente. Não existe uma "dose padrão".

Nesse processo, utilizo alguns parâmetros de avaliação durante o uso da *Cannabis* para averiguar a sua ação sobre dor, sono, ansiedade, falta de concentração, fadiga, relaxamento, esquecimento, tontura e apetite. É muito importante fazer uma análise global do paciente. Eu dou notas de 0 a 10 em todos estes domínios antes do tratamento, durante e depois para comparar os efeitos terapêuticos da *Cannabis* medicinal em cada um deles.

Em minha prática clínica priorizo o uso da *Cannabis* em gotas, sublingual. Embora existam outras vias de administração, essa é a mais comum. Os medicamentos em uso são aqueles aprovados pela Anvisa, como o Canabidiol Pratti Donaduzzi® e o Mevatyl® (CBD + THC, usado no tratamento da espasticidade, que são as contrações musculares involuntárias causadas na esclerose múltipla).

Uma outra maneira de se adquirir a *Cannabis* medicinal é por meio da aprovação individual da Anvisa, que permitiu excepcionalmente a importação de produtos que possuam as substâncias canabidiol e/ou tetra-hidrocanabinol, quando realizada por pessoa física, para uso próprio, para tratamento de saúde mediante prescrição médica. As demandas sobre a importação de CBD por pacientes tiveram início em 2014. O acesso excepcional levou à elaboração, em 2015, da RDC 17/2015, que define os critérios e os procedimentos para importação. De 2015 a 2020, mais de 15 mil pacientes foram autorizados a importar o produto e a quantidade de médicos prescritores ultrapassa 1.300.

Existe, ainda, uma terceira alternativa de compra, que é pelas associações de pacientes. No entanto, é importante ressaltar que elas não são reconhecidas pela Anvisa. As associações possuem autorização para a comercialização do CBD por meio de uma ação judicial.

A principal dúvida que recebo da maioria dos médicos que me procura para saber como eu trato os pacientes com *Cannabis* medicinal é em relação à dose. Eu propus uma divisão para facilitar este entendimento, baseada não apenas em minha experiência clínica, mas, principalmente, nos dados disponíveis na literatura provenientes de trabalhos científicos reconhecidos, especialmente as meta-análises:

– Dose baixa: 10mg a 30mg por dia. É utilizada em enfermidades que não requerem uma dose elevada, como a cefaleia, insônia, ansiedade, estresse, náuseas e tratamento paliativo.
– Dose média: 30mg a 100mg por dia. É utilizada em doenças que não respondem a doses inferiores, como a depressão, artrite, fibromialgia, esclerose múltipla, autismo e enxaqueca.
– Dose alta: 100mg a 2.000mg por dia. Esta dose é reservada a casos mais graves, como câncer, síndromes epilépticas (de difícil controle, refratárias a outros medicamentos), hepatites, dentre outros.

Resultados e ações terapêuticas

No geral, o que mais chama minha atenção no tratamento com a *Cannabis* medicinal é a melhora substancial da qualidade de vida. Isso ocorre, pois a *Cannabis* tem mais de 150 componentes químicos ativos que agem em diferentes áreas, como ansiedade, insônia e, como consequência, melhoram a qualidade de vida de forma global.

Eu tive um paciente que utilizava o CBD para enxaqueca e que também tinha hipertrofia de próstata. Em uma consulta de retorno ele relatou que seu jato miccional havia melhorado bastante. Ele acreditava ser em função do uso do CBD. Solicitei alguns exames e, ao comparar os resultados com os anteriores, observei que a próstata havia diminuído de tamanho. Portanto, comprovamos mais uma ação terapêutica da *Cannabis* medicinal, justificada pelos receptores presentes na próstata para CBD e THC.

Outro dado interessante e digno de nota em relação ao CBD e ao THC é que ambos possuem efeitos considerados como "colaterais", porém com grande potencial terapêutico. Alguns exemplos incluem:

CBD	TCH
Nos casos de xerostomia (comumente observados na doença de Parkinson, ELA, demência) o CBD pode desencadear a sialorreia que auxilia nesse processo.	Leva a um aumento do apetite ("larica") que beneficia os pacientes com câncer, caquexia e HIV/Aids.
Tem propriedades sedativas, auxiliando no sono e no relaxamento ("síndrome do sofá").	Alivia os sintomas da neuropatia em indivíduos portadores de esclerose múltipla, câncer, artrite reumatoide e diabetes.
Pode causar anorexia, levando à perda de peso.	Estimula a criatividade, flexibilidade cognitiva e memória
Reduz os episódios de náuseas e vômitos em pacientes submetidos à quimioterapia.	

Dentre os casos que venho atendendo e analisando, observei, até o presente momento, que 85% dos pacientes apresentaram respostas positivas e melhora dos sintomas, lembrando que a análise que fiz não foi de cada doença individualmente, mas a melhora global do paciente. Por exemplo, uma pessoa com dor crônica também pode apresentar ansiedade, dificuldade para dormir, náusea e vômito. Portanto, todos esses fatores foram levados em consideração. Avaliei se houve melhora nessas outras esferas também, já que diferentemente dos medicamentos alopáticos, que tratam uma única doença, a *Cannabis* medicinal tem um espectro amplo de ação e eficácia.

Em minha experiência, as condições mais beneficiadas por seu uso foram ansiedade (80%), insônia (70%), dor crônica (60%), dor aguda (35%), náuseas causadas pela quimioterapia (65%), fadiga (70%), melhora da memória (30%) e perda de peso (15%). A *Cannabis* foi ineficaz em 10% dos casos e os outros 5% não souberam informar os desfechos. O controle do apetite, ausência de sintomas na fase que antecede a menstruação (como a cólica, mastalgia e alterações do humor), melhora na síndrome das pernas inquietas e relaxamento do masseter foram efeitos secundários terapêuticos também relatados pelos pacientes.

Desafios para o médico prescritor

O preço da *Cannabis* tem sido um fator limitador, já que os medicamentos importados e o nacional custam caro e parte dos pacientes não tem condições de arcar. Muitos deles buscam por versões alternativas, como as fabricadas por algum conhecido ou as vendidas em sites. Para se ter ideia, atualmente existem mais de 200 mil cultivadores ilegais da *Cannabis*. Quando peço ao paciente para ver o medicamento que ele comprou por essas vias, fica claro que é algo sem controle de produção e qualidade, feito sem critérios científicos. Isso me preocupa muito.

Devemos explicar sobre os riscos dos produtos que não têm certificação, já que não é possível saber sua procedência, qualidade e até mesmo se é realmente elaborado com a *Cannabis*.

No Brasil existem algumas associações de pacientes como a Abrace Esperança e a AMA+ME que produzem o óleo da *Cannabis* e o vendem a um preço de custo. Os pacientes ficam sabendo sobre elas por intermédio de algum amigo ou conhecido e obviamente se interessam, já que o preço do produto é bastante inferior. Quando me perguntam se podem comprar lá, explico que embora o produto seja mais barato, ele não possui a concentração prescrita por mim.

Por exemplo, uma determinada empresa vende o canabidiol de espectro completo (*full spectrum*, significa que ele tem todos os outros componentes químicos presentes na *Cannabis* medicinal) com 200mg por ml (concentração de 20%). Isso significa que no vidrinho contendo 30ml existe um total de 6.000mg de CBD. Ele é vendido por R$ 720 (valor estimado em 2021). Já uma associação de pacientes oferece o CBD *full spectrum* com 40mg por ml (note, a concentração é de apenas 4%). A embalagem com 30ml possui 1.200mg de CBD. Embora o produto seja o mesmo (o CBD), a concentração deste comercializado pela associação é cinco vezes menor (20% *versus* 4%). Se ele custa R$ 220, no fim, para que se chegue à mesma dose do medicamento importado, o valor final é maior, de R$ 1.100. Fora isso, o paciente ainda precisa pagar uma taxa extra para se credenciar à associação. No entanto, quando a pessoa analisa os valores individualmente, tem a falsa sensação de estar pagando menos.

Por mais que expliquemos, muitos não compreendem essa comparação entre as concentrações e nem os critérios para controle de qualidade. Eles tomam por base o medicamento alopático que tem a referência (original) e o genérico, usualmente com preço inferior. Contudo, no caso do óleo da *Cannabis* extraído de forma artesanal, sem o rigor e todos os processos da indústria farmacêutica, não existem garantias que atestem a sua segurança.

Slow Medicine, Choose Wisely e a medicina integrativa

O cientista não tem respostas certas. Embora queira tomar a decisão correta, ele só saberá o resultado depois, quando sua hipótese tiver sido testada. No entanto, as suas escolhas são feitas com base nas probabilidades. E o pensamento científico aceita as incertezas.

No meu caso, prescrevo a *Cannabis* medicinal, pois sei que existe uma probabilidade desse tratamento melhorar a vida do paciente. Eu me pauto pela filosofia *Choose Wisely* (escolha com sabedoria), que significa ser sábio, pensar cientificamente e, principalmente, pautando-me pelos resultados de estudos robustos e conduzidos com metodologia e rigor.

Além disso, temos que valorizar a qualidade de vida no presente e buscar prevenir qualquer cenário que possa ser prejudicial futuramente. Por exemplo, o dentista sugere a extração de um dente do siso, pois no futuro ele poderá trazer problemas. A pessoa pensa: "por que eu me preocuparei com algo que pode não acontecer? Prefiro esperar e, se for preciso, eu tiro!"

Esse hábito de pensar no futuro é ocidental. Basta ver as campanhas que têm sido feitas nos últimos anos. Cada mês ganhou uma cor e uma causa diferente (por exemplo, Outubro Rosa, para o câncer de mama). É claro que são preocupações e conscientizações legítimas, mas, ao mesmo tempo, deveríamos ter algo como o "Janeiro Branco", um mês voltado à qualidade de vida, sem preocupações com doenças futuras, que não sabemos se realmente acontecerão.

A *Slow Medicine*, filosofia que resgata o tempo como parte essencial da abordagem médica, dá a nós a oportunidade de pensar sabiamente. Ela proporciona um ambiente adequado para que façamos as escolhas com sabedoria, já que isso nos permite mais tempo para uma escuta ativa sobre as queixas e anseios do paciente, reflexão e tomada de decisões com mais tempo. É aí que entra a sabedoria, quando quantificamos e avaliamos os riscos e os benefícios de cada abordagem.

A *Slow Medicine* nos permite uma coisa muito importante que é nos colocarmos no lugar do paciente e fazermos uma decisão compartilhada, praticando a Medicina baseada em evidências, porém centrada no indivíduo.

Suponhamos que um determinado ensaio clínico comprove a eficácia de um tratamento. Essa eficácia se tornará realmente possível no mundo real se atender às expectativas do paciente. Para isso, precisamos de tempo para compreender quem é o cliente/paciente. Portanto, nosso trabalho tem que ser mais artesanal e individualizado. Por exemplo, o uso inadequado ou mal orientado da *Cannabis* medicinal (assim como ocorre com outros medicamentos alopáticos) leva a uma perda de adesão, além de descrédito sobre o tratamento recomendado. Ela pode oferecer excelentes resultados. Entretanto, se a pessoa tiver uma experiência inicial ruim, ela abandona o uso.

A *Slow Medicine* nos proporciona esse tipo de análise e formação de vínculo com o paciente. Ela é mais cultural. No entanto, deve ser praticada em parceria com Medicina baseada em evidências, priorizando-se, portanto, as escolhas com sabedoria (*Choosing Wisely*). Ambas são complementares.

Em minha prática busco adotar também uma abordagem mais ampla e que inclui a medicina integrativa. Isso significa oferecer sugestões e orientações, como deixar de fumar nicotina, limitar o consumo de álcool, praticar atividades físicas (se possível, por 30 minutos, cinco vezes na semana) e relaxantes (yoga, pilates, acupuntura, aromaterapia), tratamento corporal (massagem) e mental (meditação, apoio psicológico e espiritual), aumentar o consumo de ácidos graxos (ômega 3), adotar uma dieta rica em frutas, vegetais e semente de cânhamo, reduzir o açúcar e controlar o peso.

É importante ter em mente que a *Cannabis* medicinal não funciona para todos os pacientes, por isso a importância de uma abordagem de atendimento global.

Epílogo

A liberação da Cannabis medicinal nos faz olhar para um futuro promissor onde milhões de pacientes serão beneficiados e inúmeras pesquisas médicas finalmente serão iniciadas e concluídas.

Nos últimos anos a divulgação nas redes sociais sobre a luta das mães de crianças com epilepsia pelo direito ao tratamento com a *Cannabis* medicinal resultou em grande interesse da população pelo tema. As notícias dos resultados dos tratamentos de várias crianças com formas graves de epilepsia, que deixaram de ter convulsões e apresentaram um "acordar neurológico" se espalharam como fogo. Este fenômeno resultou em alta visibilidade por parte da mídia internacional, além de dramática mudança da política pública em vários países. As pesquisas se multiplicaram, bem como o interesse dos médicos, pesquisadores e empresas farmacêuticas.

Atualmente, a importância terapêutica da *Cannabis* medicinal tem sido reconhecida em todo o mundo. Milhões de pessoas, que procuram se cuidar e ter controle da sua própria saúde, já a utilizam com resultados positivos. A procura pela *Cannabis* medicinal cresceu exponencialmente, a ponto de os estados norte-americanos terem legalizado seu uso, mesmo à revelia do governo federal.

Trata-se de um método seguro, eficaz e sem risco de overdose. Os cientistas comprovaram a existência de receptores canabinoides em nosso organismo, que estão prontos para se ligar com os canabinoides provenientes da planta *Cannabis*, oferecendo inúmeros benefícios terapêuticos para diversas doenças.

Apesar da proibição da *Cannabis* medicinal, milhares de estudos científicos foram realizados. Pesquisadores desafiaram o sistema e estudos de alta qualidade, randomizados, duplos-cegos, controlados por placebo foram publicados nas melhores revistas médicas do mundo. Não faltam evidências científicas, farmacológicas e clínicas sobre a eficácia da *Cannabis* e dos fitocanabinoides. A melhor forma de avaliar o sucesso da *Cannabis* medicinal é por meio da coleção de estudos clínicos já realizados e o fenômeno que seus resultados têm sido em todo o mundo.

A *Cannabis* foi naturalmente aprimorada por nós, humanos, por meio de incontáveis gerações, até se tornar o que é atualmente: uma mistura de compostos ativos que geram efeitos terapêuticos e cognitivos (Russo, 2010; Hill, 2012; Mechoulam, 1998). A *Cannabis* medicinal causa redução notável dos espasmos associados à esclerose múltipla, dos tiques característicos da síndrome de Tourette, em dores neuropáticas e miopáticas, bem como na epilepsia (Izzo, 2009). Boa parte destes efeitos está relacionada à redução da sincronia neuronal causada pelos canabinoides (Robler, 2006-2009) que inibem oscilações neurais patológicas e restauram o funcionamento cerebral normal.

Outro importante conceito se refere aos efeitos sinérgicos (*entourage*) dos vários fitocanabinoides naturais presentes na planta, adicionando muito mais que a simples soma de todos os seus componentes. Mesmo quando a combinação de vários fitocanabinoides resultam no mesmo efeito, por exemplo, antitumoral, eles agem como um todo, pois atuam em diferentes aspectos do sistema endocanabinoide, bem como em vários outros sistemas do nosso organismo.

Além disso, o sistema endocanabinoide, os endocanabinoides e os fitocanabinoides devem ser vistos não como bloqueadores ou estimuladores, mas sim como moduladores de muitos sistemas somáticos básicos que trabalham em conjunto para restituir a homeostase do nosso corpo. Uma das várias surpreendentes propriedades da *Cannabis* é sua capacidade de simultaneamente relaxar e estimular o sistema nervoso autônomo. Os canabinoides induzem essas alterações por meio da função celular. Os componentes da *Cannabis* melhoram o funcionamento tanto do hemisfério esquerdo do cérebro quanto do direito, induzindo a um estado de consciência expandida que abrange lógica e intuição, individualidade e unicidade, pensamento e sensibilidade. Mais de dez mil artigos científicos já foram publicados somente sobre o sistema endocanabinoide. Adicionalmente, existem mais de cinco mil pesquisas médicas sobre a *Cannabis*. A maioria desses 15 mil trabalhos foram publicados nos últimos dez anos.

O sistema endocanabinoide tem a capacidade de atuar nos centros hedônicos do cérebro e nos múltiplos sistemas do corpo, modulando o retorno às funções normais. Ele modifica a sinergia existente entre si próprio e o sistema das catecolaminas, das endorfinas, do GABA/glutamato, do eixo adrenal-hipotálamo e do sistema imune. É o equilíbrio que torna o sistema endocanabinoide tão efetivo em otimizar e mesmo diminuir a dosagem de outros medicamentos, como os opioides e anti-inflamatórios usados por pacientes com dor crônica ou dor neuropática e que cometem abuso dos mesmos, com graves riscos de efeitos adversos graves, inclusive a morte.

Outro fato que deve ser enfatizado é que o tratamento com *Cannabis* medicinal não deixará a pessoa alterada ou com alucinações. O uso de CBD em altas concentrações e THC em baixas concentrações é seguro e eficaz.

O tratamento com a *Cannabis* medicinal é natural e compatível com o sistema endocanabinoide do nosso organismo, pois restaura a saúde, o bem-estar e o prazer de viver. Ao contrário dos produtos farmacêuticos, a *Cannabis* restabelece o equilíbrio do sistema no qual está atuando, ao invés de inibi-lo ou estimulá-lo.

Adicionalmente, através de 5 mil anos de experiência epigenética, não apenas nós humanos alteramos o genoma da planta, bem como a planta alterou o nosso. Mesmo se a pessoa nunca utilizou a *Cannabis*, foi essa planta que alterou o seu genoma por meio do uso por várias gerações anteriores.

A *Cannabis* é uma planta inteligente e a sua estratégia evolutiva é imensamente bem-sucedida. Ela faz o que as pessoas pedem para ela fazer (por exemplo, alívio da dor, inflamação, crises epilépticas etc.). Depois de milhões de anos realizando esse trabalho, ela se tornou uma espécie de "faz tudo" farmacológico, carregando nos tricomas da sua flor as chaves que abrem as portas da regulagem geral dessa maravilhosa máquina que é o corpo humano.

A regulamentação da *Cannabis* medicinal é um avanço significativo e tem importante impacto no sistema de saúde brasileiro, beneficiando mais de 23 milhões de pacientes no país. A legalidade da *Cannabis* medicinal é racional, inteligente e promissora. A utilização de uma planta natural e que comprovadamente melhora a qualidade de vida é necessária e indispensável atualmente. Permitir que milhares de crianças com crises epilépticas se beneficiem do seu uso é uma benção.

Aviso legal

Todas as informações contidas neste livro são para fins educacionais e não constituem prescrição ou aconselhamento médico. Os dados foram obtidos por meio de estudos científicos, pesquisadores, médicos e instituições de saúde altamente gabaritados. A utilização de material protegido por direitos autorais tem como objetivo educar e avançar na compreensão da *Cannabis* medicinal. O seu uso é justo, conforme a Lei de direitos autorais. Todo o conteúdo da presente obra está amparado pela liberdade de expressão prevista no inciso IX do artigo 5 da Constituição Federal de 1988, não se tratando de apologia ou incitação ao consumo, conforme registrado no julgamento da Arguição de Descumprimento de Preceito Fundamental (ADPF) 187 e da Ação Direta de Inconstitucionalidade (ADI) 4.274, pelo Supremo Tribunal Federal. Tais informações são destinadas à redução de danos, nos termos do artigo 20 da Lei nº 11.343/2006. Consulte um médico sempre que for necessário ou antes de iniciar qualquer tipo de tratamento.

Créditos das fotos

p. 17a: Foto GAD-BM / Pixabay

p. 17b: Foto Emilian Robert Vicol / Pixabay

p. 18: BOZONG, Gang. *Shen Nong Yandi*, 618-907. Wellcome Collection

p. 19: Foto MONE Y SHARMA/AFP via Getty Images

p. 20: Foto Magica / Alamy / Fotoarena

p. 21: Kannabic arpia. In: DIOSCÓRIDES, Pedânio. *De Materia Medica*. Entre 500 a 699. Biblioteca Nacional de Nápoles

p. 22: Foto See caption / Alamy / Fotoarena

p. 24a: The National Library of Medicine

p. 24b: Royal College of Physicians, Londres

p. 24c: *O Malho*, 21 de maio de 1927, p. 57. Fundação Biblioteca Nacional

p. 25: Foto IanDagnall Computing / Alamy / Fotoarena

p. 26a: Foto mccool / Alamy Stock Photo

p. 26b: Foto Contraband Collection / Alamy Stock Photo

p. 26c: Foto RTRO / Alamy Stock Photo

p. 26d: Négres a fond de Calle. In: RUGENDAS, Johann Moritz. *Viagem pitoresca através do Brasil*. França: Lith. de G. Engelmann, 1835. Fundação Biblioteca Nacional

p. 27: Foto Motion Picture Ventures / Fundação Wikimedia

p. 30: HERER, Jack; MEYERS, Jeff; CABARGA, Leslie. *The emperor wears no clothes*. Ah Ha Pub., 1998

p. 34: Foto 3FilmGroup.TV e Superinteressante

p. 36a: Suwat Sirivutcharungchit / Alamy / Fotoarena

p. 36b: Foto reppans / Alamy / Fotoarena

p. 37: Foto felipebmarques / Pixabay

p. 39: Cannabis sativa, Linn. In: BENTLEY, Robert & TRIMEN, Henry. *Medicinal Plants*. London: 1875-1880. The National Library of Medicine

p. 40: Cannabis indica. In: RUMPF, Georg Eberhard. *Herbarium Amboinense [...] Pars quinta*. Amestelaedami Hagae Comitis, 1747. Real Jardín Botánico de Madrid

p. 43: Foto Patrick Guenette / Alamy / Fotoarena

p. 85: Foto Media for Medical / UIG / Fotoarena

Direção editorial
Daniele Cajueiro

Editora responsável
Janaina Senna

Produção editorial
Adriana Torres
Júlia Ribeiro
Anna Beatriz Seilhe

Revisão
Thiago Braz
Daniela Barros

Pesquisa de imagens
Priscila Serejo

Diagramação
Ilustrarte Design

Este livro foi impresso em 2022
pela oficina gráfica da editora
Vozes para a Agir.